H. Knapp

Die intraokularen Geschwülste

Nach eigenen klinischen Beobachtungen und anatomischen

Untersuchungen

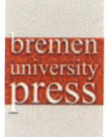

bremen
university
press

H. Knapp

Die intraokularen Geschwülste

Nach eigenen klinischen Beobachtungen und anatomischen Untersuchungen

ISBN/EAN: 9783955622244

Auflage: 1

Erscheinungsjahr: 2013

Erscheinungsort: Bremen, Deutschland

@ Bremen-university-press in Access Verlag GmbH, Fahrenheitstr. 1, 28359 Bremen. Alle Rechte beim Verlag und bei den jeweiligen Lizenzgebern.

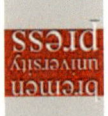

DIE

INTRAOCULAREN GESCHWÜLSTE

NACH EIGENEN KLINISCHEN BEOBACHTUNGEN
UND ANATOMISCHEN UNTERSUCHUNGEN

VON

DR. H. KNAPP

PROFESSOR DER OPHTHALMOLOGIE UND DIRECTOR DER AUGENKLINIK AN DER
UNIVERSITÄT ZU HEIDELBERG.

MIT
SIEBENZIG ZEICHNUNGEN UND EINER FARBENTAFEL.

CARLSRUHE.

CHR. FR. MÜLLER'SCHE HOFBUCHHANDLUNG.

1868.

Vorwort.

———

Der Gegenstand der vorliegenden Abhandlung hat mich aus zwei Gründen zu eingehenderen Studien angeregt: 1) weil die hier besprochenen Krankheiten, völlig harmlos und verborgen in ihrem Beginn, bei weiterer Entwicklung für den Befallenen und dessen Umgebung so vernichtend und abschreckend werden, dass sie die höchste Theilnahme des Arztes von selbst wach rufen, und 2) weil ich die feste Ueberzeugung hege, dass gerade die intraocularen Geschwülste vor allen andern dazu bestimmt sind, über viele allgemeine Fragen von fundamentaler Bedeutung für die Theorie und Therapie der Geschwülste überhaupt Licht zu verbreiten.

Suchen wir — und darauf kommt ja das meiste an — die ersten Keime der Geschwulstbildung aufzuspüren, so gibt es im ganzen Körper kein Gebiet, auf welchem dieses sicherer geschehen könnte als im Innern des Augapfels. Die Netzhaut ist das empfindlichste Reagens für pathologische Vorgänge. Die geringste Erkrankung derselben treibt den Patienten sofort ängstlich zum Arzt, während Geschwülste an andern Körperstellen, selbst wenn sie (wie z. B. in der weiblichen Brustdrüse) dem Blick und Tastgefühl zugänglich sind, meist schon bedeutenden Umfang erreichen, bis sie sich dem Patienten und Arzt verrathen.

Die in neuester Zeit so ausserordentlich vervollkommneten Prüfungsmethoden der Sehfunktion und die Anwendung des Augenspiegels und anderer physikalischer Instrumente, wodurch wir das Innere des Auges in voller Klarheit und erheblicher Vergrösserung vor unsern Blicken ausgebreitet sehen, gestatten uns nicht nur die frühzeitige Diagnose, sondern auch die schärfste Beobachtung des Wachsthums jeder Fremdbildung im Augeninnern, welches vor Helmholtz's unsterblicher Entdeckung im tiefen Dunkel lag.

Handelt es sich um die therapeutische Frage, so sind Alle darüber einig, dass die Heilerfolge der Geschwulstoperationen von der frühzeitigen und vollständigen Ausrottung abhängen. Beide Bedingungen stellen sich heutzutage für die intraocularen Geschwülste besonders günstig heraus. Die jetzt mögliche frühzeitige Diagnose berechtigt uns zur Exstirpation im ersten Stadium der Neubildung, während die dichte, indolente Faserkapsel des Augapfels die Geschwulst lange und wirksam von dem weichen Nachbargewebe abschliesst, also ihre totale Ausrottung sicherer auszuführen gestattet als an jeder andern Körperstelle. Dazu kommt, dass wir in der Enucleatio bulbi jetzt ein ungefährliches Operationsverfahren besitzen, was man von der früher geübten Exstirpation des Auges sammt d'm anhaftenden Gewebe nicht sagen kann.

Sind wir demzufolge im Stande eine Krankheitsgruppe in einem früheren Entwicklungsstadium, d. h. näher an den Wurzeln, zu erfassen, so ist das ein Beweis, dass die Wissenschaft einen Schritt vorwärts gethan hat. Die folgenden Blätter werden aber den Beweis liefern, dass wir im Stande sind, die intraocularen Geschwülste nicht nur näher an den Wurzeln als früher, sondern auch in manchen Fällen mit den Wurzeln zu entfernen.

Unsere Aufgabe muss sein, mit vereinten Kräften, neuen Mitteln und Gesichtspunkten das klinische und anatomische Studium der intraocularen Geschwülste aufzunehmen und mit derjenigen Tiefe, Ausdehnung und Genauigkeit fortzuführen, wie es dem Geiste der heutigen Wissenschaft entspricht.

Es kommt darauf an, die Diagnose der intraocularen Geschwülste immer mehr zu verfeinern, dieselben möglichst frühzeitig zu exstirpiren, ihre anatomische Beschaffenheit nach allen Beziehungen hin genau festzustellen und den klinischen Verlauf der Fälle so lange als möglich zu verfolgen. Wenn wir dann auch darüber genaue Buchführung halten, so werden uns die künftigen Jahre ein Beobachtungsmaterial an die Hand geben, welches allein im Stande ist über die seit Jahrhunderten besprochene Frage zu entscheiden: Haben die Geschwülste, die wir bösartig nennen, ein gutartiges Anfangsstadium, das heisst sind sie in ihrem Beginnen lokale Uebel, welche den Organismus infiziren, oder aber sind ihre ersten Keime schon Wirkungen einer im Körper vorhandenen (Geschwulst-) Dyscrasie?

Ich wüsste kein Feld, welches geeigneter wäre, für die Lösung dieser grossen Frage stärkere Beweismittel beizubringen, als die intraocularen Geschwülste. Es wird mir ein herrlicher Lohn sein, wenn die vorliegenden Blätter dazu beitragen, meine speziellen Fachgenossen zu weiteren und ausgiebigen Forschungen auf diesem Felde anzuregen, auf welchem, wie auf manchem andern, die Ophthalmologie berufen erscheint an der Spitze der übrigen Zweige der Heilkunde zu schreiten.

Wir bedürfen zu dessen fruchtbringender Bebauung natürlicherweise der engsten Allianz mit unseren Fachgenossen im Allgemeinen, namentlich den praktizirenden Aerzten und den pathologischen Anatomen von Fach.'

Dankbar muss ich erwähnen, dass ich mich der Mitwirkung derselben vielfach zu erfreuen hatte, wie im Text an den betreffenden Orten verzeichnet ist, namentlich waren mir die Stunden gemeinsamer Arbeit mit meinem vortrefflichen Collegen und Freunde, Prof. J. Arnold, ebenso angenehm als belehrend.

Heidelberg, im Frühling 1868.

H. Knapp.

Inhaltsverzeichniss.

II. Theil.

Ueber das Sarkom der Aderhaut.

1. Abschnitt.

Casuistik des Aderhautsarkoms.

2. Abschnitt.

Allgemeines Krankheitsbild des Choroidealsarkoms.

I. Pathologische Anatomie des Choroidealsarkoms.

Anhang.

Notizen über anderweitige, im Auge vorkommende Geschwulstarten.

Abbildungen.

EINLEITENDE BEMERKUNGEN.

Wie die Geschwülste überhaupt zu allen Zeiten die Aufmerksamkeit der denkenden Aerzte in hohem Grade auf sich
zogen, so fesseln ganz besonders die intraocularen Geschwülste
das Studium der Ophthalmologen, namentlich derjenigen, welche
über dem technischen Betrieb ihrer Specialität nicht den Zusammenhang ihres Faches mit der Heilkunde im Allgemeinen
vergessen. Wie viele Fäden die Ophthalmologie mit der Ge-
sammtmedizin ununterbrochen verbinden, davon liefern gerade
die Geschwülste an und in dem Auge ein sprechendes Beispiel.

Obwohl unser Sehorgan mit seiner nächsten, zu ihm ge-
hörigen Umgebung einen ziemlich günstigen Boden für die
verschiedensten Geschwulstformen abgibt, so zeigt sich deren
Zahl im Augapfel selbst bei näherem Einblick ziemlich beschränkt. Betrachtet man freilich die lange Liste der Namen,
welche den Augengeschwülsten in der älteren und neueren
Literatur beigelegt werden, so sollte man an. eine grosse
Mannichfaltigkeit derselben glauben. Doch ist daran nicht die
Sache selbst Schuld, sondern die Verschiedenheit ihrer Auffassung. Seit mehreren Jahren beachte und sammle ich das
hierher gehörige, recht reichhaltige, mir zu Gebote stehende
Material, und wenn ich mich blos darauf stütze, so dürften
unter den intraocularen Geschwülsten nicht viel mehr als zwei
Arten vorkommen: **Gliome,** die von der Netzhaut aus-

›gehen, und **Sarkome,** welche ihren Ursprung in der
Aderhaut nehmen und zum Theil ungefärbt, zum Theil
melanotisch sind.

Bei längerem Bestande, besonders in den Recidiven nach
Exstirpationen und in den Metastasen, können die Gliome
sarkomatös und wohl auch carcinomatös, die primären Sarkome ebenfalls carcinomatös werden. Von diesen beiden Ge-
schwulsttypen habe ich eine ziemliche Anzahl von Fällen
klinisch beobachtet und anatomisch untersucht. ⸱ Ich werde
dieselben zuerst casuistisch einzeln mittheilen und dann ein
allgemeines Krankheitsbild sowohl von den Gliomen, als von
den Sarkomen entwerfen, zu welchem die einzelnen Fälle die
Bausteine und Belege abgeben sollen. In der Beschreibung
der Krankheiten gibt es kein anderes Beweismittel, als die
Casuistik. ⸱ Je naturgetreuer und sorgfältiger diese ist, desto
richtiger wird das Krankheitsbild, desto klarer unser Einblick
in die Vorgänge der krankhaften Thätigkeit des Organismus,
und desto bestimmter und nutzbringender unsere Behandlung.
Die vorliegenden Untersuchungen sind die Verarbeitung meiner
eigenen Erfahrung während den letzten fünf Jahren. Alle Fälle
von intraocularen Geschwülsten, die während dieser Zeit von
mir operirt und vollständig beobachtet wurden, sind dabei
aufgenommen. Es sind deren fünfzehn. Ich bilde mir natürlich
nicht ein, dass damit die vorkommenden Formen erschöpft
seien, doch bilden sie, wie der aufmerksame Leser finden wird,
eine nicht ganz unvollständige und zusammenhangslose Reihenfolge, so dass ich es wagen durfte, über die Einzelbeobachtungen
hinauszugehen und Gesammtbilder dieser Erkrankungsgruppen
zu entwerfen. Dabei habe ich die Literatur nicht unberück-
sichtigt gelassen, theils um Lücken auszufüllen, theils um
frühere Erfahrungswahrheiten durch neue Beobachtungen zu
bekräftigen und genauer zu erforschen, theils auch um Irrthümer zu berichtigen. Letzteres wird in der Darstellung
jedoch nicht auffallend hervortreten, denn da, wo ich eine
frühere Darstellung als entschieden irrig erkannte, namentlich
wenn von anderer Seite schon das Richtige an ihre Stelle

gesetzt wurde, habe ich sie meist einfach ignorirt und nicht auch noch von meiner Seite die Widerlegung übernommen. Indem mir bis jetzt nur Gliome und Sarkome als intraoculare Tumoren vorgekommen sind und ich gesonnen bin, nur mein eigenes Material zu bearbeiten und zu verwerthen, so zerfällt die Darstellung der vorliegenden Untersuchungen auch nur in die darauf bezüglichen Theile. Dass noch andere Geschwulstformen im Auge vorkommen können, namentlich Carcinome, will ich entfernt nicht verneinen, doch kann ich hinzufügen, dass die bis jetzt in der Literatur vorliegenden ausführlichen Beschreibungen mir davon noch keine überzeugenden Beispiele lieferten. Nur einige kürzere Angaben von Virchow bestätigen die Existenz wahren Carcinoms innerhalb des Augapfels. Meine Auffassung und Darstellung gehen rein vom anatomischen Standpunkte aus und suchen ihr Vorbild vorzüglich in den klassischen Forschungen von Virchow. Mögen die theoretischen Ansichten dieses Meisters, wie die aller Forscher, subjectiv und dem Wandel der Zeiten unterworfen sein, so besitzen doch seine Zergliederungen und Beschreibungen gegebener Krankheitsformen unvergänglichen Werth, weil sie vollkommen naturgetreu sind. Die fortschreitende Wissenschaft wird in künftigen Tagen über die Virchow'schen Errungenschaften hinausgehen, aber das Positive derselben nicht niederreissen, sondern als Grundlagen für weiteren Aufbau benutzen.

Die Wissenschaft stützt sich nicht auf einen Namen, sondern sie wird von Hunderten getragen. Wenn ich hier nur den Namen Virchow's nenne, so geschieht dieses nicht mit Geringschätzung vieler anderen, früheren und gleichzeitigen Forscher, sondern ich möchte damit nur andeuten, dass ich ihn für denjenigen halte, dessen ebenso tiefgehende als umfangreiche Arbeiten unsere Kenntnisse über pathologisch-anatomische Vorkommnisse mehr gefördert und bereichert haben, als diejenigen irgend eines Forschers vor ihm; ausserdem weiss ja Jeder, wie reformatorisch seine Anschauungen über die Vorgänge im Organismus auf die Medicin der Gegenwart gewirkt haben. In wie weit sein klassisches Werk über die krankhaften Geschwülste die Anregung zu den hier vorliegenden Detailuntersuchungen abgegeben hat, bin ich mir selbst nicht mehr bewusst, doch ist dasselbe für die Art und den Gang der Untersuchungen bestimmend und maassgebend gewesen. Die Virchow'sche Nomenklatur habe ich adoptirt (trotz einiger Neuerungen, welche vielleicht die nächsten Decennien nicht überdauern), weil ich sie für bestimmter und verständlicher halte, als das bisher Gegebene. So ist auch das Wort Carcinom nur in der rein anatomischen Bedeutung und Abgrenzung gebraucht, also nicht in der Ausdehnung, welche es in dem Munde so vieler Praktiker hat, die den Begriff des Cancers mit dem der Malignität identisch setzen. Die meisten Beispiele von intraocularem Cancer, welche in der Literatur, namentlich der englischen, sich finden, konnte ich ohne Verlegenheit als Gliome oder Sarkome deuten, und wo mir dieses nicht gelang, war auch die Beschreibung für eine andere Deutung zu mangelhaft. Ich mache mich darauf gefasst, dass diese Ansichten auf Widerspruch stossen werden, kann mich aber nur freuen, wenn sie recht Viele anspornen, die Berichtigung durch genauere Forschungen zu liefern.

Schliesslich will ich noch bemerken, dass ich mich von theoretischen Betrachtungen absichtlich fern gehalten habe, so verlockend dieselben manchmal waren. Ich hatte mir hier nicht die Aufgabe gesteckt, fundamentale Fragen lösen zu helfen, sondern nur einen Gegenstand von hochwichtiger, praktischer Bedeutung mit solcher Sorgfalt durchzuarbeiten, als mir meine in Material, Zeit und Fähigkeiten beschränkten Mittel gestatteten.

ERSTER THEIL.

UEBER DAS GLIOM (DEN MARKSCHWAMM) DER NETZHAUT.

ERSTER ABSCHNITT.

Casuistik des Glioms der Netzhaut.

ERSTER FALL.

Doppelseitiges angeborenes Netzhautgliom ohne Uebergang auf den Sehnerven. Metastasen in Lunge, Leber und der Diploë der Schädelknochen.

Am 4. November 1865 wurde in meine Klinik gebracht ein 18wöchentliches Kind, Babette Koob von Heppenheim, welches auf dem rechten Auge vollständig erblindet war, auf dem linken aber noch so viel Sehvermögen hatte, dass es dem Lichte nach allen Richtungen hin ganz gut folgte.

Am rechten Auge hatten die Eltern schon bald nach der Geburt einen gelblich schillernden Widerschein in der Pupille beobachtet. In den letzten Wochen war derselbe matter geworden, und die Sklera wurde von dickeren Gefässen überzogen.

Bei der Vorstellung in der Klinik fand ich die vordere Kammer dieses rechten Auges sehr seicht, die Iris schmutzig grau, die Pupille oval, weit und starr, die Linse durchsichtig, hinter derselben bei schiefer Beleuchtung einen mattgelben Augengrund, welcher bis an die Hinterfläche der Linse vorgetreten zu sein schien. Das Auge war nicht merklich vergrössert, etwas stärker gespannt als gewöhnlich, bei Berührung frei von Schmerzen und vollkommen beweglich. Auf der Sklera zogen zahlreiche verdickte und geschlängelte dunkelrothe Gefässe hin.

Das Auge wurde enucleirt, uneröffnet in Müller'sche Flüssigkeit (Kali bichromici 2—3 Grammes, Natri sulfurici 1 Gramme, Aq. dest. 100 Grammes) gelegt und erst lange danach, aber in vollkommen gut erhaltenem Zustande und schön erhärtet, untersucht, wovon die eine Hälfte benutzt, die andere aber meiner Sammlung unangegriffen einverleibt wurde.

Makroskopische Untersuchung.

Der im vertikalen Meridian, genau durch die Mitte des Sehnerven getrennte Bulbus war 19 Mm. breit und 20 Mm. tief. Der unveränderten Sklera lag die normal aussehende Choroides fest an; Linse und Iris waren an die Hornhaut gedrängt. Der Sehnerv zeigte nichts Auffälliges; die Netzhaut aber war in ihrem ganzen Umfange abgelöst, so jedoch, dass sie am Sehnerven und der Ora serrata festsass. Die Innenfläche der Netzhaut war von beiden Seiten her nach der Augenaxe hin geschoben bis zur vollkommenen Berührung, so dass die Augapfelhöhle von der Netzhaut durch eine zweiblättrige vertikale Scheidewand (*Fig. 1. a*) halbirt wurde. Von der Ora serrata an war die Netzhaut der Art nach vorn gedrängt, dass sie den Ciliarkörper und die Hinterwand der Linse überkleidete (*Fig. 1. b*). Mit einer Nadel konnte man sie aber ohne Widerstand davon abheben, ebenso wie die beiden einander anliegenden Netzhautblätter, welche die aufrechte Scheidewand (*a*) darstellten, sich leicht und ohne Zerreissung von einander abheben liessen. Der Netzhaut selbst aber sassen zwei umschriebene Geschwülste auf, die eine (*c*) von der Grösse einer Erbse, die andere (*d*) von der einer Bohne. Ihr inniger Zusammenhang mit der Netzhaut und unmittelbarer Uebergang in dieselbe machten es klar, dass sie von dem Netzhautgewebe selbst ausgingen und zwar von den äussern Lagen desselben, denn die einander anliegenden Innenflächen waren eben, glatt und fest. Die Masse der Geschwülste war an den meisten Stellen weich und körnig, an andern derb und glasig, so z. B. die ganze, an der Innenseite sitzende, kleinere Geschwulst (*c*). Am Schläfenabschnitt der Strahlenkrone sass noch eine dritte kleinere (von Linsengrösse) umschriebene Geschwulst, welche von den übrigen vollständig gesondert war (*Fig. 1. e*). Auch sie wuchs an der äussern Netzhautoberfläche hervor, indem die nach vorn sehende Innenfläche dieser sich glatt und eben von der Zonula abheben liess.

Die freie Oberfläche der grösseren Geschwulst war uneben, kleinkörnig, jedem Druck nachgebend, und schien unmittelbar von den wuchernden Elementen des Gewächses gebildet zu sein. Die Oberfläche der andern Geschwülste aber war glatt und unnachgiebig, scheinbar mit einem dünnen Ueberzug bedeckt. Nur der Gipfel der zweitgrössten Geschwulst (*c*) war auch erweicht, gelblich und körnig geworden, wie wenn die Anschwellung daselbst aufgebrochen wäre. Beim Umdrehen dieser Geschwulst fand man neben ihr noch einige hirse- und hanfkorngrosse Geschwülstchen über die Aussenfläche der sie umgebenden Netzhaut hervorragen.

Der Raum zwischen der Aderhaut und der mit Geschwülsten besetzten abgelösten Netzhaut (*Fig. 1. f*) war mit einer wässerigen, leicht trüben Flüssigkeit erfüllt, welche zu untersuchen ich bei der Eröffnung des Augapfels versäumt hatte.

An den übrigen Theilen des Augapfels gewahrte man keine Veränderung.

Mikroskopische Untersuchung.

Der Sehnerv bot in seinem äusseren Aussehen nichts Auffallendes. Seine Gestalt und Dicke war, vom Durchtritt durch das Skleralloch an bis 5 Mm. rückwärts, wo er abgeschnitten war, normal. Ich machte viele Längs- und Querschnitte, fand aber Alles, wie im gesunden Zustande. Die Nervenfaserbündel waren von einem sehr dichten, meist noch mit Blutkörperchen reichlich gefüllten Gefässnetz umstrickt. Das von der inneren Sehnervenscheide ausgehende bindegewebige Zwischengewebe der Nervenbündel war in der Nähe des Bulbus

reichlich und in breiten Bändern angeordnet, weiter vom Bulbus
ab spärlich und in schmalen Streifen vorhanden, welche fast
ganz von den durchziehenden Gefässen ausgefüllt waren, genau
wie es im normalen Sehnerven der Fall ist.

Die Netzhaut, welche von ihrem erhaltenen Ansatze an
der Ora serrata nach vorn geschlagen war und das Corpus
ciliare und die Hinterfläche der Linsenkapsel deckte, liess sich
auf diesem Wege noch deutlich als solche erkennen. Kein
einziger Schnitt durch dieselbe bot indessen normale Verhältnisse. Die hier vorkommenden Veränderungen sind in *Fig. 2*
wiedergegeben. Die Limitans interna (*li*) war normal oder nur
wenig verdickt.

Die Nervenfaserschicht (*f*) zeigte an manchen Stellen
noch spärliche Nervenfasern, an den meisten aber waren diese
nicht mehr nachzuweisen. Ihre Stelle wurde eingenommen
durch gehäufte kleine Zellen oder Körner, welche im
Innern punktirt und zum Theil auch mit deutlichem
Kern versehen waren. In der Ganglienschicht (*gl*) lagen
vereinzelt grössere rundliche Zellen mit grossen Kernen, die
für erhaltene Ganglien zu nehmen sind. Zwischen sie drängten
sich wieder die kleinen, runden, getüpfelten Zellen. An die
Limitans interna setzten sich dicht beisammenliegende, senkrecht auf ihr stehende zarte Fasern, von denen einzelne sich
gewunden zwischen die kleinen Zellen eindrängten. Diese
Fasern sind als die erhaltenen Radiärfasern der Netzhaut anzusehen (*Fig. 2. f*). Die graue oder granulirte Schicht (*gr*)
war beträchtlich verschmälert und ganz gleichmässig fein getüpfelt. In dieselbe gingen spärlich die runden Elemente der
Körnerschichten über, welche an manchen Stellen (*a*) die graue
Schicht selbst durchbrachen und in die Ganglien- und Faserschicht vordrangen. Die beiden Körnerschichten (*ik* und *ak*)
waren stark verbreitert und zwar auf Kosten der Zwischenkörnerschicht (*zk*), welche getüpfelt aussah und auf einen schmalen,
aber überall deutlich erkennbaren Streifen zusammengedrängt
war. In den Körnerschichten lagen rundliche, getüpfelte Elemente,
die sich von den normalen Körnern in Nichts unterschieden,

nicht ganz dicht beisammen, der Art nämlich, dass ein kleiner, von feinkörniger Masse gefüllter Zwischenraum die einzelnen Körner trennte. Sehr spärlich waren an den meisten Stellen die Radiärfasern in den Körnerschichten vorhanden; in der innern fehlten sie meist gänzlich und in der äussern waren auch nur Andeutungen derselben gegeben. Die äussere Begrenzungshaut (*le*) war erhalten, desgleichen die Stäbchen- und Zapfenschicht (*st*), deren Elemente aber mehr oder minder verstümmelt erschienen. An andern Stellen (*Fig. 3. b b₁*) zeigte sich die ganze Netzhaut körnig entartet. Nur nach innen war sie durch eine feine faserige Haut (*Fig. 3. d*) — die Limitans interna — abgegrenzt. Ihre ganze Dicke aber wurde von Körnern eingenommen, welche wie in den Körnerschichten neben einander lagen. Die Limitans externa fehlte dabei streckenweise und zeigte sich an andern Stellen (*Fig. 3. le*) normal erhalten. In der Nähe dieser durchaus körnig entarteten Netzhaut sah man auf der gut erhaltenen Limitans externa eine dünne, der Stäbchenschicht entsprechende Lage (*Fig. 3. st*), welche ganz aus kleineren und grösseren Körnchen bestand.

Dieser Befund wies also ein Anwachsen der Körnerschichten auf Kosten der anderen Netzhautlagen nach. Am meisten davon bedrängt wurde die zwischenliegende Faserschicht (Zwischenkörnerschicht). Jenes übermässige Anwachsen der Körnerschichten zeigt sich an manchen Orten allmälig, so dass in der Länge von nicht einem Millimeter ihre Dicke auf das Doppelte stieg (*Fig. 4. ik* und *ak*), während die Faser- und Ganglienschicht *Fig. 4. a a*) sich nicht beträchtlich verdickte.

An andern Stellen war die Anschwellung mehr hügelartig (*Fig. 3. a a₁*); die schon vergrösserten Körnerschichten schwollen plötzlich auf das Doppelte bis Fünffache ihrer Dicke an und bildeten auf diese Art kleine Vorsprünge mit etwa doppelt so breiter Grundfläche als Höhe. Auf der Grundfläche mancher dieser kleineren Anschwellungen waren die einzelnen Netzhautschichten, wenn auch verändert, wiederzuerkennen (*Fig. 3*) und selbst von der äussern Körnerschicht stach die Anschwellung durch einen dunkleren Streifen ab, doch so, dass ein unmittelbarer Uebergang gleichartiger Elemente von der äussern Körnerschicht in die Geschwulst überall beobachtet wurde. An anderen Knoten sah man die Zwischenkörnerschicht nur noch an den Rändern angedeutet und an der Basis liessen sich allein die graue und Nervenfaserschicht als zwei ziemlich dünne Streifen nachweisen. In der Mitte des Hügels aber verschwand auch die reihenweise Anordnung der Körner mehr und mehr, indem diese ungeordnet neben und übereinander lagen. Diese Lagerung war denn auch die einzige in den grösseren Geschwülsten, welche selbst als nichts anderes angesehen werden konnten, denn als Vergrösserungen ihrer kleineren, eben beschriebenen Nachbarn. An dünneren Schnitten (*Fig. 3. a_1*) waren die runden Zellen aus der Grundsubstanz herausgefallen und diese zeigte sich dann im erhärteten Präparat als ein feinkörniges, durch die ausgefallenen Zellen fachartig angeordnetes Maschenwerk. Wo dagegen die Zellen alle anwesend waren, da trat die Grundsubstanz an Deutlichkeit hinter den runden Elementen zurück.

Das Verfolgen der einzelnen Formen der Anschwellungen gewährte einen sichern Einblick in das Wachsthum der ganzen Entartung: die ursprünglich diffuse Hyperplasie der Körner (*Fig. 4*) kommt an einzelnen Stellen zu übermässiger Entwicklung, wodurch die kleineren und grösseren Geschwülste entstehen (*Fig. 3. $a a_1$*), welche entweder nur noch an ihrer Grundfläche oder nirgends mehr andere Netzhautelemente erhalten zeigen.

Von der leicht ablösbaren Aderhaut wurden Querschnitte gemacht und dabei fiel eine ausgeprägte Atrophie ihres Gewebes auf. Nur die einschichtige Pigmentepithellage (*Fig. 5. a a*) war vollständig erhalten und 8 bis 10 μ*) dick. Der Querschnitt der übrigen Schichten an Präparaten aus der Gegend des Aequators (*Fig. 5. b b*) mass 14 μ, so dass die Epithelschicht ein Drittheil der Dicke der Aderhaut ausmachte. Das Stroma enthielt weder gefärbte noch ungefärbte sternförmige Zellen,

---

*) μ = Micra oder Micromillimeter = 0,001 Mm.

sondern war eine gleichartig streifige Haut, welche nur hier und da von Gefässen (c) durchzogen wurde, die man selbst mehr an ihrem Inhalt, den wohlerhaltenen Blutkörperchen, als an ihren Wänden erkannte. Ausserdem wurde die parallel streifige Zeichnung noch durchsetzt von feinen Tüpfeln, die in Form von Reihen und Fleckchen nebeneinander lagen. Ich vermuthe, dass dieses nur die Querschnitte von in anderen Richtungen laufenden Fasern waren.

An andern Stellen zeigten die Querschnitte höchst merkwürdige Verhältnisse der Aderhaut, nämlich in ganz umschriebenen Nestern (*Fig. 6. a*) hatten sich zwischen dem emporgehobenen Epithel und der rein bindegewebig entarteten und verkrümmten Aderhaut (*ch*) kleine, runde, getüpfelte Zellen aufgehäuft, die weder das Epithel noch den Rest der Aderhaut irgendwie veränderten. Gewöhnlich fand ich, dass auch an der Aussenseite des Pigmentepithels einige dieser kleinen Zellen auf einander lagen (*Fig. 6. b*). Ich breitete darauf grössere Stücke der Aderhaut der Fläche nach auf dem Objectträger aus, so dass die Pigmentschicht nach oben sah (*Fig. 7*). Da fand ich nun an einigen Stellen ein fleckenweises Fehlen der Pigmentschicht, was auch Schweigger*) beobachtet und gezeichnet hat. Er erklärt dieses in der Weise, dass daselbst die höckerige Geschwulst auf die Choroides gedrückt und dadurch das Epithel zum Schwunde gebracht habe. Für eine blosse Druckatrophie kann ich dieses nun nicht halten, denn einerseits befanden sich die Flecken an Stellen, wo der Tumor durch eine Flüssigkeitsschicht noch weit von der Aderhaut getrennt war, anderseits waren sämmtliche weisse Flecken von Gliomzellenhaufen eingenommen (*Fig. 7. a, b, c*). Einige derselben (*Fig. 7. a*) waren sehr klein, andere beträchtlich grösser (*b, c*). Bei manchen sah man deutlich auch von der Fläche aus, dass die Zellenansammlungen sich unter der halbdurchsichtigen Epitheldecke weiter ausbreiteten (*Fig. 7. d*), was ich durch eine Flächenzeichnung viel weniger überzeugend zu veranschaulichen

---

*) Archiv für Ophthal. Bd. VI. 2. p. 324—332.

vermag, als es sich mir durch zu Hilfenahme der Mikroskop-
schraube darstellte.

An andern Stellen lagen auf der Innenfläche der Aderhaut
mächtige Schichten von Gliomzellen, welche die Pigmentzellen
in unregelmässige Reihen zusammengedrängt und fortgeschoben
hatten. Das Bild war — so weit hergeholt der Vergleich auch
dem Leser erscheinen mag — einer Gletschermasse mit Moränen
nicht unähnlich.

Das Aderhautgewebe verhielt sich bei diesem Vorgange
verschieden. An den meisten Stellen, wo Wucherungsherde
der kleinen runden Zellen lagen, zeigten sich die Blutgefässe
in einer Weise ausgedehnt und mit Blutkörperchen vollgepfropft,
wie ich es nur in der Nähe der pyämischen Infarkte und Aderhautsarkome gesehen habe. Das Stroma war dabei nur höchst
spärlich und von rein streiffiger Beschaffenheit mit dünn eingestreuten, runden, kleinen Elementen.

An andern Stellen waren die Blutgefässe völlig verschwunden und von der Aderhaut nur ein schmaler, bindegewebig aussehender Streifen übrig geblieben, wie in *Fig. 6. ch* dargestellt ist.

Das Uebergreifen des Glioms auf die Aderhaut geschah in
der Weise, dass von einem aufgelagerten Herde aus sich die
Zellen in's Gewebe eindrängten und dann nach den Seiten zu
ausbreiteten. Dabei wurde, nicht so scharf abgegrenzt wie in
der Sklera, das befallene Choroidealgewebe eingeschmolzen und
es drängten sich dünnere und dickere Zellenreihen, die auch
hier wie Maiskolben aussahen, zwischen das faserige Choroidealgewebe und die dicken Gefässe ein. Diese gingen davor alsbald zu Grunde, desgleichen die trennenden Faserbüschel, so
dass die Choroides wie ein ungleichmässig dickes Band von
reinem Gliomgewebe aussah, ganz ähnlich der in gleicher Weise
entarteten Netzhaut. Die Glashaut der Choroides war an vielen
Stellen, namentlich auf Querschnitten, nicht zu finden, dagegen
stellte sie sich auf zerzupften Präparaten als ein wasserhelles
Häutchen vollkommen rein dar.

Die so entartete Aderhaut wucherte jetzt auch in die Dicke

und bildete flache Erhebungen, die zwar nicht an diesem Auge, sondern an den meisten anderen von mir untersuchten zu mächtigen Gliomablagerungen zwischen Aderhaut und Sklera führten. Man kann sich diesen Vorgang aber auch so vorstellen, dass das Fremdgebilde die Aderhaut durchbricht und dann zwischen Sklera und der Aderhaut, welche sie abhebt, fortwuchert. Auf diese Weise wird selbst der Ciliarkörper mit der Iris von der Sklera losgelöst, auf welchem Wege dann das Fremdgebilde in die vordere Kammer gelangt.

Die Iris dieses Auges befand sich im Zustand einfacher, aber sehr hochgradiger Atrophie (*Fig. 8*). Gefässe waren kaum noch angedeutet. Die Pigmentschicht (*u*) war normal erhalten und im Querschnitt ungefähr ebenso dick, wie das Irisstroma (*ir*) selbst. Dieses zeigte in seiner vordersten Lage (*e*) dicht beisammenstehende Zellen mit meist grossem Kern (Epithel?), in der Mitte bis zum Pigment dagegen eine gleichlaufende Faserung mit ziemlich spärlich eingestreuten lymphoiden Zellen.

In gleicher Weise war der Ciliarkörper atrophisch (*Fig. 9*). Der Ciliarmuskel (*mc*) war noch zu erkennen und zwar sah man im Querschnitt aussen und hinten noch die radiäre (*r*), vorn und innen die circuläre (*c*) Anordnung der Elemente. Das Vorwalten des Bindegewebes über die muskulösen Faserzellen war deutlich ausgesprochen. Die Ciliarfortsätze (*pr*) waren sehr stark verdünnt, jedoch betraf dieses nur das vom Pigment eingeschlossene Stroma, welches wie eine schmale Linie erschien. Die äussere Ueberzugsschicht (*ue*) fehlte nicht und war nur unbedeutend verdünnt. Darüber zog sich in sehr hervortretend gesonderten Fibrillen die Zonula Zinnii (*zz*) hin und mit derselben waren die Ciliarfortsätze und auch ein Theil des Muskels stark nach vorn gezogen worden, was eine einfache Folge der Vorwärtsdrängung des Kristallkörpers war. In der Zonula Zinnii lag eine Anzahl kleiner kernartiger Gebilde, welche im Innern gleichartig getüpfelt aussahen. Der Kristallkörper, die Hornhaut und Sklera zeigten keine Veränderungen.

Im andern Auge dieses Kindes war dieselbe Affektion vorhanden, wiewohl weniger fortgeschritten. Der Augapfel war in beständiger Bewegung, namentlich aufwärts. Er folgte indessen dem vorgehaltenen Lichte ganz gut nach allen Seiten. Die Spannungsvermehrung war zweifelhaft. Die vordere Kammer etwas seichter durch Vortreibung der normal aussehenden Iris, wie sie es bei Säuglingen in den ersten Lebensmonaten immer ist. Pupille beweglich, aber träge, durch Atropin vollkommen erweiterbar.

Schon mit blossem Auge sah man die unteren zwei Drittheile des Augen-Grundes weissgelb schillernd und nach vorn gedrängt. Diese erhabene Masse war von vielen rothen Streifen durchzogen und nach oben scharf abgeschnitten. Die klaren brechenden Medien gestatteten bei schiefer Beleuchtung und noch besser mit Hilfe des Augenspiegels einen deutlichen Einblick in das Innere des Auges und liessen die Einzelnheiten des Augengrundes vollkommen erkennen. Ich habe davon eine Zeichnung bei Anschauung im aufrechten Bilde entworfen (*Taf. I. Fig. A*). Der obere Theil des Augengrundes war normal in seiner ganzen Ausdehnung, ebenso seine Färbung und die Gefässverzweigung der Netzhaut. Die Gefässe erschienen abgeschnitten von der oberen kreisförmigen Begrenzung einer gelblichen Anschwellung. Diese ragte sehr merklich über den gesunden Augengrund hervor, so dass sie sich allmälig vom Rande her nach der Mitte zu erhob. Ihre Oberfläche war glatt, nur ganz leicht uneben, schwach glänzend und von Farbe deutlich dunkelgelb. Auf derselben erkannte man zweifellos die typische Verzweigung der Netzhautgefässe, jedoch war es nicht möglich, die Pupille in dem Augengrunde zu entdecken. An einer Stelle liefen die Gefässe zusammen, doch war dieses weniger ein Punkt als eine kurze Bogenlinie, von welcher aus dann die regelmässige Weitertheilung der Gefässe erfolgte. Wiewohl einige von diesen heller roth, andere dunkler erschienen, so war es von manchen doch zweifelhaft, ob sie Arterien oder Venen vorstellten. Nach beiden Seiten ging diese erhabene gelbe Fläche in den normal rothen Augengrund über, nach unten zu reichte sie über die Grenzen des ophthalmoskopischen Sehfeldes hinaus.

Auf dieser dunkler gelben Fläche erhob sich nach innen und oben halbkugelig ein eiförmiger, hellweissgelb gefärbter. Knoten. Seine Oberfläche war matt, körnig, in der Mitte ganz frei von Gefässen, nur über den Rand schlugen sich einige kurze, dunkel gefärbte Gefässe auf die Oberfläche. Die Netzhautgefässe verschwanden an seinem Rande.

Wie ist nun dieses ophthalmoskopische Bild zu deuten?

Den Schlüssel dazu gibt uns der anatomische Befund des andern Auges. Die Netzhaut ist in den untern zwei Dritttheilen gliomatös entartet, aber in verschiedenem Grade und zwar so, dass in der dunkler gelben Fläche nur die äusseren Schichten betheiligt sind an dem Prozesse, den man in Analogie mit dem andern Auge als Hyperplasie der Körnerschichten, namentlich der äussern, aufzufassen hat. Die Limitans interna, Faserschicht und graue Schicht sind noch so normal, dass in denselben der Blutlauf in den erhaltenen Gefässen fortbesteht.

Dabei ist möglicherweise die Netzhaut bereits von der Choroides in dieser ganzen Strecke abgehoben, denn die Oberfläche derselben liegt vor der noch normalen Netzhautebene, was allerdings auch in der Verdickung der äussern Schichten seinen Grund haben kann. Die Gegend der Papille liegt an dem centralen Gefässbogen. Das Zustandekommen der Zeichnung desselben ist so zu erklären, dass sich die Netzhaut bei ihrer Erhebung von zwei Seiten her mit der Limitans interna aneinander legte, wodurch natürlich auch die Gefässe mit gehoben wurden, so dass die erste centrale Theilung an der Lamina cribrosa dem Blicke verdeckt ist, aber die folgenden Theilungen jetzt über der Pupille aneinander rückten und dann regelmässig speichenartig nach der Peripherie sich fortsetzten.

Der weisse erhabene Knoten aber ist ein regelmässiger Gliomknoten, in welchem sämmtliche Schichten der Netzhaut und die Gefässe untergegangen sind. Die körnige Oberfläche lässt sogar vermuthen, dass eine Ulceration hier bevorsteht, doch muss ich daran erinnern, dass diese bei den Gliomknoten

im andern Auge nicht auf der innern, sondern äussern Oberfläche der Netzhaut Statt hatte. Indessen genügt eine Beobachtung bei Weitem nicht, um daraus eine Regel abzuleiten
Weitere Verwerthung der Befunde beider Augen der kleinen
Patientin folgt im allgemeinen Abschnitt dieser Arbeit.

Das Kind war frei von allgemeinen cerebralen Störungen,
sah gesund aus, hatte guten Appetit. Die Enukleation des
erstbeschriebenen Auges heilte ohne Eiterung und Entzündung
und das Kind wurde sechs Tage darauf entlassen.

Ich sah es im Anfang Juli 1867, also zwei Jahre später
wieder. Es sah gesund aus, hatte sich naturgemäss entwickelt,
konnte laufen und sprechen, wie es seinem Alter und seiner
Blindheit entsprach. Ein locales Recidiv in der rechten
Orbita war nicht eingetreten. Die Lider, Bindehaut und
der übrig gebliebene Orbitalinhalt waren ganz normal. Im andern Auge aber war die Krankheit wesentlich fortgeschritten.
Der ganze Augapfel war jetzt offenbar von der Fremdbildung
ausgefüllt; denn in der vorderen Kammer bemerkte man Nichts
mehr als eine schmutzig gelbe Masse mit einem Stich in's
Röthliche. Die Hornhaut selbst war abgeflacht, getrübt, von
Blutgefässen durchzogen. Die Conjunctiva und Episklera zeigten sich mässig injicirt, vorherrschend von venösen Gefässen, der Bulbus hart (T_2 *Bowman*) und schmerzhaft bei Berührung. Der Augapfel war jedoch noch nicht vergrössert und
weder vorgetrieben noch in seinen Bewegungen gehemmt.

Am 12. December 1867 ward das Kind wieder in meine
Klinik gebracht und zwar in einem äusserst bedauerlichen Zustande. Es war abgemagert, sah blass aus, hatte wenig Appetit,
mässig heisse Haut, einen Puls von 110 bis 120 Schlägen in
der Minute.

Vor zehn Wochen hatte das Auge angefangen, sich zu vergrössern, die Lider schwollen an, der Augapfel brach durch,
eine röthlich schwammige Masse wuchs hervor, trieb die Lider
auseinander, verschwärte und sonderte einen schmutzig röth-

lichen Saft ab. Vor 6 — 7 Wochen bildeten sich ziemlich zu gleicher Zeit an verschiedenen Stellen des Schädels Knoten, welche sich beständig vergrösserten. Stat. praes. (Siehe *Fig. 10*). Aus der linken Augenhöhle wächst eine cylinderförmige, von unregelmässiger Vorderfläche begrenzte Geschwulst hervor, deren Querdurchmesser 65 Mm, Höhendurchmesser 75 Mm und Tiefendurchmesser 55 Mm betragen. Den untersten Theil derselben umspannen die Augenlider als ein 5 bis 15 Mm breiter Ring. Die Geschwulst ist röthlich, weich und schwammig; ihre Oberfläche mit grauschwarzen Krusten bedeckt, welche von einem gelblichen, schmierigen Saft durchtränkt sind. Dieser läuft in reichlicher Menge von der Geschwulst herunter. Auch Blutungen waren häufig. Am Schädel bemerkt man noch sechs subcutane, weiche, fast schwappende, ziemlich scharf begrenzte und von einander gesonderte Anschwellungen. An den Schädelknochen fühlt man nirgends Eindrücke oder scharfe Leisten. Die Haut über den Anschwellungen ist gespannt, glänzend, blass und von vielen dicken geschlängelten, blaurothen Gefässen durchzogen.

In der linken Schläfe ist eine Anschwellung von 45 Mm. Länge und 30 Mm. Breite, scheinbar ohne Zusammenhang mit der oben beschriebenen aus der Augenhöhle hervorwachsenden Geschwulst; eine andere von Wallnussgrösse sitzt am Winkel des Unterkiefers, eine hühnereigrosse nimmt die linke Stirnhälfte ein, eine gleichgrosse sitzt in der rechten Schläfe, hat nach oben eine Einschnürung und setzt sich in der Grösse eines Gänseeies bis zur Mittellinie des Schädeldaches fort; ihr gegenüber, auf der Mitte des linken Scheitelbeines, befindet sich isolirt die letzte Anschwellung so gross wie eine Wallnuss.

Sämmtliche Geschwülste vergrösserten sich auffallend rasch. Eine Punktion der in der rechten Schläfe sitzenden Anschwellung mittels eines Explorativtroicarts entleerte eine kleine Portion einer blutigen Masse, in welcher gelbliche, zarte Theilchen schwammen. Diese wurden sofort unter das Mikroskop gebracht und zeigten sich als farblose, halbdurchsichtige, runde, feinkörnige Elemente von der Grösse der farblosen Blutkörperchen. Sie wurden durch einen amorphen Kitt fest zusammengehalten, so dass nur einzelne in der Flüssigkeit schwammen. Es war das genaue Bild des Gliomgewebes, wie wir es bei den Netzhautgeschwülsten des andern Auges desselben Kindes beschrieben haben.

Das Kind wurde gut genährt; die übel riechende, viel Saft abscheidende Geschwulst fleissig gereinigt und mit Charpie bedeckt, welche abwechselnd mit Mixturen von Chlorkalk und hypermangansaurem Kali getränkt war. Dadurch gelang es, den Gestank der ulcerirenden Orbitalgeschwulst zu bewältigen. Chlorkalkwasser (30 *Grammes Calcaria hypochlorosa* auf 180 Grammes Wasser, zum Anfeuchten der Charpie) war dazu am wirksamsten, machte aber, länger fortgesetzt, die Haut wund, weshalb wechselsweise *Kali hypermanganicum* in Auflösung von gleicher Concentration gebraucht wurde.

Das Kind magerte sichtlich ab, wurde ganz anaemisch, die Geschwülste wuchsen auffallend rasch, ohne dass Erbrechen, Zuckungen, Lähmungen oder auch nur Aeusserungen von Schmerz und Eingenommenheit des Kopfes eine Betheiligung des Gehirns an dem krankhaften Prozesse zeigten. Nachdem die verschiedenen Geschwülste gut den doppelten und dreifachen Umfang, wie er bei der Aufnahme festgestellt ward, angenommen hatten, starb das Kind an Erschöpfung der Kräfte am 27. December 1867.

Die Section wurde in meinem Beisein von Herrn Prof. J. Arnold in Heidelberg gemacht und das ganze Präparat in die Sammlung des pathalogisch-anatomischen Instituts aufgenommen.

Prof. J. Arnold hat die Freundlichkeit gehabt, die genauere Untersuchung und Beschreibung der Veränderungen in der Leiche (ausser dem orbitalen Tumor) zu übernehmen. Ich kann die mir gütigst überlassene Beschreibung mit um so grösserer Freude dieser Arbeit einverleiben, als ich bei der Untersuchung assistirte und sämmtliche Vorkommnisse dieses höchst merkwürdigen Befundes mit beobachtete.

19

Sectionsbefund.

Geringer Rigor. Die kindliche Leiche stark abgemagert. Die Hautdecken weiss, Unterhautfettgewebe atrophisch. Die Muskulatur gut entwickelt, aber blass Der Schädeltheil des Kopfes ist bedeutend grösser und zwar ist die Vergrösserung eine ungleichmässige, durch grössere und kleinere Höcker erzeugte. Die Haut des Kopfes ist stark verdickt, ihr Unterhautzellgewebe serös infiltrirt. Nach Ablösung der Kopfhaut zeigt es sich, dass die Grössenzunahme des Schädels durch mehrere grosse Tumoren, welche mit der Haut in keinem Zusammenhange stehen und von denen nur einer an derselben adhärirt, bedingt ist (*Fig. 11*). Die Geschwülste bieten folgende Verhältnisse bezüglich ihres Sitzes, ihrer Ausdehnung und ihrer Beziehung zu den Nachbartheilen dar. Auf dem linken Stirnbein sitzt ein Tumor (*Fig. 11 und 12. a*), der etwas nach rechts über die Mittellinie reicht, dessen Durchmesser an der Basis 7 Cent., dessen grösste Dicke 2 Cent. beträgt. Seine Gestalt ist die einer Halbkugel; seine Oberfläche wird von Periost überzogen, das an dieser Stelle dicker und infiltrirt sich zeigt. Die Consistenz ist eine geringe, und es entleert sich beim Einschneiden eine rahmige mit Blut gemischte Flüssigkeit, während eine sehr weiche, markige, stellenweise sehr gefässreiche, maschig angeordnete Gewebsmasse zurückbleibt. Nach innen setzt sich die Geschwulstmasse gegen den Knochen fort, ja an einer, ungefähr groschengrossen Stelle ist der Knochen in der Geschwulstmasse untergegangen und wird diese nur noch durch die Dura mater von der Schädelhöhle getrennt (*Fig. 12. b*). Ein zweiter noch grösserer mehr kugeliger Tumor, der an seiner Basis einen Durchmesser von 7$\frac{1}{2}$ Cent. besitzt, dessen grösste Dicke 3$\frac{1}{2}$ Cent. beträgt, nimmt die linke Schläfengegend ein (*Fig. 11 und 12. c*) und reicht nach hinten bis zu der vorderen Wand des äusseren Gehörganges, nach vorn bis zum linken äusseren Augenwinkel, nach oben bis 3 Cent. unter und vor dem linken Scheitelhöcker, nach

2*

unten bis zum Alveolarfortsatz des Oberkiefers. Nach innen
springt er stark in die vordere Hälfte der mittleren und in
das hintere Dritttheil der vorderen Schädelgrube vor (*Fig. 12. d*).
Die an diesen Stellen gelegenen Knochenstücke scheinen vollkommen in der Geschwulstsbildung untergegangen zu sein.
Die Trennung der Neubildung von der Schädelhöhle wird durch
die Dura mater bewerkstelligt, die jedoch an einer ungefähr
groschengrossen Stelle, welche dem Keilbeinkörper zunächst gelegen ist (*Fig. 12.* e), gleichfalls markig infiltrirt erscheint, so
dass die Perforation hier in der nächsten Zeit zu erwarten gewesen wäre. In der rechten Schläfengegend findet sich ein Tumor (*Fig. 11.* f), der im Wesentlichen dieselben Verhältnisse
zeigt, wie der eben beschriebene; nur reicht er etwas weiter
nach hinten und oben, ist höher; prominirt aber in derselben
Weise in die mittlere und vordere Schädelgrube (*Fig. 12. it*),
Die Dura mater, die seine innere Fläche überzieht, ist intact.
An ihn schliesst sich nach oben so unmittelbar, dass die Schei-
dung nur durch eine seichte Furche angedeutet ist, eine weitere
Geschwulst an (*Fig. 11 und 12. g*), die nach hinten beinahe bis
an den rechten Scheitelhöcker reicht und bis zur Mittellinie des
Schädeldaches sich erstreckt. Ihr Durchmesser beträgt an der
Basis 9 Cent., ihre grösste Dicke 4 Cent. Nach innen springt
sie gleichfalls in die Schädelhöhle vor (*Fig. 12. h*), und wird
von der Dura mater, die an dieser Stelle sehr stark in die
letztere hineingedrängt und höckerig erscheint, überkleidet. Die
Stelle des rechten Scheitelhöckers ist gleichfalls durch eine Geschwulst eingenommen, die 7 Cent. im Durchmesser hat, nach
hinten bis zu der Lambdanaht sich fortsetzt und nach vorne
von dem hinteren Rand des zuletzt beschriebenen Tumors nur
durch einen schmalen Saum getrennt wird.

Eine kleine, nur 3 Cent. an der Basis messende Neubildung
findet sich an der Stelle des linken Scheitelhöckers, die gleichfalls nach innen vorspringt. Ausserdem sind noch 3 kleinere
Tumoren vorhanden, von denen die eine nur wenig nach aussen
und innen prominirt, während die beiden anderen vorwiegend in der diploëtischen Substanz sitzen und nach

aussen, wie nach innen noch von Knochensubstanz überzogen werden. Die Dura mater ist an denjenigen Partieen, wo Tumoren sitzen, lebhaft injicirt, sonst nicht wesentlich verändert.

Im Sinus longitudinalis ist eine derbe, der Wandung fest anliegende Gerinnung vorhanden; auch die in den *sinus* einmündenden Venenstämmchen sind durch ältere Thromben verstopft. Auf der rechten Seite setzt sich die Gerinnung von dem Sinus longitudinalis in den Sinus transversus fort und ist dieser in seinem ganzen Verlauf durch eine Gerinnung verlegt. — Die Schädelhöhle erscheint enger durch die in der vorderen und mittleren Schädelgrube, sowie an dem Schädeldach in dieselbe vorspringenden Geschwülste.

Die Pia mater ist nur stellenweise etwas stärker injicirt, sonst normal, das Gehirn zeigt im Ganzen normale Grösse und erscheint nur an den Stellen, wo die Dura mater in die Schädelhöhle hereingedrängt ist, etwas abgeplattet. Die Seitenventrikel enthalten mehr klares Serum. Die Substanz des Grosshirns oedematoes und anämisch; nur an zwei dem Sinus longitudinalis nahe gelegenen Partien der Scheitellappen finden sich zwei grössere Herde mit punktförmigen Haemorrhagien — Kleinhirn, Pons, Medula oblongata, Corpora quadrigemina zeigen normales Verhalten; die Sehnerven erscheinen platter und dünner als gewöhnlich.

Vor der linken Augenhöhle liegt ein apfelgrosser, an der Oberfläche theilweise excoriirter, theilweise mit trockenen Borken belegter, markiger Tumor (*Fig. 11. k*) der durch einen dicken, die stark erweiterte Lidspalte vollkommen ausfüllenden Stiel mit dem Inhalt der Augenhöhle continuirlich zusammenhängt. Nach Entfernung des Augenhöhlendaches erscheinen der vor der Augenhöhle gelegene Tumor und der Inhalt dieser als eine Masse, deren hinterer in der Orbita gelegener Abschnitt an seiner Oberfläche von Periost überzogen wird und nach allen Seiten so scharf begrenzt ist, dass er leicht auszuschälen wäre. Während die innere, obere und untere Wand der Augenhöhle normales Verhalten zeigen, ist die äussere fast vollkommen defect und findet sich an ihrer Stelle eine weiche, von einer bindegewebigen Haut überzogene Gewebsmasse, die sich bei der genaueren Untersuchung als ein Theil der in der linken Keilbein- und Schläfengegend gelegenen Geschwulst ergibt. Diese springt somit nicht nur in die mittlere und den hinteren Abschnitt der vorderen Schädelgrube, sondern auch in die Augenhöhle vor, deren äussere Wand sie durchbrochen hat (*Fig. 13. t gl kn*). Dieselbe wird aber, wie in der Schädelhöhle von der Dura mater (*Fig. 14. d m*), so hier von Periost (*Fig. 13. pe*) überkleidet, das an keiner Stelle durchbrochen erscheint und die vollständige Trennung der Geschwulst von dem Inhalt der Augenhöhle bewerstelligt. Der äussere knöcherne Orbitalrand fehlt gleichfalls in einer Höhe von mehreren Linien, ebenso die obere (*Fig. 13. de k*). Die Beschreibung des Befundes an dem Inhalt der Augenhöhle und dem vor dieser gelegenen Tumor vergleiche man unten.

In der rechten Augenhöhle liegt eine narbige, von Fett umhüllte Masse. Decke, Boden und innere Wand sind gleichfalls normal; dagegen wird auch hier die äussere Wand in grosser Ausdehnung von dem in der rechten Schläfen- und Keilbeingegend gelegenen Tumor durchbrochen, der aber auch an seiner Oberfläche eine bindegewebige Bekleidung besitzt und durch diese von dem Inhalt der Orbitalhöhle geschieden wird.

Die Drüsen des Halses sind stark geschwellt.

Im Kehlkopf, in der Trachea und dem Oesophagus normaler Befund.

Die Verbindungsstellen der Rippenknorpel mit den vorderen Enden der Rippen und die Gelenkenden der Röhrenknochen sind bedeutend aufgetrieben.

Im Herzbeutel klares Serum. Das Endocardium, die Klappen des Herzens zeigen normales Verhalten. Seine Muskulatur besitzt mittlere Dicke und ist sehr blass.

In beiden Lungen befinden sich die unteren Lappen im Zustand der Hypostase und Atelektase.

Die Milz wird an mehreren Stellen von circumscripten Haemorrhagien durchsetzt.

Die Rindensubstanz der beiden Nieren ist blass, trübe und stellenweise etwas gelblich, die Marksubstanz normal.

Im rechten Leberlappen liegen nahe dem Rand ein grosser und mehrere kleine Knoten von weisser Farbe und markiger Beschaffenheit. Der erstere enthält viele Gefässe und kleine haemorrhagische Stellen. Auch im linken Lappen findet sich ein grosser markiger Knoten, der zum Theil käsig metamorphosirt ist. Die portalen Drüsen sind grösser. Im Tractus intestinalis keine erwähnenswerthen Anomalien.

Bei der mikroskopischen Untersuchung der Geschwülste des Schädels ergab sich, dass dieselben aus zahlreichen, rundlichen Zellen mit grossen glänzenden Kernen bestehen. Die letzteren nehmen fast den grössten Theil des Zellkörpers ein, so dass dieser nur durch eine sehr schmale Contour an der Peripherie kenntlich wird. Die ganze Bildung ist sehr fragil und trägt unzweifelhaft das Gepräge jener Zellen, wie sie sich in Gliomen finden. Dieselben liegen in einer in frischem Zustande sehr weichen fast homogenen Intercellularsubstanz, die in erhärtetem Zustand feinfaserig erscheint, eingebettet. Während die zelligen Elemente sehr reichlich sind, muss die Intercellularsubstanz im Allgemeinen als eine sehr spärliche bezeichnet werden; nur an wenigen Stellen wird sie etwas massiger. Das Verhältniss zu der Intercellularsubstanz ist in sofern kein ganz constantes, als die ersteren in der letzteren bald sehr innig eingebettet liegen, bald zu derselben nur in einer Contiguitätsbeziehung zu stehen scheinen. Dennoch entsteht an keiner Stelle das Gepräge eines Carcinomes, vielmehr besitzt das neu gebildete Gewebe den ausgesprochensten Charakter eines sehr zellenreichen Gliomes.

Dies ist im Allgemeinen der Bau der Schädelgeschwülste; einzelne Partien aber zeigen nicht unwesentliche Abweichungen. So finden sich namentlich zahlreiche Stellen, an denen die Intercellularsubstanz vorwiegend myxomatoes ist; die Zellen liegen dann in grosser Menge in einem sehr weichen Gewebe oder aber sind auf dem Weg der schleimigen Erweichung zu Grunde gegangen und es ist an die Stelle des Gliomgewebes eine mehr schleimige Masse getreten.

Die sämmtlichen Geschwülste sind sehr reich an Gefässen und es lassen sich dem entsprechend an allen Stellen theils noch mit Blut gefüllte, theils zusammengefallene Gefässräume auffinden; dieselben besitzen wechselnde Querdurchmesser, sind aber im . Allgemeinen ziemlich weit. An zahlreichen Punkten ist es in Folge dieses Gefässreichthumes einer- und der geringen Consistenz der Geschwülste andrerseits zu Hämorrhagien gekommen und zwar besonders häufig und in besonders grosser Ausdehnung in den myxomataes erweichten Geschwulsttheilen.

Die Entwicklung dieser Schädelgeschwülste betreffend wird man, gestützt auf das Verhalten der kleinsten Tumoren, von denen einige weder die äussere noch die innere Tafel des Schädeldaches, andere nur die äussere, wiederum andere nur die innere Lamelle durchbrochen hatten, annehmen dürfen, dass sie ihren Ausgang von der diploëtischen Substanz genommen haben, nicht von den die Knochensubstanz überziehenden Weichtheilen. Waren ja doch die Dura an der inneren, und das Periost an der äussern Seite im Ganzen so wenig an der Neubildung betheiligt, dass sie die Rolle von den die Geschwulstmassen begrenzenden Membranen übernahmen.

Von welchen Theilen der Knochensubstanz die Neubildung ausgegangen ist, darüber geben Schnitte an durch Chromsäure entkalkten Stücken Auskunft. Schon in den um die Geschwülste gelegenen Knochenabschnitten erscheinen die diploëtischen Räume grösser, blutreicher und mit zahlreichen jungen Zellen angefüllt. Je mehr man sich den Geschwülsten selbst nähert, um so weiter werden die Räume, um so zahlreicher die in ihnen gelegenen Gefässe .und jungen Zellen, während die die Räume begrenzenden Knochenleisten sich immer mehr verschmälern. Es schwindet somit die Knochensubstanz in demselben Maasse, als die Anfüllung der von ihr begrenzten Knochenräume fortschreitet. Dieser Schwund des Knochengewebes wird eingeleitet durch eine Auffaserung der Intercellularsubstanz und endet mit deren vollkommener Erweichung. Eine Betheiligung der durch

diesen Process frei gewordenen Knochenkörperchen an dem Neu-
bildungsvorgang in den diploëtischen Räumen ist nicht nachzuweisen; derselbe scheint ausschliesslich in den Theilen des
Markes abzulaufen. Es muss somit das Mark als die Entwicklungsstätte der jüngsten in den Schädelknochen neugebildcten
Gliomgeschwülste bezeichnet werden.

Während die Geschwülste des Schädels ihrem eigenartigen
Bau gemäss als Gliome bezeichnct werden durften, botcn diejenigen der Leber mehr den Habitus von Gliosarkomen dar.
Es fanden sich zwar auch hier Zellen, die mehr solchen des
Gliagewebes vergleichbar waren; die meisten hatten aber doch
mehr den Charakter von Zellen, wie sie in Gliosarkomen vorkommen. Sie waren etwas grösser, wie diejenigen der Schädelgeschwülste, besassen namentlich einen etwas grösscren Zellkörper
und eine deutlich granulirte Zell- und Kernsubstanz. An zahlreichen Stellen gelang es, den Uebergang der mehr gliomatösen
Zellen in diejenigen des Gliosarkomes nachzuweisen.

Auch diese Geschwülste waren sehr gefässreich und man
traf auf demselben Durchschnitt quer-, längs- und schiefdurch-
schnittene weite Schläuche, auf deren Wandungen die Zellen
ziemlich regelmässig aufgestellt waren. Auch hämorrhagische
Partien liessen sich nachweisen.

An der Peripherie waren die Geschwulstknoten umgeben
von einer schmalen im Zustande der Proliferation befindlichen
Zone von Bindegewebe: ein Zustand der interstitiellen Hyperplasie, der sich ziemlich weit in das übrige, anscheinend gesunde, Lebergewebe hineinerstreckte.

Zur Untersuchung der Gebilde der Orbita wurde ein drei-
eckiges Knochenstück vom Stirnbein ausgesägt und zugleich
die vollkommen unversehrte horizontale, das Augenhöhlendach
bildende Platte mit fortgenommen. Ueber dem Foramen opticum
wurde die obere (vordere) Wurzel des kleinen Keilbeinflügels entfernt
(*Fig. 13. bk*) und dadurch der N. opticus und die A. opthalmica
blossgelegt. Letztere war unversehrt, nur erschien sie von
dickerem Kaliber. Der Schnerv (*Fig. 13. no*) war etwas dünner
als gewöhnlich, von seiner fibrösen Scheide regelmässig um-

geben und liess sich ununterbrochen bis zur Sklera verfolgen, in deren Nähe er sich kaum um etwas verdickte. Sein von der äusseren Scheide befreiter Querschnitt betrug 1,5 Mm. Die Masse (*Fig. 13. gl e*) des Fremdgebildes hatte das degenerirte Auge nach vorn getrieben, daher zeigte sich der Sehnerv in seinem ganzen Verlaufe gestreckt, von dem Foramen opticum bis zur Sklera 60 Mm. lang.

Der ganze Orbitalinhalt war von der überall unversehrten Periorbita umhüllt. Der M. levator palpebrae superioris (*Fig. 13. l p s*) hatte wie alle andern Augenmuskeln, seine Insertion an dem fibrösen Ring in der Spitze der Augenhöhle beibehalten. Er verlief in normaler Weise und setzte sich mit einer mehr als gewöhnlich verbreiterten Aponeurose an das vom Tumor auseinandergespannte obere Lid an. Unter ihm lag der M. rect. sup. (*m r s*) in seinem Verlaufe von der in die Orbita dringenden Fremdbildung emporgehoben. Seine Sehne war verbreitert, vom Pseudoplasma gefenstert und strahlte in einzelnen weissen Fassersträngen durch die weiche Masse nach der Sklera hin. Die Bäuche des R. int. und des R. ext. waren stark verbreitert, wodurch diese Muskeln ein hautartiges Aussehen annahmen. Die Muskelfibrillen erwiesen sich bei der mikroskopischen Untersuchung verdünnt, ohne fremde Einlagerung in ihnen oder im interfibrillären Bindegewebe (Perimysium internum).

Das Orbitalfettzellgewebe war in der Spitze der Pyramide an einzelnen Stellen noch normal, weiter nach vorn durchsetzt von kleinen getüpfelten Körnern (Gliomzellen), welche sich reihen- und nesterweise zwischen das Fettbindegewebe eindrängten, weiter vorn dieses aber bis auf spärliche Bindegewebsstränge vollständig verdrängt hatten. Durch die massenhafte Anhäufung von granulirten Körnern zog sich ein Netz von den erhaltenen geschlängelten, scharf contourirten elastischen Fasern der Augenhöhle. Der Sehnerv zeigte in seiner ganzen orbitalen Ausdehnung denselben Bau, der vom Normalen nur insofern abwich als die Nervenbündel zum Theil verdünnt und stellenweise von molekularem Fett durchsetzt waren.

Nachdem ich den Sehnerven bis zur Sklera verfolgt hatte,

machte ich einen Durchschnitt durch den ganzen vorderen Theil der Geschwulst. Der Breitendurchmesser dieser betrug 70 Mm., ihr Tiefendurchmesser vom hintersten Punkte der Sklera bis zur Spitze der Wucherung 43 Mm. Der ganze vordere, ausserhalb der Orbita liegende Abschnitt, sowie die angrenzende innerhalb derselben befindliche Portion (*gl e*) stellte eine gleichmässige, weiche, an einigen Stellen fast zerfliessende Markmasse dar, in welcher ausser dem Sehnerven und den erwähnten Muskeln die geknickte und vorn durchbrochene Skleralkapsel lag (*Fig. 13. scl*). Der Durchbruch war offenbar in der Hornhaut erfolgt, denn das Skleralgewebe liess sich noch deutlich an seiner Derbheit und dem weissen Glanz erkennen, wurde aber auch als solches durch's Mikroskop, unter welchem es sich nur gelockert, aber nicht entartet zeigte, festgestellt. In der Sklera lag der degenerirte Augapfelinhalt. In der Mitte war die stark zusammengedrängte Choroides (*Fig. 13. ch*) an ihrer schwarzen Farbe zu erkennen. Sie umschloss eine körnig-käsige, gelbe Masse, die degenerirte Netzhaut (*Fig. 13. re*). Nach aussen von ihr lag, von der Sklera umgeben, eine dicke Schicht breiigen Markes (*Fig. 13. gl*), welche sich vorn ununterbrochen in die extraoculare Wucherung fortsetzte. Auf der Aussenfläche der Sklera sass diese fest und untrennbar auf und war von einer Anzahl von der Sklera kommenden Faserzügen durchsetzt. Die Sklera ging unmittelbar in die äussere Sehnervenscheide über. Die Lamina cribrosa stellte ein dichtes fibröses Faserwerk dar, in welches der Sehnerv anscheinend unverändert eintrat, aber auch darin verschwand, indem die Innenfläche der Lamina cribrosa, sowie die der ganzen Sklera von gleichmässigem, körnigem Mark begrenzt wurde. Das Innere des Bulbus war eine gleichmässige Anhäufung von kleinen runden, dicht beisammenliegenden Zellen, nur im Choroidealrest hatten sich die Trümmer der gefärbten Zellen erhalten. Von andern Theilen des Augeninhalts war Nichts mehr zu entdecken.

ZWEITER FALL.

Einseitiges Netzhautgliom mit Uebergang auf den Sehnerven und das Gehirn.

Jak. Schnell's Söhnchen, 4 Jahre alt, von Hainstadt bei Wimpfen, stammt von gesunden Eltern. Schon vor einem Jahre bemerkte man in der Tiefe des linken Auges einen gelb schimmernden Strich, welcher sich langsam ausdehnte, deutlicher wurde und näher an die Pupillarebene heranrückte. Der Knabe klagte dabei nie über Schmerzen im Auge oder im Kopf, war überhaupt ganz wohl, bis vor 4 Wochen das Auge grösser zu werden anfing, und häufig Kopfweh und Erbrechen, letzteres besonders nach der Mahlzeit, sich einstellten.

Stat. praes. Der Knabe präsentirte sich in meiner Klinik am 2. Januar 1867, sah kräftig aus, war aber seit 4 Wochen beträchtlich magerer und sehr reizbar geworden, ferner hatte er häufig Kopfweh, Brechneigung, Erbrechen, Eingenommenheit des Kopfes und schlief mehr als gewöhnlich. Der vergrösserte, von verdickten Episkleralvenen überzogene Augapfel war 8 bis 10 Mm. nach vorn getrieben und prall gespannt (T_2 *Bowman*), die klare Hornhaut fast ganz unempfindlich; vordere Kammer seicht; Iris atrophisch aussehend; einige schwarze Synechien an dem gelockerten Pupillarrande; Pupille weit, oval, starr; Linse durchsichtig; dicht hinter derselben bemerkt man eine den ganzen vorderen Glaskörperraum einnehmende schmutziggelbe Masse von matter, ziemlich ebener Oberfläche, welche von einer schleimartigen Trübung gedeckt erschien.

Die Krankheit wurde für ein Netzhautgliom erklärt und dessen Uebergang auf den Sehnerven und das Gehirn wegen der Vergrösserung und Vortreibung des Auges, der vollständigen Ausfüllung des hinteren Augenraumes mit dem Fremdgebilde und wegen der cerebralen Erscheinungen angenommen. *Prognosis pessima.* Therapie: *Enucleatio bulbi.*

Anatomische Untersuchung des Augapfels.

Das in allen Richtungen vergrösserte ˙Auge wurde gleich nach der Herausnahme in Müller'sche Flüssigkeit gelegt und 3 Stunden später, zum Behuf frischer Untersuchung geöffnet.*) Die Maasse des Bulbus (*Fig. 14*) waren: Quer- und Höhendurchmesser jeder gleich 24 Mm., Tiefendurchmesser 25¹/₂ Mm. Der Bulbus des 4jährigen Knaben war also in all seinen Dimensionen um 2 bis 3 Mm. grösser als ein mittelgrosses Auge eines Erwachsenen. So zeigte sich auch der Sehnerv auf ungefähr das Dreifache verdickt. Sein Querschnitt war

---

*) Ich ziehe es vor, die Augen mit Geschwülsten und wo möglich alle Augen noch am Tage der Exstirpation zu öffnen und wenigstens in Kürze zu untersuchen, wozu man allerdings dann eine oder einige Stunden frei haben muss. Legt man die Augen längere Zeit in Erhärtungsflüssigkeiten, so gewinnt man keine so gute Vorstellung mehr über den Zustand im Lebenden, weil die Gefässzeichnung verschwindet, die Farbe überhaupt ganz verändert wird und auch der Dichtigkeitsgrad der einzelnen Theile sich gar nicht mehr beurtheilen lässt, indem durch Gerinnung der flüssigen Bestandtheile und Erhärtung der Formelemente die einzelnen Theile ein ganz anderes Aussehen annehmen als im Lebenden. So z. B. gesteht der normale Glaskörper zu einer gelatinösen braunen Masse, wenn er längere Zeit in Müller'scher Flüssigkeit gelegen hat. Hat man eine vorläufige Untersuchung am ersten Tage gemacht, so legt man dann den Gegenstand in die Erhärtungsflüssigkeit und nimmt die genauere Untersuchung zu geeigneter Zeit vor. Wenn alle Ophthalmologen es sich zur Pflicht machten, alle ihnen zu Gebote stehenden herausgenommenen Augen zu untersuchen, so gut es ihre Zeit und Kräfte erlauben und dies dann in den Zeitschriften ihren Fachgenossen mittheilten, so würden wir besser belehrt sein über die krankhaften Veränderungen des Auges, und selbst ein Virchow (Geschwulstlehre an verschiedenen Orten) wäre nicht genöthigt, über die Dürftigkeit des hier vorliegenden Bearbeitungsstoffes zu klagen. Eine jede Mittheilung eines nicht allzugewöhnlichen Leichenbefundes hat Werth und wird keine Irrthümer in die Wissenschaft einführen, so lange der Arzt es sich zur Pflicht macht, nur das getreu und naturgemäss zu beschreiben, was er bestimmt gesehen hat und gegen jeden Angreifer verantworten kann. Selbst wenn die mikroskopische Untersuchung eines wichtigen Falles fehlt, so kann eine naturgetreue Beschreibung der mit blossem Auge sichtbaren Verhältnisse von grösstem Nutzen sein. Im schlimmsten Falle wird sie doch der Statistik dienen. Da überhaupt keines Menschen Fähigkeiten ausreichen, Vollkommenes zu leisten, so müssen wir bei unserm Arbeiten uns den englischen Grundsatz einprägen: *If we cannot do the best, we must do the best we can.*

oval und nicht überall gleich dick, der Art nämlich, dass er
dicht am Auge 5 und 6 Mm., und etwas weiter hinten $6^{1}/_{2}$ und
8 Mm. kleinste und grösste Axenlänge seiner elliptischen Querschnittsfläche zeigte. Unmittelbar vor seinem Durchtritt in den
Schädel fühlte er sich wieder dünner an.

Gröbere Untersuchung, gleich nach der Exstirpation angestellt.

Im Aeusseren zeigte die Sklera, welche sehr rein aus der
Tenon'schen Kapsel ausgeschält war, nichts Abnormes. Namentlich war keine Lücke und kein Fleck oder sonst etwas zu beobachten, was allenfalls auf einen Durchbruch oder einen äussern
Herd der Fremdbildung schliessen liess.

Der Augapfel wurde zuerst durch einen Aequatorialschnitt
in eine vordere und hintere Hälfte zerlegt. Schon gleich beim
Einschneiden floss eine wässerige gelbe Flüssigkeit in reichlicher
Menge aus, welche unter dem Mikroskop viele kleine, runde
Körperchen und einige Fettkörnchenhaufen in einer wässerigen
Zwischenflüssigkeit schwimmend zeigte, also wie wässeriger
Eiter aussah. Diese Flüssigkeit befand sich angesammelt
zwischen der Choroides und der entarteten Netzhaut (*Fig. 14. e*).
Die Mitte des hinteren Augenraumes war nämlich eingenommen von einem vom Sehnerven mit schmalem
Stiele ausgehenden, sich nach vorn immer mehr ver-
breiternden Strang (*Fig. 19. n*), der sich an den Ciliarkörper anlegte. Seine Oberfläche war leicht höckerig, seine
Farbe weiss, leicht in's Gelbliche spielend, von vielen feinen,
hellrothen Punkten besetzt und von einfachen und ästigen
rothen Linien (Blutgefässen) durchzogen. Die Consistenz stellte
einen ganz weichen käsigen Brei dar, der kaum so viel Festig-
keit hatte, dass er der Scheere Widerstand beim Zerschneiden
entgegensetzte. Das Aussehen der Schnittfläche war genau so,
wie das der Oberfläche: käsig, durch viele weisse Knötchen,
die dicht neben einander lagen in einer etwas durchscheinenden, leicht klebrigen, ganz weichen Verbindungsmasse. Unter
dem Mikroskop zeigte sie sich als ein Heer von kleinen runden Zellen, die theils dicht nebeneinander

lagen, theils durch eine geringe Menge gleichmässiger glasiger Grundsubstanz von einander getrennt waren. Die Querschnittsfläche hatte weder in der Mitte, noch an der Begrenzung, noch anderswo eine häutige oder irgend eine andere Beschaffenheit als die des weichen käsigen Breies. Auf der Choroides lag an einigen Stellen ein zartes, durchscheinendes, weisses Häutchen, das sjch leicht abstreifen liess (zusammengeklebte Eiterzellen?). Im hinteren Abschnitt des Auges war die Choroides stark verdickt, härter und umlagerte wie ein Kuchen den Stiel der Aftermasse (*Fig. 14. a a*). Das Pigment war auf der Oberfläche dieser Verdickuug, ebenso wie an der ganzen Choroidealfläche mangelhaft und fehlte an vielen Stellen gänzlich, so dass die Aderhaut mattweiss gefleckt aussah (Pigmentatrophie durch Maceration). Das Gewebe der Aderhaut zeigte sich auffallend dünn und weich, liess sich von der gelbweissen Innenfläche der Sklera ohne den geringsten Widerstand abstreifen, so dass von Suprachoroidea keine Spur sichtbar blieb (Atrophie der Aderhaut in allen Schichten).

Ich führte darauf einen Meridionalschnitt durch beide Bulbushälften der Art, dass er durch die Geschwulst, den Sehnerven, die Linse und Hornhaut mitten hindurch lief, wodurch die Ansicht des in der Zeichnung wiedergegebenen meridionalen Durchschnitts zu Stande kam (*Fig. 14*).

Der Sehnerv (*o*) bot eine gleichmässige, ziemlich derbe, speckige Schnittfläche, die sich fortsetzte, bis zu der starken Einschnürung, welche er in dem trichterförmigen Choroidealloch erlitt. Daselbst ging er über in die oben beschriebene weichkäsige Masse (*n*). Die Scheide des Sehnerven war stark verdünnt, wie wenn sie durch ihren quellenden Inhalt auseinander getrieben wäre, was nicht nur durch die beträchtliche Härte des Sehnervenstammes, sondern auch noch dadurch bestätigt ward, dass die Inhaltsmasse an der Querschnittsfläche um $1/2$ bis 1 Mm. hervorquoll. Diese Sehnervenmasse hatte den schönen weissen Glanz des normalen Sehnervenmarkes verloren und erschien überall grau, glasig, speckig, leicht durchscheinend.

Von ganz ähnlichem Aussehen und ähnlicher Dichtigkeit, nur etwas weniger hart, zeigte sich die früher erwähnte kuchenförmige Verdickung des hinteren Choroidealabschnittes (*Fig. 14. a*): grau glasig, halbdurchsichtig, wie gekochter Speck. Nur die nach vorn zu gewendete Randschichte war weicher. Der Querschnitt hatte kein gleichmässiges Aussehen, sondern war in seinen hinteren Theilen von weissgelblichen Pünktchen durchsetzt, die ganz den Käseklümpchen des Fremdgebildes glichen, während in seine innere Randschicht schwarzbraune Punkte eingestreut waren. Ihre grösste Dicke nahm diese Anschwellung in der Nähe der Augenaxe an, rundete sich daselbst ab und spitzte sich nach dem Aequator hin allmälig der Art zu, dass sie unmittelbar in die verdünnte Aderhaut überging. Von der Sklera liess sie sich leicht abheben, indem sie mit ihr durch kein Bindungsgewebe zusammenhing, wobei aber auch dann die Aderhaut als ihr unmittelbarer Ausläufer mit abgehoben wurde. Die Pigmentschicht der Aderhaut setzte sich als eine feine Linie auf die innere Oberfläche der kuchenförmigen Anschwellung fort.

Vorn hing die käsige Aftermasse im ganzen Umfange dem Ciliarkörper locker an und liess sich durch gelinden Zug davon abstreifen, ohne dass das Gewebe zerrissen wurde. Selbst die vollständig erhaltene Pigmentschicht der Ciliarfortsätze blieb unverändert darauf sitzen.

Zwischen der Hinterfläche des Kristallkörpers jedoch und der vorderen Geschwulstgrenze befand sich ein schmaler Raum (*v*), welcher zähklebrige, durchscheinende Flüssigkeit enthielt, aus der sich mit der Pincette zarte durchsichtige Häutchen ausziehen liessen (Rest des Glaskörpers). Dieser Theil war es, welcher den vorderen Abschnitt der Geschwulst im Lebenden von einer schleierartigen Trübung gedeckt erscheinen liess. Der Glaskörperrest senkte sich übrigens nicht trichterförmig in die Mitte der degenerirten Netzhaut ein, sondern umfasste in einer schmalen, am hinteren Pole nur unbedeutend verbreiterten Schicht die Hinterfläche des Kristallkörpers.

An Ciliarmuskel, Linse, Iris, vorderer Kammer und Horn-

haut entdeckte die Untersuchung mit blossem Auge nichts
Auffallendes.

Feinere Untersuchung.

An der Partie, welche als die entartete Netzhaut angesehen werden musste, zeigte auch die spätere Untersuchung
nichts weiter Bemerkbares, als was schon die frische Untersuchung lehrte, nämlich eine reine, gefässhaltige Gliommasse.

Der Sehnerv war ganz in derselben Weise entartet. Grosse Massen von kleinen Zellen durchsetzten ihn
ganz und hatten sein Gewebe bis auf einige Nervenfaserbündel-
Reste zum Verschwinden gebracht. Diese lagen zerstreut in
der üppigen Zellenmasse.

Von Interesse war wieder der Uebergang des Glioms
auf die Choroides. An den meisten Stellen konnten die
verschiedenen Schichten der Aderhaut noch nachgewiesen werden, wiewohl die Spärlichkeit der Gefässe eine Atrophie be-
kundete. Sehr zahlreich fanden sich oberflächliche Gliomnester (*Fig. 15. a*), welche das Epithel abhoben und sich
zwischen demselben und der lange Widerstand leistenden Glashaut (*Fig. 15. gl*) ausbreiteten. Im darunter liegenden Gewebe
fand man die einzelnen Schichten nicht in derselben Reinheit
wie im Normalzustande: die sternförmigen Zellen machten mehr
spindelförmigen und faserigen Elementen mit zahlreichen Kernen
Platz. Die Gefässe waren an manchen Stellen mit Blut über-
füllt, an andern fehlend, wieder an andern ziemlich regelmässig
angeordnet.

Nebst jenen kleinen Gliomnestern waren aber auch, namentlich in der Gegend des Ciliarkörpers, weit ausgedehnte Flächen,
in denen die Gliomzellen im Epithel und den tieferen Schichten
der Aderhaut üppig wucherten.

Am meisten verändert indessen war die ringförmig
verdickte und schon mit blossem Auge als entartet
erkennbare Stelle der Aderhaut, welche den Sehnerven
umgab. Im frischen Zustande sah sie graudurchscheinend und

ganz anders aus als die anliegende, gliomatös entartete Netzhaut, so dass man vermuthen konnte, es läge eine Combinationsgeschwulst hier vor. Dem war jedoch nicht so: die ganze
Masse war wieder reines Gliomgewebe, welches von der Seh-
nervengrenze aus nach allen Seiten hin gleichmässig auf die
Aderhaut übergegriffen hatte. In der Nähe des Sehnerven
schwammen in dem Meer von kleinen Rundzellen nur noch
einige Trümmer erhaltener Stroma-Pigmentzellen. Je weiter
man nach dem Aequator zu fortschritt, desto mehr Choroideal-
gewebsreste fanden sich zwischen den Gliomzellen. Die Uebergangsstelle zeigte ganz deutlich die Einschmelzung des Choroi-
dealstromas durch das Fremdgebilde. Gefässe wurden vor dieser
Grenze nur spärlich gesehen; sie verkümmerten zuvor. Die
kleinen runden Zellen schoben sich in Reihen und Haufen
zwischen das meist schon faserig gewordene Choroidealgewebe
ein, wurden immer dicker und breiter — wobei die Form der
Maiskolben auch wieder am ausgeprägtesten auftrat — und
nahmen so die auseinander gedrängten Elemente des Grund-
gewebes immer vollständiger in sich auf, bis zuletzt gar nichts
mehr davon übrig blieb. An die Aussenseite der Choroides
war die wuchernde Masse in diesem Auge nicht gekommen,
auch zeigte sich die Sklera davon vollständig frei.

Der Verlauf des Krankheitsfalles war der, dass die
Enukleationswunde ohne Eiterung heilte und keine Aenderung
in dem Befinden des Patienten verursachte. Nach zehn Tagen
wurde derselbe entlassen. Darauf nahmen die Hirnsymptome
allmälig an Intensität zu, namentlich wurde die Eingenommenheit und Theilnahmlosigkeit des Knaben stärker, welcher etwa
3 bis 4 Wochen nach der Operation unter comatösen Erscheinungen starb. Die Section wurde nicht gestattet.

DRITTER FALL.

Gliom ohne Durchbruch, den Binnenraum des Auges ganz ausfüllend.

Von diesem Fall fand sich das in Spiritus erhärtete, sehr gut erhaltene Präparat ohne Etiquette in meiner Sammlung, so dass ich nicht mehr weiss, auf welche Krankengeschichte es sich bezog. Ich kann deshalb nur die anatomische Untersuchung davon mittheilen.

Das Auge (*Fig. 16*) zeigte sich von der Aftermasse im Innern ganz erfüllt und sämmtliche Theile, mit Ausnahme der Linse, waren davon verschoben und meist bis zur Unkenntlichkeit entartet. Von der Netzhaut fand sich keine Spur mehr vor. Die Aderhaut (*Fig. 16. ch*) war in's Innere gedrängt und auf eine Anzahl schmalere und breitere Streifen reducirt, an ihrer schwarzen Farbe noch kenntlich. Unter dem Mikroskop erwies sie sich theils bindegewebig atrophirt, theils von Gliommassen durchsetzt und entartet. Ein Theil derselben (*Fig. 16. c*) knirschte beim Durchschneiden und liess unter dem Mikroskop verkalkte Gliomnester erkennen, welche in verkümmertem Choridealgewebe lagen. Sie stimmten in ihrem Aussehen und Verhalten ganz mit denen von Fall V und VI überein. Das Corpus ciliare (*Fig. 16. Co, C*) zeigte noch erhaltene Pigmentzellen, war aber auch grösstentheils verkümmert, so dass parallel streifiges Bindegewebe die gefärbten Zellenhaufen einhüllte. Gefässe nur sehr spärlich darin. Die Form der Processus war nicht wiederzuerkennen.

Der Ciliarmuskel (*Fig. 16. m*) war verdünnt, zeigte aber noch muskulöse Theile, sowohl in Längs- als in Querfaserbündeln. Dazwischen lag streifiges, von Kernen durchsetztes Bindegewebe. An verschiedenen Stellen indessen drang die kleinzellige Aftermasse in ihn ein und brachte dann sowohl seinen Bindegewebs- als Muskelgehalt zum völligen Verschwinden. Die Pigmentepithelschicht des Ciliarkörpers war auseinandergedrängt, das Pigment vieler Zellen zu unregelmässigen Ballen zusammengeschwemmt und das Ganze durchsetzt von zerstreut und haufenweise beisammenliegenden Fettkörnchen.

3*

Der zwischen Linse und zusammengedrängter Aderhaut gelegene Raum, ebenso wie derjenige zwischen Aderhaut und
Sklera stellte eine weiche körnige Masse dar, welche unter dem
Mikroskope den reinen Gliombau und nichts Anderes erkennen
liess. In gleicher Weise war die Ausfüllungsmasse der vorderen
Kammer beschaffen. Der Sehnerv war ganz und gar kleinzellig entartet.

VIERTER FALL.

Einseitiges Gliom mit Durchbruch durch die Sklera.

Aloys Kugler von Flehingen, $2^1/_2$ Jahre alt, von gesundem
Aussehen, war immer gesund und stammt aus gesunder Familie.
Vor ungefähr $1^1/_2$ Jahren bemerkte der Arzt (Dr. Rossknecht),
wenn das Kind dem Lichte zugewendet war, einen weissen
Wiederschein in der Pupille, und es zeigte sich, dass das sonst
vollkommen normal aussehende Auge gänzlich erblindet sei.
In diesem Zustande blieb das Auge unverändert 14 Monate
lang; dann wurde es ringsum roth, hervorgetrieben, secernirte
etwas wässerige Flüssigkeit, besserte sich darauf etwas und
wurde vor drei Wochen von Neuem entzündet. Am äussern
Theil der Sklera trat eine röthlich-weisse Geschwulst hervor,
welche nach einigen Tagen abfiel; ausserdem stellte sich ein
Hornhautgeschwür ein, mit eitrigem Grunde und starker Trübung der ganzen Cornea. In diesem Zustande stellte sich Pat.
zum ersten Male vor.

Das Auge war merklich vergrössert; die Skleralbindehaut
stark geröthet. Durch die Hornhauttrübung weder Iris noch
Pupille zu sehen.

Zehn Tage später wurde der kleine Patient wiedergebracht
zur Vornahme der Operation.

Stat. praes. Auge um etwa 4—5''' nach vorn getrieben;
Lider stark ausgedehnt, röthlich; Bindehaut bläulich geröthet
und geschwollen; nach unten und aussen ein dicker kuglicher

Vorsprung in der Sklera. Auf der Hornhaut ein grosses Geschwür, mit eitrigem Grunde. Die Hornhaut stark getrübt. Iris und Linse der Hornhaut vollständig anliegend. Iris schmutzig-grau mit leicht ausgezackten Rändern. Bei Fokalbeleuchtung durch die Hornhaut schimmert der Augeninhalt mit einem schmutzig-gelben Reflex durch.

Während der Exstirpation zeigte sich, dass der Bulbus nach innen, oben und aussen frei war, dagegen sass nach unten eine Geschwulst auf der Sklera, welche selbst ungefähr die Grösse eines Kinderauges besass. Augapfel und Geschwulst wurden mit Pincetten, Schielhaken und der Scheere aus ihrer gesunden Umhüllung ausgeschält, darauf der Sehnerv hart am Bulbus durchtrennt, und als sich beim Betasten ergab, dass er nach hinten noch bedeutend verdickt war, so wurde noch ein grösseres Stück desselben aus der Augenhöhle ausgeschnitten.

Das herausgenommene Auge wurde sogleich untersucht.

Die äussere Geschwulst (*Fig. 18. k*) war von faserigem Gewebe eingehüllt und als man sie anschnitt, stellte sie sich als eine röthlich graue, weiche, markähnliche Masse dar. An ihrer Oberfläche hatte sie eine etwas härtere Lage, im Innern aber war sie breiig weich, hier und da zerfliessend. Die umgebende Hülle war stellenweise bläulich schwarzroth und unter dem Mikroskope zeigten sich darin extravasirte ältere Blutherde und schwarze Pigmentschollen und Häufchen (*Fig. 17. a*), offenbar aus früheren Extravasaten entstanden. Ganz dieselben schwarzen Figuren waren auch in der Masse der äusseren Geschwulst anzutreffen. Diese zeigte in all ihren Theilen einen übereinstimmenden Bau, da wo die Masse noch halb-durchsichtig, speckähnlich aussah, bestand sie aus dicht aneinander liegenden, mittelgrossen runden Zellen, mit grossem Kern (*Fig. 17. b*). Diese Zellen stellten Scheiben dar mit einem gleichförmigen durchscheinenden Innern, welches als Kern noch umlagert war von einem ganz schmalen helleren Ring (Protoplasma).

An den meisten weicheren Stellen waren die Zellen kleiner, deutlich punktirt, den gewöhnlichen Gliomzellen oder Retina-

körnern ganz ähnlich, daneben sah man aber auch eine ganze
Menge freier, kleinerer Kerne (*Fig. 17. c*). Ausserdem fand sich
darin eine beträchtliche Menge Fett, sowohl in freien zerstreuten Körnchen (*Fig. 17. d*), als auch in Kugeln (*d'*) und im
Innern der Gliomzellen (*d''*). Es zeigte sich daran also sowohl das üppige Wachsthum (bei *b*) als auch der Zerfall (*c, d,
d', d''*). Der Augapfel wurde durch einen Meridionalschnitt
geöffnet (*Fig. 18*), welcher durch die Mitte der unten befindlichen äusseren Geschwulst, den Sehnerven und die Hornhautmitte ging.

Die Sklera erwies auf diesem Schnitt keine Durchbruchsstelle und zeigte sich in Farbe nicht wesentlich verändert, dagegen war sie in der Nähe des Sehnerven verdickt und nach
vorn zu verdünnt, aber keines von beiden in stärkerem
Maasse. Unter dem Mikroskop verhielt sich ihr Gewebe grösstentheils normal, jedoch an einigen Stellen auch deutlich verändert. Da nämlich, wo Knoten von kleinen runden Zellen
Fig. 19. a) der Skleraoberfläche auflagen, wuchsen von denselben,
die Zellen in das sonst normale Skleralgewebe hinein, in der Weise,
dass dieses vor ihnen verschwand — eingeschmolzen wurde —,
ohne dass sich die Zellen und Fasern der Sklera an der Wucherung
betheiligten. Es war also ein Hineinwachsen der Gliomzellen
in die Sklera (*Fig. 19. b*). Das Präparat der Zeichnung ist mit
Essigsäure aufgehellt und man sah bei veränderter Einstellung,
dass noch eine dünne Schicht Skleralgewebe über dem einge-
wachsenen Gliomknoten lag, zum Beweis, dass die Zellen nicht
etwa zufällig auf das Präparat zu liegen gekommen waren.
Derselbe Befund wurde übrigens noch durch manche andere
Schnitte als der maassgebliche Vorgang bei dem Uebergreifen
des Glioms auf das Skleralgewebe wiedergefunden. Er erklärt
unmittelbar, in welcher Weise die Durchbrüche des
Gewächses durch die Augenkapsel zu Stande kommen.

Der Sehnerv (*Fig. 18. e*), war ausserhalb des Auges
und im Sklerochoroidealkanal gänzlich entartet. Bindegewebe und Nerven waren verschwunden und durch das Gliomgewebe ersetzt, in welchem sich die zwischen den kleinen

Zellen gelegene, amorphe Grundsubstanz durch beträchtliche Reichhaltigkeit auszeichnete. Nur ganz selten sah ich noch einige erhaltene Reste von Nervenfaserbündeln.

Das Innere des Auges war ausgefüllt von einer weichen körnigen, gelblichen Masse, die in ihrem hinteren Abschnitt (*Fig. 18. d*) reiner gelb und gänzlich undurchsichtig, weiter vorn (*Fig. 18. a*) etwas blasser und leicht röthlich erschien. Sie bestand aus reinem Gliomgewebe, welches von zahlreichen, stark mit Blutkörperchen gefüllten Gefässen durchzogen war. In der blasseren Partie lagen indessen noch einige gelblich-käsige Klumpen (*Fig. 18. l*), die unter dem Mikroskop eine grosse Beimischung von körnigem Fett in unregelmässiger Aneinanderlagerung zeigten.

Die Aderhaut (*Fig. 18. b*) überkleidete nicht die ganze Innenfläche der Sklera, sondern war an einigen Stellen verschwunden, an andern stark verdünnt. Ihr eigenthümlicher Bau war nirgends mehr nachzuweisen. An den wenigst veränderten Stellen derselben lagen in einem faserigen, mit vielen kleinen Zellen durchsetzten Gewebe die angeschwollenen und ganz unregelmässig gestalteten Pigmentzellen zerstreut. Die kleinen Zellen glichen den Gliomzellen oder Retinakörnern, doch konnte ich sie nicht als unmittelbare Abkömmlinge derselben ansehen, da sie nicht nesterweise und in spärlichem amorphem Grundgewebe, sondern zerstreut in Fasergewebe, wie bei der parenchymatösen und eiterbildenden Choroiditis auftraten. Dasselbe Verhalten ist in *Fig. 11* dargestellt worden. Ich glaube vielmehr, dass sie auf dem Wege der Entzündung aus den pigmentlosen sternförmigen, oder aus den im Choroidealgewebe zerstreuten runden, lymphkörperchen-ähnlichen Zellen abstammen. Auch dürften sie, nach den Anschauungen Cohnheim's, als emigrirte weisse Blutkörperchen zu betrachten sein. An manchen Stellen waren die Pigmentzellen gehäuft, was bei der vielfachen Knickung und Verschiebung der Aderhaut durch die wuchernden Massen nicht gerade auf eine Pigmentvermehrung hindeutet.

Dabei war immer viel Fett den zelligen Elementen untermischt. — An stärker veränderten Stellen der Aderhaut rückten die kleinen Zellen näher aneinander, an andern wurde das Fasergewebe dichter und an wieder andern sah man in reiner Gliomstruktur Nichts als Trümmer der blassbraunen pigmentirten Stromazellen der Aderhaut zerstreut. Gefässe waren an diesen letzten Stellen überall zu sehen, liessen aber Nichts mehr von ihrer, der Choroides eigenen, Verzweigungsart erkennen, sondern glichen den neugebildeten Gefässen des Gliomgewebes.

Die Aderhaut war demnach theils durch einen entzündlichen Vorgang, theils durch das Uebergreifen des Glioms entartet und zum Schwunde geführt worden.

Zwischen Aderhaut und Sklera drängte sich eine ganz aus Gliommasse bestehende, mit vielen Gefässen durchsetzte, blassgelbliche Schicht von 3 bis 4 Mm. Dicke ein (*Fig. 18. m*). Sie reichte vom Sehnerven bis zum Irisursprung und hatte auch den Ciliarkörper abgetrennt. Zwischen ihr und der äussern Geschwulst (*Fig. 18. k*) zog sich die Sklera durch, auf welche an verschiedenen Stellen die Gliommasse, wie oben angegeben, übergriff.

Die Linse und Iris waren an die Hornhaut angedrängt, erstere normal, letztere atrophisch.

Die Operations-Wunde in der Orbita heilte und überdeckte sich mit Bindehaut schon in den nächsten Tagen, so dass der kleine Patient am Ende der ersten Woche entlassen wurde.

Zwei Monate später wurde er zurückgebracht mit einem lokalen Recidiv, indem sich eine kindsfaustgrosse röthlich markige Geschwulst aus der Augenhöhle hervordrängte. Ein operatives Eingreifen hielt ich für zwecklos und stand deshalb von fernerer Behandlung ab. Vier Wochen später zeigte mir der Vater den Tod des Knaben an mit der Mittheilung, dass die Geschwulst noch um das Doppelte gewachsen wäre. Eine Section wurde nicht gemacht.

Der ganze Krankheitsfall war ein primäres Netzhautgliom, welches nach seinem Durchbruch in seinem äussern Theile den

Charakter des Gliosarkoms angenommen hatte und wahrscheinlich durch den entarteten Sehnerven, sowie durch die Fissura
orbitalis superior in's Gehirn vorgedrungen war und den Tod
zur Folge hatte.

FUENFTER FALL.

*Beiderseitiges Netzhautgliom; rechts angeblich angeboren; mit Durch-
bruch und Wucherung in die Orbita; links beginnendes Gliom.*

Mich. Gramlich's Söhnchen von Oestringen, wurde im
Alter von zwei Jahren, gesund aussehend und wohlgenährt, am
25. October 1862 in meine Klinik gebracht. Nach der Angabe
des Vaters bemerkte man gleich nach der Geburt im rechten
Auge einen eigenthümlichen hellen Widerschein, wie an einem
Katzenauge. Das Kind lernte mit dem Auge nicht sehen.
Dieses blieb äusserlich unverändert, bis es einige Monate vor
der klinischen Vorstellung stark anschwoll und eine Geschwulst
aus demselben hervorwucherte.

Stat. praes. Lider stark angeschwollen, etwas geröthet.
Auge hervorgetrieben, krebsähnlich entartet; Hornhaut nur noch
undeutlich zu erkennen. Nach innen und oben ist eine weiche
Geschwulstmasse in die Augenhöhle hineingewuchert.

Ich machte die Exstirpation des Augapfels sammt der
Geschwulst und den anliegenden Orbitaltheilen. Diese waren
noch nicht vollständig von der Entartung ergriffen, namentlich
die schiefen Muskeln und die Thränendrüse ganz normal.

Das Präparat wurde in Alkohol aufbewahrt und in gut
erhaltenem und erhärtetem Zustande später untersucht.

Anatomische Untersuchung.

Das in all seinen Dimensionen beträchtlich vergrösserte
Auge (*Fig. 20*) hatte nach oben, innen und hinten eine sehr
umfangreiche, höckerige Geschwulstmasse aufsitzen, welche den
Sehnerven nicht einhüllte, aber an denselben reichte. Ein
durch den Nerven gehender meridionaler Schnitt zeigte das

Innere des Auges ganz von kleinkörniger Masse ausgefüllt, worin die verschobene Kristalllinse (*Fig. 20. le*) und die zerrissene und gefaltete Choroides (*Fig. 20. ch*) eingebettet lagen. Von Iris und Ciliarkörper war nichts mehr zu sehen. Nach innen grenzte an die Choroides eine von schwarzem Pigment durchsetzte Lage von grünlich durchscheinenden, dicht beisammenstehenden Körnchen (*Fig. 20. ca*), welche beim Durchschneiden wie Sand knirschten. Der Sehnerv hatte seine faserige Streifung auf dem Längsschnitt beibehalten (*Fig. 20. no*), sah nicht abnorm aus und war von der ausgebuchteten Sklera eine Strecke weit gestützt. Die äussere Geschwulst hatte überall ganz dasselbe feinkörnige Aussehen, wie die Ausfüllungsmasse des Bulbus.

Unter dem Mikroskop zeigte sie, wie das Innere des Bulbus, reine Gliommasse mit Gefässen.

Von dem Sehnerven machte ich zahlreiche Längs- und Querschnitte und war ziemlich überrascht, denselben ganz und gar normal zu finden. Auch die Menge und Grösse der Nervenbündel und des sie umhüllenden gefässreichen Bindegewebes erschien in derselben Weise, wie wenn man normale Sehnervenschnitte vor sich hat. Das anstossende Skleralgewebe aber war auseinandergetrieben von kolbenweise sich zwischen die Längsfaserbündel eindrängenden, dicht beisammenliegenden Gliomzellen. Dadurch muss an der einen oder andern Stelle ein Durchbruch erfolgt sein, wiewohl ich auf zahlreichen Einschnitten einen solchen nicht gefunden habe.

Am Ende des Sehnerven und am Anfang der Choroides zog sich eine schmale, schön gelbe Linie (*Fig. 20. g* und *g₁*) quer durch die weiche Aftermasse. Unter dem Mikroskop zeigte sie an einigen Stellen einen parallelfaserigen Bau, worin kleinere Zellen und grössere Körnchenhaufen mit runden und gestreckten Figuren von schön gelber Färbung eingebettet waren. Der Farbstoff erfüllte nicht nur die Körner der zelligen Gebilde, sondern auch ihre gleichartige Inhaltssubstanz, so dass er offenbar gelöst in den zelligen Elementen, jedoch an diese gebunden war. Zum grösseren Theile lagen jene gelbgefärbten

Elemente in der reinen kleinzelligen Aftermasse der Art, dass
sie in jener makroskopisch sichtbaren Linie dichter gehäuft,
aber auch in die Nachbarschaft ausgestreut waren. Die Gliomzellen selbst waren recht zahlreich gelb gefärbt. Ausserdem
fanden sich auch viele kleine, intensiv gelbgefärbte Körnchen
zerstreut in der Masse, welche den Eindruck machten, als seien
sie aus den zelligen Elementen frei geworden. Neben diesen
gelben Produkten fanden sich aber auch, wiewohl in geringer
Anzahl, dunkelbraunrothe und selbst schwarze vor, deren
Form ganz jenen gelben glich. Alles dieses lässt vermuthen,
dass der hier gefundene Farbstoff von dem des Blutes her-
rührt und zwar nach Hämorrhagien, die ja in den Gliomen
keine Seltenheit sind und auch in Fall VI. massenhaft nachgewiesen wurden.

Die Aderhaut zeigte sich, wie bei den übrigen Fällen, in
den verschiedensten Graden bindegewebiger Umwandlung. Die
Gefässe waren spärlich, mitunter gut zu sehen (*Fig. 21. v*).
Das Stroma (*Fig. 21. str*) entbehrte ganz der sternförmigen
Zellen, sowohl der gefärbten, die doch sonst sehr widerstandsfähig sind, als auch der ungefärbten. Runde und unregelmässige schwarze Pigmenthaufen waren in grosser Zahl durch's
Gewebe zerstreut und nach innen zu (*Fig. 21. p*) so dicht, dass
man daran noch die Pigmentepithelschicht erkannte. Von beiden
Oberflächen, der skleralen sowohl als der retinalen, drängten
die dichtgelagerten Gliomzellen (*Fig. 21. gl gl₁*) auf das Gewebe
ein und durchsetzten es an vielen Orten.

Schnitte durch die sandige Schicht (*Fig. 20. ca*) lieferten
einen ausserordentlichen Reichthum an verkalkten Gliomnestern. Diese waren auf den ersten Blick durch ihre glänzende, bouteillengrüne Farbe kenntlich (*Fig. 21. ca*), etwas
weniger durchsichtig als die nicht verkalkten Knoten, verhielten
sich im Uebrigen aber ganz wie diese. Merkwürdig war es,
dass sie fast alle im Choroidcalgewebe eingebettet lagen, nur
seltener traten in der allgemeinen Gliommasse verkalkte Stellen
auf und dieses immer auch nur in der Nachbarschaft der
Choroides. In den äussern Geschwülsten habe ich sie nie

gefunden. Die Kalkinfiltration war so fein, dass die Körnchen
mit den gewöhnlichen Vergrösserungen nicht gesehen wurden.
Der Bau des Glioms mit Zellen und Zwischensubstanz blieb
bei der Verkalkung unverändert bestehen, und wenn man die
Knoten mittels Säuren entkalkte, so nahmen sie in Färbung,
Durchsichtigkeit und Zeichnung ganz das Aussehen der nicht
verkalkten Knoten wieder an. Säuren lösten den Kalk auf
ohne Gasentwicklung, deshalb muss er an Phosphorsäure gebunden gewesen sein.

Die Kristalllinse zeigte mikroskopisch nichts Abnormes,
wiewohl sie ringsum von dem Fremdgebilde eingehüllt wurde,
ein Beweis für die grosse Widerstandsfähigkeit ihrer Kapsel.

Verlauf der Krankheit.

Die Exstirpationswunde heilte mit ganz geringer Eiterung
bei etwas Fieber, so dass der kleine Patient nach elf Tagen
entlassen wurde.

Bei der Untersuchung des andern Auges aber zeigte sich
nach aussen und oben in der Tiefe der Pupille ein hellgelber
Reflex, Beer's amaurotisches Katzenauge. Die Pupille war
mittelweit, etwas nach oben verschoben, noch schwach reagirend.
Mit dem Augenspiegel erkennt man in der Tiefe des Auges
eine gelbe Masse, auf der noch einige Netzhautgefässe zu
sehen sind.

Ueber den Verlauf und Ausgang des Uebels schrieb mir
der Vater des Kindes Folgendes:

„Als ich nach Haus gekommen bin, war das Auge geheilt
wie Sie gesehen haben, aber nach Verlauf von vier Wochen
hat es sich entzündet und das inwendige Fleisch ist heraus-
gewachsen wie eine Kindsfaust, ja sogar hat dieses Gewächs
dem Kind die Nase auf die Seite gedrückt, auch hat es etliche
Mal stark geblutet. So haben wir es erhalten bis 10. Januar 1863,
dann hat es der liebe Gott zu sich in die Ewigkeit abgerufen."

SECHSTER FALL.

Gliomatös entartetes Auge mit Durchbruch durch die Hornhaut.

Auf einem Besuch in Würzburg, März 1867, erhielt ich durch die Gefälligkeit des Herrn Prof. von Recklinghausen das in Weingeist zwei Wochen erhärtete linke Auge eines 2¹/₂jährigen Knaben zu untersuchen. Der Assistenzarzt der chirurgischen Klinik, Dr. Stengel, theilte mir freundlich mit, dass 4 bis 5 Monate vor der durch Herrn Hofrath Linhart am 7. März 1867 vorgenommenen Exstirpation an dem Auge nichts Auffälliges von den Eltern bemerkt wurde. Dann sei das Auge trüb erschienen, roth und vorgetrieben worden und habe öfters geblutet. Vor der Exstirpation wurde der Exophthalmus und eine auf dem Auge sitzende weiche, röthliche, leicht blutende Geschwulstmasse constatirt. — Prof. v. Recklinghausen trennte Augapfel und Geschwulst durch einen Meridionalschnitt, stellte bei einer sofortigen Untersuchung die auffällige Verschiebung der innern Theile des Augapfels, sowie eine in der Nähe der Sklera gelegene, verkalkte Stelle fest und gab an, dass ihm die runden Zellen des Pseudoplasmas bei der frischen Untersuchung ziemlich gross für Gliomelemente erschienen seien.

Als ich den Bulbus untersuchte, war er stark erhärtet und zeigte die in *Fig. 22* im Durchschnitt dargestellte Form. Die einzelnen Theile waren nicht auf den ersten Blick kenntlich, so dass es bei einigen der Zuhülfenahme des Mikroskops bedurfte. Die in der *Fig. 22* gezeichneten Verhältnisse stellten sich unzweifelhaft folgendermaassen dar: Die Sklera (*Fig. 22. Scl*) umhüllte im hinteren Abschnitt ununterbrochen den Bulbus und setzte sich wie gewöhnlich in die Sehnervenscheide fort. Der von der Sklera umfasste Inhalt stellte sich als eine weisse, weichbreiige, mitunter grünliche Masse dar, welche an einigen Orten (*a a*) röthlich gefärbt war; nur an einer Stelle (*b*) lag in der Grösse einer Erbse eine weissgelbliche, körnige, ganz harte Substanz, welche beim Zerschneiden knirschte und zwischen den Fingern sich wie feine, von breiigem Kitt zusammengehaltene Körner anfühlte. In der Inhaltsmasse war die Aderhaut (*Ch*) als eine schwarze $\frac{1}{4}$ bis 2 Mm. breite, wellige Linie zu erkennen. Man sah, dass sie in verschiedenen Richtungen zusammengedrückt war, und deshalb nicht den reinen Querschnitt, sondern schiefe und halbe Flächenschnitte der Oberfläche zuwendete. Auf der einen Seite lag die Kristalllinse (*le*), von Ciliarkörper und Iris fast ganz umschlossen; ihr zur Seite, durch eine Schicht Aftermasse getrennt, die Hornhaut (*Co*). Gerade dem Sehnerven gegenüber zeigte sich eine breite Oeffnung, sowohl in der Choroides als in der Corneoskleralkapsel die Enden letzterer liefen spitz zu und hörten von Aftermassen umgeben auf. In der Nähe des Sehnerveneintritts war die Choroides gleichfalls getrennt, doch ist es klar, dass dies nur das Lumen des von der Sklera abgedrängten Choroidealloches war. Von Netzhaut, Glaskörper und Kammerwasser war Nichts zu sehen; auch forschte ich vergeblich nach dem Ciliarmuskel.

Die mikroskopische Untersuchung erwies die ganze Aftermasse, innerhalb und ausserhalb der Aderhaut, als ein reines Gliom. Zellen von ein bis zwei Mal dem Durchmesser der Blutkörperchen lagen ziemlich dicht beisammen, doch so, dass eine amorphe Zwischensubstanz, namentlich mit dem binocularen Mikroskop, sich nachweisen liess. Unter diesem Instrument traten nämlich auch bei minder feinen Schnitten die einzelnen Elemente deutlicher räumlich auseinander und liessen die Substanz, in welche sie eingebettet waren, besser als solche erkennen. Ganz aus denselben Elementen bestand auch die Durchbruchsmasse (*m*) ausserhalb der Sklera. Stücke von Blutgefässen waren sowohl in als ausserhalb der Augenkapsel in dem Aftergebilde reichlich zu beobachten. Daneben fand man aber zahlreiche rothe Flecken, in welchen die Gliomelemente von aufgelöstem Blutfarbstoff gefärbt, aber auch noch mit verstümmelten Blutkörperchen vermischt waren.

Die Choroides war ihrer eigenthümlichen Struktur grossen-

theils beraubt und gleichmässig bindegewebig entartet (*Fig. 23. str*).
In dem fein parallelstreifigen Gewebe traten die spindelförmigen
Zeichnungen, sowie langgestreckte und unregelmässige schwarze
Pigmentflecken deutlich hervor, während von beiden Seiten die
wuchernden Gliomzellen an das Gewebe heran und in dasselbe
eindrangen (*Fig. 23. gl gli*).

In ihrer Nähe lagen verkalkte Gliomknoten, welche
sich ganz so verhielten wie die im vorigen Falle.

Drei Monate später hatte Herr Prof. v. Recklinghausen
die Güte mir das Sectionsprotokoll des am 24. Juni 1867, also
$3^1/_2$ Monate nach der Operation, verstorbenen Patienten zu-
zuschicken. Aus dem besonders für Gehirn und Rückenmark
wichtigen Befunde entnehme ich Folgendes:

Gehirn. Dura mater gespannt; Hirn drängt sich stark vor; in
der Pia an der Convexität kleine weisse, miliare, markige
Flecken, links zu grösseren Plaques ausgedehnt, einzelne $1/_2$ "
im Durchmesser, mit einander confluirend, die grösseren an den
Ausläufern der Fossa Sylvii. Die Blutgefässe der Pia werden
davon verdeckt. In den centralen Stellen sind einzelne Flecken
stark vascularisirt. Der linke Seitenrand des Hirns fast ganz
mit Hämorrhagien durchsetzt, in der Nähe desselben eine gelblich ödematöse Infiltration der Pia. In den Sinus klumpig
geronnenes Blut. Die Tractus alfactorii in eine röthliche, sehr
weiche, markige, brüchige Masse verwandelt, welche sich bis
auf die Hinterfläche der Sattellehne fortsetzt und in die Knochen
hineingeht. An der Hinterfläche des Clivus findet sich diese
röthlichweisse Markmasse noch an den Nerven vor, besonders
am rechten Trigeminus, über dessen Ganglion Gasseri die Dura
stark vorgebaucht ist. Am rechten N. acusticus, facialis, vagus,
glossopharyngeus ein ähnliches Gewebe. An der Basis des Gehirns setzt sich diese Masse mit den Nervenstämmen fort und
zwar sind beide Trigemini zu grossen Klumpen aufgetrieben,
die den Pons verdecken. Auch die Pia des Pons enthält ähnliche Infiltrate. Chiasma opticum gänzlich in diese Masse eingebettet.

Markige, stark vascularisirte, von hämorrhagischer Pia

umgebene Knoten sitzen an der unteren und oberen Fläche des Kleinhirns. Das Velum choroideum ist derb und von Markknoten reichlich durchsetzt. Von da geht eine ähnliche Infiltration fort nach dem linken Plexus choroides. Ferner befinden sich ähnliche Geschwulstknoten in der Markmasse des 3. Ventrikels, in der Decke des 4. Ventrikels, eingebettet in's Kleinhirn; auf dem Boden des 3. Ventrikels links ein leicht hämorrhagischer Knoten, der sich aus dem Crus cerebelli hervorschiebt.

Hirn selbst sehr weich, blutarm, in der eigentlichen Substanz der Hemisphären keine Einlagerungen. Centrale Ganglien frei.

Rückenmarkshöhle. Dura im unteren Theile sehr stark aufgetrieben, prall gespannt; im Lendentheil ist sie eröffnet worden und hier drängt sich viel markige Masse hervor; die Cauda equina bildet bis zum Steissbein eine sehr dicke, weiche Masse; hier ausserhalb der Dura ein röthliches, markiges Gewebe, welches sich mit den Nervenwurzeln in die Intervertebrallöcher fortschiebt; am Plexus lumbalis nichts Abnormes. Die Dura ist in weitestem Umfange der Pia adhärent. Nur bis zum 4. Halswirbel liegt normale Oberfläche der Pia und des Rückenmarks zu Tage, in den übrigen Theilen bis zur Cauda verdecken weissröthliche oder hämorrhagische, markige Wülste die Rückenmarkssubstanz; nur die Nervenwurzeln sind sichtbar, sie bilden ein continuirliches Lager mit queren Wülsten, deren Oberfläche glatt ist. Diese Wülste fehlen am Lendentheil, hier schimmert das Rückenmark durch die gelblich ödematöse Pia hindurch; ebenso verhält es sich eine Strecke weit an der Vorderfläche des Rückenmarks im Brusttheil. Im Hals- und oberen Brusttheil ist die markige Masse, besonders an den Nervenwurzeln, angehäuft, indem nur einzelne markige, vascularisirte Plaques auf der Mittellinie den Längsspalt verdecken. Im oberen Theile der Cauda equina nur spärliche Knoten, so dass die Nervenwurzeln leicht zu trennen sind; der Endtheil der Cauda equina in einen dicken Klumpen verwandelt, bestehend aus markigem Grundgewebe und den durchtretenden Nervenwurzeln. Im oberen

Brusttheil ist das Rückenmark stark von vorn nach hinten comprimirt, die Hinterstränge verdünnt, citronengelb, die graue Substanz hämorrhagisch geröthet. Im mittleren Brusttheil ist der Querschnitt des eigentlichen Rückenmarks eckig, trapezähnlich (*Fig. 24. m*), der ganze Strang 15 Mm. breit, 10 Mm. hoch, das noch leicht abzugrenzende Rückenmark (*Fig. 24. m*) ist nach vorn geschoben, vorn 9 Mm., hinten 6 Mm. breit und misst von vorn nach hinten 4 Mm. Mehr als die ganze hintere Hälfte und bedeutende Stücke beider Seiten des Querschnitts (*Fig. 24. tu*) sind von markiger Geschwulstmasse eingenommen.

Augen und Optici. Das linke Auge fehlt (am 7. März 1867 exstirpirt). Oberes linkes Augenlid vorgedrängt, Lidspalte nach unten gedrängt; man sieht in ihr ein narbiges Gewebe, darunter eine weissliche, markige Masse. Mit dem rechten Opticus setzt sich die markige Masse durch das Foramen opticum nicht fort. Opticus normal, Auge ebenso.

Die Veränderungen der übrigen Theile des Körpers waren unwesentlich. Es sei noch erwähnt: Rippenknorpel rachitisch; rechte Lunge total adhärent, links einige Adhäsionsstränge. Lymphdrüsen des Halses blass, mässig gross, nicht deutlich markig. Leber bedeutend gross, sonst normal.

Die anatomische Diagnose lautete: Gliom des Nerv. optic., der Pia, des Gross- und Kleinhirns und des Rückenmarks.

Das ganze Krankheitsbild war ein primäres Gliom der linken Retina, welches sich durch den Sehnerven aufs Chiasma, von da auf den rechten Truncus optic., auf beide Tract. optici und olfactorii, auf andere Gehirnnerven, auf die Pia mater des Gehirns und Rückenmarks in weitester Ausdehnung, ferner auf peripherische Gehirnschichten, auf das Ependyma ventriculorum und die anstossende Gehirnmasse, sowie auf das Rückenmark, namentlich die Hinterstränge, und endlich auf die Ursprünge der Rückenmarksnerven fortsetzte. Gliommetastasen, wie in unserm ersten Fall, kamen nicht vor, dagegen dürfen wir annehmen, dass der Fortschritt und Ausgang des Leidens im zweiten, vierten und fünften Fall, von denen Sectionen fehlen, ähnlich gewesen sind wie hier. Folglich bildet dieser Befund, abgesehen von seiner eigenen Wichtigkeit, eine wesentliche Ergänzung der vorhergehenden klinischen Beobachtungen wofür ich Herrn Prof. v. Recklinghausen nicht dankbar genug sein kann.

SIEBENTER FALL.

Einseitiges Gliom mit Durchbruch durch die Hornhaut; Recidiv und seitliche Ausbreitung auf die Drüsen.

Albrecht Steinmann's Söhnchen von Sinsheim, $2^{1}/_{2}$ Jahre alt, stellte sich am 28. December 1867 in meiner Klinik vor. Der Knabe war ganz gesund bis zum Anfang März desselben Jahres, wo er Scharlachfieber, mit Lungenentzündung complicirt, bekam. Acht Tage später bemerkte die Mutter einen gelben Schein in der Pupille des rechten, äusserlich ganz gesund aussehenden Auges. Als man dasselbe aber auf sein Sehvermögen näher prüfte, ergab sich, dass es blind war. Schon einige Tage später entzündete es sich plötzlich; das obere Lid schwoll an und hing bewegungsunfähig herunter; der Augapfel selbst wurde sehr roth und vorgetrieben; viel Thränen und schleimige Flüssigkeit flossen aus der Lidspalte. Das Kind war dabei unruhig und reizbar. Acht Tage später brach das Auge durch, sein Inhalt entleerte sich und nach zwei bis drei Wochen hatte es sich auf einen kleinen, weissen, reizfreien Stumpf zusammengezogen. So blieb es drei Monate lang, dann entzündete es sich von Neuem, schwoll an, brach durch, schloss und verkleinerte sich wieder. Die Entzündungserscheinungen milderten sich, verschwanden aber nicht mehr ganz, wie nach dem ersten Durchbruch. Nach mehreren Wochen kam wieder eine Verschlimmerung mit nachfolgender Milderung der

Erscheinungen und so noch einige andere, bis seit 14 Tagen das Auge sich rasch vergrössert und in Form einer schwammartigen, weichen, röthlichen, leicht blutenden Geschwulst aus der Lidspalte hervorwächst.

In diesem Zustande stellte sich der kleine Patient vor. Sein Aussehen ist vollkommen frisch und gesund. Das obere Lid des rechten Auges noch leicht geschwollen. Die aus der Lidspalte kommende Geschwulst hat die Grösse einer dicken Wallnuss. Nach hinten geht sie ohne merkliche Grenze in das geröthete und geschwollene Bindehautgewebe über.

Sie wird für ein Gliom erklärt und Tags darauf exstirpirt. Nachdem ich das obere Lid hatte in die Höhe halten lassen und eine kleine Strecke der Bindehaut eingeschnitten, kam die Sklera zum Vorschein. Diese löste ich nun nach hinten aus ihrer Kapsel aus, indem ich aber von dem sie vorn bedeckenden, die Geschwulst umgebenden Gewebe einen breiten Ring mit entfernte. Als die Untersuchung ergab, dass nichts Krankhaftes gelassen war und die Blutung stand, wurde ein einfacher Charpieverband angelegt.

Das Auge ward dann von vorn nach hinten durchschnitten (*Fig. 25*). Die mässig erweiterte fibröse Kapsel war an der Hornhaut der Art durchgebrochen, dass von dieser nur noch ein 1 bis 2 Mm. breiter Ring vorhanden war (*Fig. 25. co*). Aus der Oeffnung trat die markähnliche, meist röthliche Masse, welche die ganze Skleralhöhle ausfüllte, ununterbrochen hervor. Der hintere Theil war weisslich, der vordere und extrasklerale röthlich und an einzelnen Stellen (*Fig. 25. h h₁*) dunkelroth gefärbt von kürzlich erfolgten Blutungen. Von den innern Häuten des Auges war Nichts mehr zu erkennen, als ein schwacher Rest der Aderhaut oder vielmehr der Lamina fusca. Diese fasste nämlich als ein zartes, schwärzliches Häutchen *Fig. 25. ch*) die Markmasse ein und liess sich nicht von dieser, wohl aber von der Sklera trennen, ausgenommen zu beiden Seiten des Sehnerven (*Fig. 25. m m*), wo die Markmasse, im Umfang von 2 bis 3 Mm. Dicke und 8 Mm. Länge jederseits derber und glasig wurde, auch inniger mit der Sklera ver-

4*

wachsen war. Das schwarze Umgrenzungshäutchen war daran weniger sichtbar.

Die mikroskopische Untersuchung zeigte in der ganzen intra- und extraskleralen Markmasse die kleinen, Retinakörnern ähnlichen Zellen in einer hyalinen Grundsubstanz. Die Zellen waren fein punktirt und liessen ohne und mit Reagentien zum Theil Korne erkennen, welche meist sehr gross waren.

Die hintere derbere Schicht um den Sehnerven hatte ganz dasselbe Gefüge, so dass hier die festere Beschaffenheit der Kittsubstanz sich durch kein äusseres Merkmal auszeichnete. Das schwarze Häutchen dicht an der Sklera bestand aus zarten Fasern und grossen, häufig verstümmelten, verästelten Pigmentzellen, an welche sich die kleinen Elemente der Neubildung anlegten.

Diese war demnach ein reines Gliom, welches von der Netzhaut ausgegangen sein muss, die inneren Gebilde des Auges und hernach auch die Hornhaut zerstört hat. Die hintere derbere Partie schliesst sich an den ähnlichen Befund in Fall II. an, zu welchem der jetzige als ein späteres Stadium angesehen werden kann.

Merkwürdig war an diesem Krankheitsverlaufe das Verschwinden aller Reizerscheinungen und die Schrumpfung des Augapfels drei Monate lang nach der ersten Perforation. Es scheint, dass die Linse und vielleicht der grösste Theil des entarteten Augeninhaltes sich dabei entleert hatten, und der zurückbleibende Rest erst in drei Monaten wieder zu solcher Menge anwuchs, dass er von Neuem die Kapsel spannte, reizte und durchbrach. Denkbar ist es mir, dass nach Durchbrüchen eine noch vollkommenere Entleerung und längeres Freibleiben von Reizerscheinungen in dem geschrumpften Augapfel stattfinden könne, wodurch eine Naturheilung eine Zeit lang vorgetäuscht werden kann. In einem von Sichel erzählten, später zu besprechenden Fall soll die Heilung durch Perforation und nachfolgende Atrophie des Bulbus permanent gewesen sein.

Die Operationswunde heilte rasch und der Knabe wurde nach sieben Tagen mit einer von reiner Bindehaut vorn geschlossenen Augenhöhle entlassen. Am 13. März 1868 stellte

er sich wieder vor: die Lider desselben Auges waren durch
eine speckig anzufühlende, überall von gesunder, aber stark
gerötheter Bindehaut überzogenen Masse weit auseinander gedrängt. In der Parotisgegend eine weich anzufühlende, unter
der Haut sitzende rundliche Geschwulst von nicht ganz Hühnerei-
grösse. Dieselbe war härter und verschiebbar schon bei der
ersten Operation in der Grösse einer Bohne beobachtet und
für eine angeschwollene Lymphdrüse gehalten worden. In der
Submaxillargegend waren noch mehrere kleinere, härtliche, ver-
schiebbare Knoten von ungefähr Bohnengrösse zu fühlen, offenbar angeschwollene Lymphdrüsen. Der Knabe sah noch roth
und frisch aus und hatte guten Appetit und Schlaf, war aber
sehr reizbar.

Am 14. März 1868 exstirpirte ich die ganze orbitale Geschwulst. Sie war nirgends mit dem Periost verwachsen und
liess sich deshalb gut und vollkommen ausschälen. Sie hatte
für mich anatomisches Interesse, denn ich dachte nicht daran,
die schon ergriffenen und entarteten Lymphdrüsen mit zu entfernen, knüpfte also keinerlei Erwartungen an eine lokale Ausrottung des Gewächses. Immerhin stellte ich mir vor, dass die
umfangreiche Orbitalgeschwulst nach ihrem in der kürzesten
Zeit unvermeidlichen Durchbruche und schon jetzt ein für den
Knaben und seine Angehörigen sehr lästiges und abschrecken-
des Uebel sei und besser wieder für eine Zeit lang in Schranken
gehalten würde, bis die bereits eingetretene Verallgemeine-
rung des Leidens dem Leben des kleinen Patienten ein Ziel
setzte.

Die exstirpirte Geschwulst hatte die Grösse eines Gänseeis,
sah weiss und speckig aus, war weich, aber ohne zu zerfliessen.
Man konnte aus ihr einen weissen, klebrigen Saft ausdrücken
und abschaben. Dabei leisteten aber derbere Gewebszüge einen
namhaften Widerstand, so dass das Ganze nicht mehr die
weiche Markmasse, wie bei der früheren Operation, darstellte,
sondern nach dem makroskopischen Verhalten als ein Carcinom
gedeutet werden konnte: speckig derbe Consistenz, ausdrück-
barer klebriger Saft, restirendes faseriges Gerüste. Einige

derbe, weisse Faserzüge theilten die ganze Masse in Lappen
ab und dürfen als Reste des orbitalen Bindegewebes aufgefasst
werden, das durch die Wucherungsherde zusammengepresst
wurde.

Unter dem Mikroskop aber erwies sich die Geschwulst als
ein ganz reines Gliom, nur durch einen ausserordentlichen
Reichthum von Gefässen ausgezeichnet. Die Zellen waren klein,
stark lichtbrechend, fein und gleichmässig granulirt, mit kaum
wahrnehmbarer Protoplasmahülle. Die Intercellularsubstanz
hyalin, ziemlich reichlich. Die Gefässzüge stellten ein weites
Netz von grösseren Canälen dar, deren Wände deutliche Längs-
faserung zeigten. Da, wo dieselben leer waren, bot der Querschnitt ein areoläres Aussehen dar, dem der Carcinome ähnlich.
Dass man aber nur Gefässe vor sich hatte, war an dem frischen
Präparate unzweifelhaft zu erkennen, indem die blutleeren,
bindegewebsähnlichen Züge unmittelbar in das bluthaltige Canal-
system übergingen, welches dieselbe netzförmige Zeichnung
runder und polygonaler Felder um so deutlicher hervortreten
liess, als die Gefässe durch ihre Füllung mit den gelblichen
Blutkörperchen leichter sichtbar waren. Von den grösseren,
vielfach anastomosirenden Gefässröhren gingen dann wieder
unzählige kleinere mit homogenen Wänden aus, welche das
Gewebe in allen Richtungen durchsetzten. Ausserdem war der
Unterschied auch an der Beschaffenheit der zelligen Elemente
unzweideutig ausgesprochen, indem sie nirgends den epithe-
lioiden Charakter annahmen, sondern ausnahmslos die Beschaffenheit der Retinakörner an sich trugen. Die Gefässe
bildeten also hier ein Gerüste, welches der Masse festeren
Zusammenhang als beim gewöhnlichen Gliom verlieh und die
zelligen Elemente als dicken Saft, ähnlich wie beim Cancer,
durch Pressen und Schaben austreten liess, während die Gefässe selbst Widerstand leisteten.

Bei der Operation erfolgte reichliche Blutung, welche
durch Ausfüllung der Orbita mit Feuerschwamm leicht gestillt
wurde. Am nächsten Tage entfernte ich diesen, spritzte die
Wunde aus und verband sie mit Charpie. Da während den

nächsten drei Tagen keine Nachblutung entstand und die
Wunde gut granulirte, so entliess ich den Knaben aus der
Anstalt, indem ich den Vater auf das unvermeidliche, nahe
bevorstehende Ende desselben aufmerksam machte, welches
auch zwei Monate später erfolgte.

ZWEITER ABSCHNITT.

Allgemeines Krankheitsbild des Retinalglioms.

Die im Vorhergehenden beschriebenen 7 Fälle sind freilich
eine kleine Zahl und werden die verschiedenen Vorkommnisse bei
dieser Erkrankung entfernt nicht erschöpfen; doch bieten sie des
Wichtigen und Beachtungswerthen so viel, dass ich nicht unter-
lassen darf, dies zur Darstellung eines allgemeinen Krankheits-
bildes des Netzhautglioms zusammenzufassen. Wenn auch die
Einzelbeobachtungen als Grundlagen die Hauptsachen sind, so
gewinnen doch durch eine solche Zusammenstellung die Erscheinungen an Uebersichtlichkeit und ich glaube um so mehr
dazu berechtigt zu sein, als in dem Krankheitsbild des Glioms
noch Vieles zu ergänzen ist und keiner der Autoren bis jetzt,
soviel ich die Literatur überschaue, ein halbes Dutzend selbst
beobachteter Fälle genauer untersucht und beschrieben hat.

I. Pathologische Anatomie des Retinalglioms.

Das Aussehen dieser Geschwülste ist ziemlich ähnlich
dem einer weichen, hirnähnlichen Markmasse, welche durch
grösseren oder geringeren Blutgehalt mehr oder minder röth-
lich-grau oder röthlich-gelb erscheint. Mitunter sind Stellen
auch ziemlich blass, glasartig oder speckig, wobei dann eine
grosse Gleichartigkeit der zelligen und Zwischenzellensubstanz
vorhanden ist. Sowie aber Verfettungen, Verkalkungen oder

anderweitige Veränderungen der Elemente eintreten, nimmt das Aussehen einen andern Charakter an. Bei der Verfettung z. B. wird die Masse oft zerfliessend weich und schmutzig weissgelb, sodass man Eiterherde in derselben vor sich zu haben scheint, was bei der Aehnlichkeit der zelligen Elemente des Glioms mit den Eiterkörperchen, namentlich im verfetteten Zustande, leicht zu Verwechselungen führt. Man wird indessen nur selten wirklich flüssige Intercellularsubstanz finden, wie beim Eiter, sondern die einzelnen Gruppen der Gliomelemente hängen noch durch einen festeren Kitt von Grundsubstanz zusammen.

Das fertige oder ausgebildete Gliom zeigte in unsern Fällen immer denselben, von Virchow als weiches Gliom beschriebenen Bau: im frischen Zustande feinkörnige oder formlose Grundsubstanz, in welcher in geringen Abständen kleine runde Zellen eingebettet lagen. Die Zeichnung des mikroskopischen Bildes wird von Virchow sehr treffend der Form der Maiskolben verglichen. Die Zellen sind in jugendlichem und frischem Zustande den Lymphkörperchen an Grösse ziemlich gleich (*Fig. 17. b*) und haben einen grossen Kern, ohne oder mit einem oder mehreren Kernkörperchen. Der Kern ist von einem schmalen Protoplasmaring ohne bemerkbare Hülle umgeben. Untersucht man Präparate, welche in Weingeist oder Müller'scher Flüssigkeit erhärtet sind, so erscheinen die Zellen kleiner, der Kern ist von dem Protoplasmaring meist nicht mehr zu unterscheiden, so dass die Zelle jetzt wie ein Kern oder wie die Körner erhärteter Netzhäute aussehen. Schwer ist eine Vermehrung an denselben nachzuweisen, indem die einzelnen Zellen einander alle gleich sehen.

Die Zwischensubstanz habe ich im frischen Zustande immer homogen gefunden, erhärtet wird sie feinpunktirt und faserig. Bei dickeren Präparaten scheint sie sehr an Masse gegen die Zellen zurückzutreten, fallen aber an feinen Schnitten erhärteter Präparate die Körner zum Theil aus der Grundsubstanz heraus (z. B. *Fig. 3. a*$_1$), so erscheint diese wie ein faseriges Maschenwerk. Aber auch an dickeren Schnitten kann man sich die Lagerung der Körner in einer nicht unbeträchtlichen Grundsubstanz vortrefflich zur Anschauung bringen mittels eines binocularen Mikroskops bei einer 200 bis 300maligen Vergrösserung. Während bei dem monokularen Mikroskope die Körner dicht über und nebeneinander liegend und flächenartig zusammengedrückt erscheinen, tritt bei dem binokularen Instrument das Präparat klumpenartig hervor, in welchem man deutlich das Vor- und Hintereinanderliegen der runden Elemente und die sie trennende Zwischensubstanz zur Anschauung bekommt. Das Bild gleicht im Kleinen den Gesteinsstücken der Nagelflue, jenem Conglomerat von abgerundeten Kalk- und Kieselsteinen, welche durch ein körniges, sandsteinartiges Bindemittel zusammengehalten werden.

Ausser diesen immer und an allen Stellen wiederkehrenden Bestandtheilen treten in die Geschwulst nur noch Gefässe von wechselnder Menge und Grösse ein, welche im Anfangsstadium noch den alten Retinalgefässen angehören, später neugebildete sind.

II. Entstehung, Verlauf und Ausgänge des Retinalglioms.

Ueber die Entwicklung und das Fortschreiten des Markschwamms der Netzhaut geben die eben beschriebenen Fälle eine so schöne Reihenfolge als sie nur durch Zusammenstellung des in der Literatur von den verschiedensten Seiten beigebrachten Materials gewonnen werden kann, wozu sie aber noch manches Neue hinzufügen.

Die Fälle sind so nebeneinander gestellt, dass sie aufeinander folgende Entwicklungsstufen darstellen. Einige wurden in allen Entwicklungsstadien verfolgt. So dürfte Fall 1. z. B. das vollständigste Krankheitsbild des Glioms bieten, was bis jetzt beobachtet wurde.

In dem nicht exstirpirten Auge des ersten Krankheitsfalles finden wir unter den typischen Erscheinungen des Beer'schen amaurotischen Katzenauges die Netzhaut in einem grossen Umfang in ihren hinteren Lagen entartet und dadurch vor die hintere Brennebene des Auges vorgerückt. Die Gefässe der innern Netzhautschichten und die Ebene der Oberfläche waren dadurch nicht auffallend verändert. Auch konnte man im umgekehrten Bilde diese Oberfläche noch deutlich sehen (*Taf. I. Augenspiegelzeichnung*), nur musste. man sich mit dem Kopfe etwas weiter vom beobachteten Auge entfernen. Ueber diese Oberfläche ragte aber beträchtlich ein ganz gleichmässig körnig aussehender, gelbweiser, halbkugelförmiger Knoten hervor.

Während man im aufrechten Bilde die erhaltene innere Oberfläche der befallenen Netzhaut bei abgespannter Accommodation mit Hülfe von Augenspiegel-Okulargläsern von 24″ bis 18″ positiver Brennweite deutlich sehen konnte, bedurfte es solcher Gläser von 12″ und 10″ Brennweite, um für den Gipfel des eiförmigen Knotens einzustellen. Daraus geht hervor, dass die Netzhaut um 0,4 bis 0,6 Mm verdickt war, während der Knoten eine Dicke von 0,8 bis 1,0 Mm bei einer Breite von 3 Mm und einer Länge von 4 Mm besass, welche letztere Dimensionen man durch Vergleich mit der scheinbaren Grösse der Papille bestimmen konnte. Ueber die Art der Bestimmung der Dicke einer beginnenden Geschwulst siehe unten bei der Symptomatik des Netzhautglioms, p. 9 u. f.

. Diese geringe Vorwärtsschiebung des Augengrundes beweist, dass die Netzhaut hier im Anfangsstadium des Uebels noch nicht von der Choroides abgehoben war. Ein anderer Grund dafür ist auch das Vorspringen des Gliomknotens nach dem Glaskörper zu, während die Untersuchung des andern Auges ergab, dass sich die Gliomknoten doch an der Aussenfläche entwickeln. Da aber die Ausdehnung derselben nach aussen durch die Choroides und unnachgiebige Sklera unmöglich war, so konnte der Knoten nur nach innen vorspringen. Dadurch mussten aber auch die innern Lagen der Netzhaut leiden und entartet werden, was durch den Mangel der Glätte der Oberfläche und den Untergang der Netzhautgefässe bestätigt wurde. Wie lange es dauert, bis die Netzhaut von der Choroides durch serösen Erguss (*Hydrops choroidis internus*) abgehoben wird, ist aus den vorliegenden Fällen nicht zu bestimmen.

In dem andern exstirpirten Auge desselben Falles (*Fig. 1*) finden wir die Netzhaut total abgelöst und besetzt von einer Anzahl grösserer und kleinerer Gliomknoten, welche sämmtlich aus den äusseren Schichten herauswachsen, da wir dabei die Limitans interna und die angrenzenden Netzhautschichten noch erhalten sehen.

Der Ausgang der ganzen Veränderung lässt sich, wie dieses B. Langenbeck zuerst angegeben und Ch. Robin*) zuerst genauer dargestellt hat, als eine Wucherung der Netzhautkörner nachweisen. Er beschreibt davon einen Fall und ihm folgen hernach mit derselben Anschauung Schweigger**) und Rindfleisch***) mit je einem Falle und Virchow†) mit einer übersichtlichen Darstellung der Netzhautgeschwülste fremder und eigener Beobachtung ohne detaillirte Einzelfälle. Die Gleichheit der Geschwulstelemente mit den Retinakörnern brachte jene Forscher zu dem Schluss, dass hier eine Hypergenese von Retinalkörnern die Geschwulst erzeugt habe. Keiner von ihnen aber konnte die stufenweise Hyperplasie der Körner so verfolgen, wie dieses in unserm ersten Falle sich zeigte. Sie hatten Fälle vor sich, in denen die Netzhautelemente in der Degeneration grösstentheils schon untergegangen waren und nirgends mehr die Schichtung der Netzhaut sich erkennen liess. In unserm ersten Falle nun zeigte sich die Entstehung der Fremdbildung aus einer Hypergenese der Retinalkörner auf's Vollständigste bestätigt. Die überall abgelöste Netzhaut hatte in der Nähe der Ora serrata, sowie des intakten Sehnerven und auch an äquatorialen Stellen ihre Schichtung mehr oder minder deutlich bewahrt. In der Nähe der Ora serrata war dieses am Vollständigsten der Fall (*Fig. 2*). Die Stützfasern erscheinen hypertrophisch, was auch Schweigger findet, aber am meisten hypertrophisch sind die Körnerschichten und zwar auf Kosten der Zwischenkörnerschicht, die durch die

---

*) Artikel „Myélocyte" im Dictionnaire de Médecine von Nysten 1855, und Sichel, Iconographie ophthalmologique p. 584 u. f. 1852—1859.
**) Arch. f. Ophth. Bd. VI, 2. 1860. p. 324.
***) Zehender's Klin. Monatsblätter, p. 341.
†) Krankhafte Geschwülste Bd. II. 18. Vorlesung. 1864.

andrängenden gewucherten Körner auf einen sehr schmalen getüpfelten Streifen, Henle's äussere granulirte Schicht, zurückgebracht ist. Die übrigen Netzhautschichten mit Einschluss
der Stäbchenschicht sind erhalten. Die Körner greifen aber auf
dieselben über (*Fig. 2. a*), anfangs in sehr spärlichen Zügen, hernach aber so massenweise, dass sie sämmtliche Schichten der
Netzhaut verdrängen (*Fig. 3. b, b_1*). Die Hyperplasie der Körnerschichten tritt sowohl **diffus** auf, indem dieselbe sich allmälig verdicken (*Fig. 4*), als auch **partiell, geschwulstbildend** (*Fig. 3. a a_1*), indem aus der äussern Körnerschicht
durch einfache Vervielfältigung ihrer Elemente ein Knoten hervorwächst. Dieser kann wie in *Fig. 3* schon zu beträchtlicher
Grösse gediehen sein, ohne dass die Schichten der Netzhaut,
auf denen er ruht, untergegangen sind. Nach und nach geschieht nun auch dieses, wobei die Limitans interna mit den an
sie tretenden Stützfasern am längsten Widerstand leistet. Die
Netzhautgefässe gehen bei der Geschwulstbildung unter und
neue treten an ihre Stelle, während bei der diffusen Hyperplasie die alten Netzhautgefässe erhalten bleiben, wie die
Augenspiegelzeichnung (*Taf. I.*) des nicht exstirpirten Auges beweist. Im weiteren Wachsthum geht die Netzhaut spurlos in
der Fremdbildung auf, welche ausser Gefässen Nichts als die
Gliomzellen (*Myélocytes* von Robin) und ihren amorphen Zwischenzellstoff erzeugt.

Die Knoten wachsen jetzt in den von Flüssigkeit gefüllten
Raum zwischen der abgehobenen Netzhaut und der mikroskopisch
normal erscheinenden Aderhaut hinein, bis sie später diese berühren. Die mikroskopische Untersuchung dieses und des darauffolgenden Falles (*Fig. 14*) ergab, dass die Aderhaut aber
schon ergriffen wird, ehe die Gliomknoten der Netzhaut mit
ihr in Berührung kommen. Die Veränderungen der Aderhaut
sind theils entzündlicher Natur: Bindegewebsumwandlung, theils
Folgen dieser und des vermehrten intraokularen Drucks: eine
immer vorhandene, aber in verschiedenen Graden angetroffene
Atrophie ihres Gewebes, wobei die Pigmentepithelschicht und
die Glashaut am längsten Widerstand leisten (*Figg. 5, 6 u. 15*).

In derselben Weise atrophirt das Irisstroma bei erhaltener Uvea (*Fig. 8*). Auch am Ciliarkörper ist derselbe Vorgang zu constatiren (*Fig. 9*).

Im höchsten Grade merkwürdig ist das Uebergreifen des Glioms auf die Aderhaut. Dieses geschieht in zweierlei Weise: durch unmittelbare Berührung und durch ausgestreute Keime. Wo das Gliom der Netzhaut die Aderhaut berührt, wachsen die Gliomzellen in die Aderhaut hinein, indem sie in dieser entzündliche Erweichung mit Untergang ihrer specifischen Struktur, namentlich der anastomosirenden sternförmigen Zellen und der Gefässe, hervorbringen (*Figg. 21, 15, 23, 9, 8, 5*). Am ausgeprägtesten ist dieses unmittelbare Uebergreifen in der Nähe der Sehnerven nachweisbar, wo die Aderhaut kuchenartig verdickt den Stiel der becherförmig abgelösten entarteten Netzhaut umgreift, wie in Fall II und VII (*Fig. 14. a a, u. Fig. 25. m m₁*). Die Gliomzellen wuchern in die Aderhaut hinein, deren Gewebè sie einschmelzen bis auf die lange Zeit Widerstand leistenden Pigmentzellen, welche man mehr oder minder verstümmelt und auseinandergerissen in den rundzelligen Massen zerstreut findet. So deutlich man auch dieses Hineinwachsen des Fremdgebildes in das Aderhautgewebe erkennt, so findet man doch nirgends, dass die vorhandenen Aderhautzellen in einen Wucherungsprocess gerathen, der aus ihnen Gliomzellen erzeugt. Die Vermehrung dieser geschieht vielmehr immer durch eigene Neubildung. Ein gleiches Verhalten ist nur in einem ähnlichen Falle von Virchow erwähnt (Krankhafte Geschwülste Bd. II. p. 161, 'Anmerkung): „Die markige Masse erfüllte die ganze hintere Augenkammer. Eine hydropische Höhle (wie in unserm 2. Falle *Fig. 14. e e*) fand sich nicht vor. Die Geschwulstmasse stellte überall ein dichtes Aggregat von meist runden Zellen dar, von denen die grössten kaum die Grösse farbloser Blutkörperchen überschritten, dagegen mit relativ grossen, einfachen oder doppelten Kernen versehen waren. In der nächsten Nähe der Eintrittsstelle des Opticus war die sonst normale Choroides [ob sie wohl mikroskopisch untersucht und nicht nach dem blossen Aussehen als normal bezeichnet wurde? Referent] zu einer, an ihrer stärksten Erhebung ungefähr 1½''' dicken Platte von grau durchscheinendem Aussehen angeschwollen; hier fand sich gleichfalls eine ganz dichte Wucherung analoger, kleiner Zellen von meist rundlicher Gestalt, zwischen denen jedoch pigmentirte Elemente des Muttergewebes noch stellenweise erhalten waren. Sklerotika und Opticus normal".

Diese Beschreibung passt, soweit sie das Uebergreifen des Glioms auf die Choroides betrifft, genau auf unsern zweiten und siebenten Fall, nur scheint in diesen der Uebergriff schon räumlich ausgedehnter gewesen zu sein, indem er nicht als eine einseitige Platte, sondern wie eine radartige Verdickung die Spitze des Netzhauttrichters von allen Seiten berührte.

Die Fortpflanzung des Netzhautglioms durch ausgestreute Keime liess sich im ersten und zweiten Fall deutlich nachweisen. Der zweite Fall ist nur halb beweisend, denn die Geschwulst kann vor der Ablösung mit der Aderhaut in direkter Berührung gedacht werden, wodurch dann Theile derselben bei der Abhebung auf der Aderhaut haften blieben und sich daselbst fortentwickelten. Dasselbe lässt sich auch von der einen Hälfte des ersten Auges behaupten, aber für die andere Hälfte kann es nicht mehr gelten. Die Entartung in dieser Netzhaut zeigte sich nämlich in einzelnen umschriebenen Knoten, welche in ihrem früheren Entwicklungsstadium nicht nur an ihrer Glaskörperfläche, sondern auch an der andern, der Choroides zugewendeten, mit einer glatten Decke versehen waren. Erst später ulceriren sie. Diese Ulceration ist nun wahrscheinlich in allen Knoten des ersten Auges (*Fig. 1*) erst erfolgt, nachdem durch subretinalen Erguss die Netzhaut von der Choroides bereits abgehoben war. Sicher aber ist dieses so gewesen bei den kleinen Knoten (*Fig. 1. c*) auf der innern Seite, denn der grösste derselben war nur an einer beschränkten Stelle der Oberfläche rauh, während alle andern seitlichen kleineren noch überzogen waren und die Netzhaut überall so weit als möglich von der Choroides entfernt lag. Von der Oberfläche der aufbrechenden Tumoren können sich nun kleine mikroskopische

Bröckel ablösen, durch die subretinale Flüssigkeit auf die Innenfläche der Aderhaut fallen und daselbst als entwicklungsfähige Keime Wurzel fassen. Diese Entwicklung kleinster Gliomherde habe ich mit.aller Deutlichkeit an fast allen Stellen der sonst normal aussehenden Choroides des ersten und zweiten Falles nachweisen können. Wenn die Herde grösser wurden, erhielt die Choroides ein gelbfleckiges und leicht buckliges Aussehen schon für das unbewaffnete Auge. Mikroskopisch zeigte sich die Entwicklung kleinster Gliomherde, wie es früher beschrieben und in *Figg. 6 u. 7* dargestellt wurde. Ein Häufchen Gliomzellen — vielleicht ist eine einzige Zelle genügend — fällt auf die Pigmentschicht der Aderhaut, vermehrt sich daselbst und von den jungen Zellen dringen welche durch das Epithellager durch und gelangen zwischen dieses und die Glashaut. Hier finden sie lange Widerstand und wuchern deshalb zwischen Glashaut und Epithel fort, welches letztere sie emporheben und verschieben (*Fig. 15*). Während dieses Vorgangs wird aber auch das Choroidealstroma gereizt und in Folge dessen entzündlich verändert und atrophisch. Indem die sternförmigen Zellen spärlicher werden, sieht man mehr lymphkörperchenartige Zellen auftreten und in einer parallelstreifigen Masse zerstreut liegen. Diese lymphoiden Zellen, die in jeder gesunden Choroides neben den verästelten mehr oder minder zahlreich vorkommen, hält Cohnheim*) für bewegliche Zellen in Analogie des Baus der Hornhaut. Sie sind in ihrer Gestalt nicht auffallend von den Retinakörnern oder den Gliomzellen verschieden, doch sind sie es nicht, welche zur Gliomausbreitung in der Choroides beitragen; denn man sah wohl doppelte Kerne und Vermehrungen derselben, aber immer wie bei Choroiditis in spindelförmigen Stämmen und in faseriger Grundsubstanz, nie jedoch in gehäuften klumpigen und kolbenartigen Ansammlungen, in welchen ein homogenes Bindemittel die runden Elemente trug, was für die Gliomstruktur namentlich unter dem stereoskopischen Mikroskop so bezeichnend ist.

---

*) Virchow's Arch. XXXIX. 1. p. 49 u. f.

Die Gliomzellen vermehren sich aus sich selbst, auch nachdem sie in die Choroides eingedrungen sind. Dieses Eindringen geschieht nun nicht blos von der Seite her, wie wir es von der natürlichen Querschnittsfläche der Choroides am Choroidealloch vom Sehnerven aus gesehen haben, sondern auch von der innern Oberfläche aus. Nachdem nämlich die ausgestreuten Keime zu weiterer Entwicklung gediehen sind, gibt die Glashaut nach (*Fig. 15*) und die Masse wuchert in das Choroidealstroma hinein, breitet sich hier nach der Breite und Tiefe aus, durchbricht so die Choroides und wuchert in dem lockeren suprachoroidealen Gewebe zwischen Aderhaut und Sklera weiter. Dadurch wird erstere von letzterer abgehoben und nach der Augenaxe zu gedrängt, wobei sie mannichfache Verkrümmungen und Veränderungen erfährt, aber immer noch als schwarze Streifen in ihren Resten kenntlich bleibt, indem das Pigment nie ganz zerstört wird. Den von Rindfleisch beschriebenen Befund des Horner'schen Falles*), in welchem neben totaler gliomatöser Entartung der Netzhaut ein kleiner Gliomknoten sich in der Suprachoroidea bei vollkommen gesunder Aderhaut entwickelt hatte, weiss ich mir mechanisch nicht zu erklären, wenn nicht eine Zellenwanderung durch die Choroides angenommen werden soll, oder inficirender, von der primären Geschwulst ausgegangener Saft die Veranlassung zu der Erzeugung des etwas entfernt gelegenen secundären Knotens gegeben hat. Ob eine minutiöse Prüfung nicht auch Gliomzellenstränge durch die Choroides als Leiter der Fremdbildung hätte auffinden lassen, darf bei der bekannten Genauigkeit der Arbeiten des Verfassers nur als Frage aufgeworfen werden. — Hierher gehört noch ein sehr instruktiver Fall von Gräfe, welcher freilich anders gedeutet ist. „Ueber eine Krebsablagerung im Innern des Auges, deren ursprünglicher Sitz zwischen Sklera und Choroidea war" (Arch. f. Ophth. II. 1. pag. 214 u. f.). Ein zehnjähriger Knabe erblindete zuerst unter dem Bilde der einfachen Netzhautablösung, später gelb schillernder Reflex; Exoph-

---

*) Zehender's Klinische Monatsblätter 1863 p. 341 u. f.

thalmus durch episkleralen markigen Tumor. Der Glaskörperraum von weissgelbem Brei erfüllt. Netzhaut nur noch in der Nähe des Sehnerven und an der Ora serrata nachzuweisen, in den Brei übergehend, kleinzellig (Elemente wie die der Körnerschichten) entartet. Choroides atrophirt, zwischen ihr und der Sklera massenhafte Ablagerung derselben weissgelben Markmasse. Perforation der Sklera nicht nachgewiesen.

Die Wucherung des Glioms geht in der Suprachoroidea weiter vorwärts, drängt den Ciliarkörper von der Aussenfläche des Ciliarmuskels her nach der Augenaxe zu, löst ihn so mit dem Irisansatze von der Sklera los und gelangt auf diesem Wege in die vordere Kammer. Dieses geschieht zuerst auf einer Seite, sodass man dann in der einen Hälfte der vorderen Kammer das Fremdgebilde an die hintere Hornhautwand anstossend findet, während in der andern Hälfte die atrophische Iris derselben anliegt, wie es später in dem nicht exstirpirten Auge des ersten Falles, von welchem die Augenspiegelzeichnung zwei Jahre zuvor genommen wurde, geschehen ist. Im weiteren Verlaufe wird die ganze Iris und das Linsensystem nach der Mitte des Augenraums zu gedrängt und dieser ist dann schon ganz von weicher Markschwammmasse ausgefüllt, wie die folgenden Fälle beweisen. Innerhalb der Augenkapsel sind sämmtliche Gebilde in der gleichmässigen Gliommasse untergegangen bis auf das Choroidealpigment und die Krystalllinse, welcher letzteren Gewebe intakt gefunden wurde, wiewohl ihre Form durch die Zerstörung ihres Aufhängebandes durch Druck und Verschiebung verändert ist *(Fig. 20. le)*.

Bevor indessen die Aftermasse in die vordere Kammer dringt, füllt sie den hinteren Augapfelraum vollständig aus und drängt die Linse und Iris bis zur Berührung mit der Hornhaut nach vorn *(Fig. 18. f.)*

Mit der vollständigen Erfüllung des Binnenraumes des Auges bleibt indessen der Vorgang nicht abgeschlossen. Zwei Wege führen das Fremdgebilde nach aussen: der Sehnerv und die fibröse Augenkapsel. Letztere setzt dem Wachsthum lange eine Schranke, wird aber zuletzt auch durchbrochen und zwar entweder in der Hornhaut oder in der Sclera (Fall 4, 5, 6 und 7; *Figg. 18, 20, 22, 25)*.

Die Gliomzellen rufen in derselben eine parenchymatöse Entzündung mit Gewebslockerung und Erweichung hervor und dringen dann in das Gewebe ein, indem sie die Bindegewebsbündel auseinanderdrängen und einschmelzen *(Fig. 19)*. An der Aussenfläche der Augenkapsel angelangt, wuchert die Geschwulstmasse rasch, greift um sich, zerfällt, treibt die Lider auseinander und den Augapfel nach vorn, indem sie auch in die Tiefe der Orbita dringt.

Das Weiterwuchern ist dann nur ein durch den Zerfall oder den Tod des Patienten begrenztes. Der Tod ist weniger häufig durch das vom Lokalleiden abhängige Sinken der Kräfte, als durch Gliomentwicklung im Gehirn, Rückenmark, der Diploë, Leber, und anderen Organen bedingt (Fall 1, 2, 6). Dalrymple (*Pathology of the human eye*, London 1852. Beschreibung zu Taf. XXXIV) erwähnt sogar eines Falles, in welchem ein hirnähnlicher metastatischer Tumor den Oberarm eingenommen und fast 2 Zoll des Humerus zerstört hätte. Die Veränderungen in Gehirn und Rückenmark können theilweise als direkte Fortpflanzungen des Retinalglioms, theilweise aber auch als Metastasen auftreten. Fortpflanzungen auf die Lymphdrüsen sahen wir in Fall 7. Metastasen in die Diploë der Schädelknochen mit sehr grossen Tumoren unter der Kopfschwarte wurden im Fall 1 beschrieben und durch *Figg. 10, 11* und *12* veranschaulicht. Derselbe Fall bot auch Metastasen auf die Leber dar.

Die Ausbreitung des Glioms durch den Sehnerven geschieht manchmal, ehe das Innere des Auges davon erfüllt ist (Fall 2) und pflanzt sich dann nach dem Chiasma und weiter fort.

Ein ausgezeichnetes Beispiel von letzterem, nämlich Fortpflanzung auf Gehirn und Rückenmark, wo es sich besonders in der Pia mater, lokalisirte, ist in Fall 6 beschrieben.

Die Gliomzellenaggregate drängen sich zuerst in die mit Bindegewebe und Gefässen ausgefüllten Zwischenräume zwischen

den Nervenfaserbündeln ein und breiten sich daselbst in Form
von Klumpen und Kolben weiter aus. Das Bindegewebe und
die Gefässe werden davon am frühesten zerstört und später
auch sämmtliche Sehnervenfasern, so dass die Opticusscheide
dann vollständig von Gliommasse ausgefüllt ist. Der ganz entartete Sehnerv schwillt dabei auf das Zwei- bis Vierfache seiner
früheren Dicke an (Fall 2 und 6). Diese Volumszunahme ist
keine gleichmässige, sondern es finden sich verschiedene Ein-
schnürungen und Buckel, je nachdem die Aftermasse verschiedene kräftige Widerstände findet. Constant ist die Einschnürung im Skleralloch, wo der Sehnerv ohnedies am dünnsten ist.

Merkwürdig ist es, dass der Augapfel schon längst mit
Gliommasse erfüllt sein kann (Fall 3, *Fig. 16*) oder dass schon
massenhafte Wucherung ausserhalb Statt findet, ohne dass der
Sehnerv davon angegriffen (Fall 4, 5 und 6, *Figg. 18, 20* und
25). Beide Arten des Fortschreitens, sowohl durch die Augenkapsel als durch den Sehnerven, fanden wir in Fall 6, *Fig. 22*.

Im weitern Verlaufe treten regressive Metamorphosen
in den Markschwämmen der Netzhaut ein. Unter diesen
wurden in unsern Fällen drei beobachtet: Fett-, Kalk- und
Pigmenteinlagerung.

Die Verfettung tritt auf als feinkörnige Infiltration von
Fett in die Markzellen und in die amorphe Zwischensubstanz,
sowie als haufenförmige Aggregate (*Fig. 17. d", d, d'*). Auch
makroskopisch zeichnen sich die verfetteten Stellen durch eine
hellere, weisse Farbe von den leicht röthlich durchscheinenden
noch üppig fortwuchernden aus.

Die Verkalkungen (*Fig. 21 ca*) zeigen sich makroskopisch
als durchscheinende, weissliche oder grünliche Fleckchen, welche
immer in der Nähe des Choroides, nie entfernt davon, in der
übrigen Markmasse oder gar in den extrabulbären Knoten gefunden wurden. Unter dem Mikroskop erscheinen sie als Gliomknoten mit feinsten Kalkkörnchen durchsetzt, welche sowohl in
den Zellen als in der Zwischensubstanz abgelagert sind. Man
kann sie durch Säuren ohne Gasentwicklung ausziehen und
erhält dann das Aussehen eines nicht verkalkten Gliomknotens

genau wieder. Sie haben die Reactionen des phosphorsauren
Kalks.

Beide Veränderungen, die Verfettung und Verkalkung, hat
Ch. Robin zuerst beschrieben. Die Pigmentbildung aus
Hämorrhagien liess sich im Innern des Auges als gelber Farbstoff und in den äussern Geschwulsttheilen als schwarzer nachweisen. Hämorrhagien sind in den Gliomen sehr gewöhnlich,
namentlich in den rasch wuchernden extrabulbären Theilen.
Da beim Gliom keine Wucherung und Metastasirung von pigmentirten Choroidealzellen gefunden wird, wie beim Melanosarkom, so kann der schwarze Farbstoff der äusseren Geschwulst-
theile keinen andern Ursprung haben als das ergossene Blut.
Er ist seiner Form nach feinkörnig oder amorph, entweder an
die Zellen gebunden oder einzeln und haufenweise in die Zwischensubstanz eingestreut *(Fig. 17. a)*.

Diese Produkte regressiver Metamorphose, namentlich die
Verfettung, deuten wohl darauf hin, dass das Wachsthum des
Gebildes, welches ja nur durch Vermehrung seiner eigenen
Elemente geschieht, sich erschöpfen und dadurch ein Stillstand,
eine Schrumpfung, also eine Art Heilung eintreten könnte,
wenn auch nicht mit Wiederherstellung der Funktion. Sichel*)
behauptet Augen mit Encephaloid der Netzhaut in Atrophie
übergehen gesehen zu haben. Dabei sei die Entartung durch
einen Resorptionsprozess vollständig verschwunden und noch
nach 10 Jahren kein Rückfall eingetreten. In seiner Sammlung
befänden sich auch die Augen eines Kindes, bei welchem er
gleich nach der Geburt Encephaloid beider Netzhäute erkannt
habe. Anfangs hätten beide Augen gleichmässige Fortschritte
gemacht; später sei eines derselben geborsten und atrophirt;
das andere habe sich zu einer sehr umfangreichen Geschwulst
entwickelt und nach dem ein Jahr nach der Geburt erfolgten
Tode des Kindes habe es bei der Sektion alle Zeichen eines
Encephaloidkrebses in seiner höchsten Entwicklungsstufe dar-
geboten, dagegen das ersterwähnte geschrumpfte keine Spur

---

*) Iconographie ophthalmologique p. 573.

von Encephaloidmasse. — Es wäre von grosser Wichtigkeit, wenn diese Beobachtung fernere Bestätigung fände. — Temporäre Schrumpfung des Augapfels nach Durchbrüchen der Hornhaut, also scheinbare Heilung des Retinalglioms, zeigte unser Fall 7. Indessen kam nach 3 Monaten ein lokales Recidiv: der Bulbus schwoll wieder an und es entwickelte sich ein zum Tode führendes, mächtiges Gliom.

III. Symptomatik des Netzhautglioms.

Ich unterscheide, gleich wie Mackenzie und Sichel, im Verlaufe des Retinalglioms drei Stadien, nur mit anderer Abgrenzung als jene hochverdienten Ophthalmologen.

Das erste Stadium zeigt am Auge keine Form- und Spannungsänderungen. In dem Augengrunde sieht man mit Hülfe künstlicher Spiegelbeleuchtung oder auch ohne dieselbe, wenn man das Gesicht des Patienten dem Fenster gegenüberstellt, einen weissen oder häufiger gelben, meist metallisch glänzenden Widerschein, welchen Beer als amaurotisches Katzenauge bezeichnet hat. Die Untersuchung wird erleichtert und kann genauer ausgeführt werden, wenn man die Pupille mit Atropin erweitert. Ist die Degneration diffus oder sind die einzelnen Knoten noch klein, so erkennt man mit dem Augenspiegel die Retinalgefässe, die mehr oder minder bucklige Oberfläche und deren Glätte, so lange die inneren Schichten noch unversehrt und von der Limitans straff überspannt sind. Dieses bildet die wesentlichste Bedingung des Glanzes, während die Färbung abhängt von dem Blutgehalt und der Färbung der darunterliegenden Theile, welche diffuses gefärbtes Licht den von der Oberfläche direkt reflektirten Strahlen beimischen. Der Glanz nimmt ab, je mehr die Oberfläche körnig und rauh wird, was beim Vorspringen der Knoten nach innen und deren Ulceration stattfindet.

Diese Verhältnisse veranschaulicht die Augenspiegelzeichnung des nicht operirten Auges unseres ersten Falles (*Taf. I*). Durch die Untersuchung im aufrechten Bilde kann man bei gleichbleibender Accommodation aus der verschiedenen Brennweite der stärksten Convexgläser die Lage der Entartung in Bezug auf die hintere Brennebene des Auges, also die Dicke des Tumors, berechnen.

Nehme ich z..B. ein emmetropisches Auge an, so kann ein emmetropischer Beobachter, gleich wie ein ametropischer mit ausgleichender Brille, den Augengrund im aufrechten Bilde bei Abspannung seiner Accomodation genau sehen. Erhebt sich auf dem Augengrund eine Geschwulst, so treten die von ihrer Oberfläche kommenden Strahlen mit um so stärkerer Divergenz aus der Hornhaut aus, je dicker der Tumor ist. Behält nun der Beobachter die Abspannung seiner Accomodation bei, so muss er die Divergenz der ausfahrenden Strahlen des Tumors durch Anlegung von Convexgläsern hinter den Augenspiegel erst parallel machen. Das stärkste Convexglas, mit welchem man die Oberfläche des Tumors noch deutlich sieht, gibt die Divergenz der ausfahrenden Strahlen an. Nimmt man nun einen umgekehrten Gang der Strahlen an und lässt ein paralleles Strahlenbüschsel auf die Hülfsconvexlinse auffallen, so trifft dieses die Hornhaut mit einer durch die Brennweite der Linse angegebenen Convergenz und wird vom beobachteten Auge auf der Oberfläche des Tumors vereinigt. Der virtuelle Sammelpunkt (p *Fig. 70*) der durch die Convexlinse convergent auf das Auge fallenden Strahlen, und der reelle Sammelpunkt derselben (t *Fig. 70*) auf der Oberfläche des Tumors im Auge sind zwei zusammengehörige Vereinigungspunkte der dioptrischen Systems des beobachteten Auges. Setzen wir die Entfernung des Sammelpunktes (p) der convergent auf die Hornhaut fallenden Strahlen von der ersten Hauptebene (h) des Auges gleich der Brennweite der Hülfslinse (indem wir ihren kleinen Abstand (oh) von der Hauptebene des Auges vernachlässigen) und nennen sie f_1, nennen wir ferner f_2 die Entfernung des auf der Ober-fläche des Tumors gelegenen reellen Sammelpunktes jener Strahlen von der mit der ersten zusammenfallenden zweiten Hauptebene, so können wir f_2 bestimmen, wenn wir die Brenn-weiten des Auges F_1 und F_2 als bekannt annehmen und f_1 durch das Experiment finden.

Wir bedienen uns dabei der allgemeinen Formel $\dfrac{F_1}{f_1} + \dfrac{F_2}{f_2} = 1$
und setzen, wie ich durch direkte Messungen am lebend$\bullet$n Auge
bestimmt habe (Arch. f. Ophth. VI, 2, p. 40)

$$F_1 = 14 \text{ Mm.}$$
$$F_2 = 18,5 \text{ Mm.}$$

Wenn wir f_2 gefunden haben, so ziehen wir seinen Werth
von demjenigen von F_2 ab und erhalten in dieser Differenz die
Dicke des Tumors, d. h. sein Vorspringen vor die hintere
Brennebene des Auges, welche im emmetropischen Auge mit
der Stäbchenschicht zusammenfällt.

Damit Jeder ohne Rechnung sich dieser Methode bedienen
könne, habe ich für die gebräuchlichen (hinter den Augenspiegel
zu steckenden) Brillennummern den Abstand des zweiten Ver-
einigungspunktes (*t*) von der Netzhaut berechnet. Dieselbe entspricht auch der Verkürzung der Augenaxe bei zugehörigen
Graden der Hyperopie, deshalb will ich der kürzeren Bezeichnung wegen die Dicke des Tumors der Verkürzung der Augenaxe und die Nummer des convexen Hülfsglases dem entsprechenden Grade der Hyperopie (*H*) gleich setzen.

$H = {}^1/_5$; Verkürzung der Augenaxe $= 1,8$ Mm.

"	"	$^1/_6$	"	"	"	" 1,5 "
"	"	$^1/_7$	"	"	"	" 1,3 "
"	"	$^1/_8$	"	"	"	" 1,2 "
"	"	$^1/_9$	"	"	"	" 1,1 "
"	"	$^1/_{10}$	"	"	"	" 1,0 "
"	"	$^1/_{11}$	"	"	"	" 0,9 "
"	"	$^1/_{12}$	"	"	"	" 0,8 "
"	"	$^1/_{14}$	"	"	"	" 0,7 "
"	"	$^1/_{16}$	"	"	"	" 0,6 "
"	"	$^1/_{18}$	"	"	"	" 0,52 "
"	"	$^1/_{20}$	"	"	"	" 0,45 "
"	"	$^1/_{24}$	"	"	"	" 0,4 "
"	"	$^1/_{30}$	"	"	"	" 0,32 "
"	"	$^1/_{40}$	"	"	"	" 0,24 "
"	"	$^1/_{50}$	"	"	"	" 0,19 "

1 Pariser Zoll wurde gleich 27 Mm. angenommen. Sind hyperopische Augen mit intraocularen Tumoren behaftet, so ist die dem Grade der Hyperopie entsprechende Verkürzung der Augenaxe von der Dicke des Tumors abzuziehen, während bei myopischen Augen eine entsprechende Addition zu machen ist, um die wahre Dicke des Tumors oder plastischen Exsudats zu bestimmen.

Tritt das Fremdgebilde weiter nach vorn, so erkennt man es in seiner Lage und Gestalt mittels schiefer Beleuchtung. Dazu empfehle ich die Untersuchung bei direktem Sonnenlicht, indem man als Beleuchtungsapparat entweder eine Convexlinse oder den Augenspiegel verwendet. Den reinsten und klarsten Einblick erhält man, wenn man mit einem Heliostaten direktes Sonnenlicht in ein dunkles Zimmer fallen lässt und das Innere des Auges dann mit Convexgläsern oder dem Augenspiegel beleuchtet. Das Relief tritt am schönsten beim Blick durch einen binocularen Spiegel hervor, den man zur Untersuchung im aufrechten und umgekehrten Bilde verwenden kann, letzteres besonders vortheilhaft mit Zuhülfenahme von starken Convexlinsen vor dem Auge. Hält man diese entsprechend weit vom beobachteten Auge entfernt, so bekommt man gleichzeitig ein umgekehrtes Bild sowohl vom Augengrund als auch von der Iris, kann sich also ungefähr die Tiefe des ersteren hinter der Pupillarebene veranschaulichen.

So lange das Fremdgebilde noch klein ist, wird nur ein Theil des Augengrundes davon befallen sein und die angegebenen Merkmale haben, während der andere Theil in gewöhnlicher Weise erscheint und noch sehfähig bleibt. Man kann dann, wenn es der Entwicklungsgrad des Patienten gestattet, den Sehfelddefekt prüfen.

Die brechenden Medien bleiben beim Retinalgliom lange Zeit klar, selbst der Glaskörper wird erst in späterer Zeit trüb.

Das zweite Stadium des Uebels kann man anfangen lassen, wenn durch rascheres Wachsthum der Geschwulst die Spannung des Auges vermehrt wird. Damit

treten dann auch die ersten Reiz- und Entzündungserscheinungen hinzu. Die Linse und Iris werden nach der
Hornhaut hin vorwärts geschoben, die Pupille weit, oval, träge
und starr; die Iris schmutzig, missfarbig, atrophisch. Die
Episkleralgefässe sind geschlängelt und erweitert. Die Linse
und vordere Kammer trüben sich; die Geschwulstmasse
dringt in die vordere Kammer ein; die Hornhaut bekommt
Gefässe, wird trübe und erweicht; die Conjunktiva röthet
sich und schwillt an, ebenso die Augenlider. Dabei treten
Schmerzen im Auge und dessen Umgebung auf, ähnlich wie
beim Glaukom. Diese Entzündungserscheinungen können pe-
riodenweise heftiger auftreten und wieder nachlassen, aber
nach jedem Anfall ist doch das Auge um etwas verschlimmert
worden. Der Augapfel wird vergrössert und vorgetrieben durch Verdünnung und Ausdehnung der Corneoskleralkapsel.

Nun tritt das dritte Stadium auf, in welchem die
Fremdbildung den Binnenraum des Auges überschrei-
tet, sei es durch Fortpflanzung längs des Sehnerven
zum Chiasma und Gehirn, wobei dann beiderseitige Erblindung und die Erscheinungen der Gehirntumoren: Reizbar-
keit, Kopfweh, Zuckungen, Erbrechen, Schlafsucht eintreten,
sei es dass Durchbruch durch die Sklera oder Hornhaut erfolgt, die Wucherung eine Zeitlang unter der Bindehaut in der Orbita fortschreitet, dann aber aufbricht und ge-
schwürig zerfällt. Dabei kann nun Abstossung des ganzen
Fremdgebildes und Schrumpfung des Bulbus eintreten, wovon
mir freilich nur das eine von Sichel mitgetheilte Beispiel
bekannt ist, oder aber es entwickelt sich das Fremdgebilde
jetzt nur um so rascher, greift um sich, tritt als eine
üppig wuchernde, häufig und reichlich blutende, weiche Masse
knotenförmig auf Wange, Nase und Stirn, und tödtet durch
Erschöpfung, wenn nicht, was wohl häufiger sein wird, gleich-
zeitiger Eintritt desselben in die Schädelhöhle unter Lähmungs-
erscheinungen und Coma das Ende herbeiführt.

IV. Vorkommen des Retinalglioms.

Der Markschwamm der Netzhaut kommt angeboren vor, wie der erste und fünfte unserer Fälle beweisen. Im fünften war es von den Eltern sogleich nach der Geburt 'bemerkt worden; im ersten hatten es die Eltern auch in den ersten Wochen gesehen, und nach dem Anfangs langsamen Wachsthum der Gliome lässt sich annehmen, dass die Erkrankung, welche bei dem 18 Wochen alten Kinde so beträchtliche Geschwülste hervorgebracht hatte, einen längeren Bestand haben musste als die kurze Lebenszeit des Patienten. Von andern Aerzten ist das Uebel auch schon früh beobachtet worden, so von Mackenzie in der neunten Woche des Lebens, in welchem Falle die Eltern angaben, schon in der fünften den gelben Widerschein in der Pupille gesehen zu haben.

Alle oben angeführten Fälle von Markschwamm betrafen Kinder unter 5 Jahren. In der Literatur sind wohl Fälle bei Erwachsenen verzeichnet, doch erschien mir nicht ein einziger darunter zuverlässig das hier beschriebene Uebel zu sein. Alle Aerzte, denen eine grosse Erfahrung zu Gebote steht, sagen auch immerhin aus, dass der Markschwamm der Netzhaut überaus viel häufiger im Kindesalter vorkomme als bei Erwachsenen.

Zuweilen tritt das Retinalgliom gleichzeitig an beiden Augen auf, wie dieses bei den beiden angeborenen unserer Fälle, dem ersten und fünften, beobachtet wurde. Bei beiden ist noch der Umstand höchst erwähnenswerth, dass die Nn. optici der stärker ergriffenen Augen nach der Exstirpation der Augäpfel gesund gefunden wurden, ein sicherer Beweis, dass sich die Affektion nicht von einem Sehnervenstamm durch das Chiasma auf den Sehnerven und die Netzhaut des andern Auges fortgepflanzt hat, sondern, wie auch die Sektion des ersten Falles nachwies, sich in beiden Netzhäuten primär und unabhängig von einander entwickelte. Ein übermässiger Bildungstrieb ist also hier im interstitiellen Gewebe beider Netzhäute schon während des Fötallebens vorhanden gewesen und hat sich theils als diffuse, theils als partielle (geschwulsterzeugende) Hyperplasie der Retinalkörner geäussert. Eine Erblichkeit des Markschwammes von Eltern auf Kinder ist nicht beobachtet, und könnte auch nur in solchen Fällen nachgewiesen werden, wo ein von Markschwamm befallenes und durch Atrophie oder Entfernung desselben geheiltes Individuum am Leben geblieben wäre und Nachkommen gehabt hätte. Kein solcher Fall ist verzeichnet; ebenso wenig eine Beobachtung, dass in den Vorfahren der Familie diese Erkrankung vorgekommen sei. Dagegen sind einige höchst merkwürdige Beispiele bekannt, dass verschiedene Kinder derselben Eltern am Markschwamm des Auges gelitten haben. Lerche*) erzählt, dass in einer Familie von 7 Kindern 4 von dieser Erkrankung befallen wurden, und Sichel**) beschreibt und bildet ab Beobachtungen, in welchen 4 Kinder von 5 derselben Familie an Encephaloid zu Grunde gingen. Auch v. Gräfe (Arch. f. Ophth. X. 1. p. 220), gibt an, dass ein dreijähriges Mädchen wegen weichen Sarkoms zur Operation kam, deren Schwester vor 6 bis 8 Jahren ebenfalls im kindlichen Lebensalter an einem stark gewucherten „Augenkrebs" gestorben sei.

Es fällt mir auf, dass vorzugsweise Knaben (6 von unsern 7 Fällen) als die Träger des Retinalschwammes verzeichnet sind, und ich möchte darauf die Aufmerksamkeit der Fachgenossen lenken.

In Bezug auf die näheren oder entfernteren Ursachen des Retinaglioms ist nichts Sicheres bekannt. Man erwähnt Traumen als veranlassende Momente, doch ist keine derartige Beobachtung genau. Da wo das Trauma unbestreitbar war, wie in einem Falle von Sichel, ist die Diagnose mehr als zweifelhaft, und wo die Diagnose sicher ist, erscheint das Trauma zufällig zu sein. Wie leicht kann man, wenn man darnach

---

*) Vermischte Abhandlungen aus dem Gebiete der Heilkunde 1821, No. 14. p. 196.
**) Iconographie p. 574 bis 581.

sucht, bei Kindern einen Stoss oder Fall herbeiziehen, zumal da sich der Anfang dieses Leidens niemals äusserlich bemerklich macht. Skrophulöse Constitution wird als prädisponirend angegeben, was aber meinen Beobachtungen nicht entspricht.

V. Differentialdiagnose des Retinalglioms.

Die Differentialdiagnose des Netzhautglioms hat wohl, wie die aller Tumoren, während des Lebens ihre Schwierigkeiten; indessen, sollte ich denken, wird man bei frühzeitiger und aufmerksamer Beobachtung kaum jemals irren.

Zuerst hebe ich hervor, dass das Retinalgliom, wenn nicht ausschliesslich, so doch in der übergrossen Mehrzahl der Fälle, eine Erkrankung der ersten Lebensjahre darstellt. Auch alle gut beschriebenen und mit Sicherheit hierher zu rechnenden Fälle in der Literatur betreffen Kinder. Die beiden Fälle von Gliom oder Gliosarkom zweier Erwachsenen, von denen v. Gräfe im Archiv für Ophthalmologie (1866. Band XII. Abth. 2 p. 239. bis 244) spricht, sind nicht beweiskräftig. Bei letzterem fehlt die bestätigende Autopsie, und bei ersterem stehe ich, gestützt auf einen von mir im Entstehen beobachteten und frühzeitig zur Enucleation gekommenen Fall, nicht an zu behaupten, dass es von Anfang an ein Choroidealsarkom war. Er zeigte sich bei der später durch Iwanoff*) vorgenommenen Autopsie auch als Sarkom. Später werde ich bei der Differentialdiagnostik der Choroidealsarkome auf diesen wichtigen Fall näher eingehen. Ich will nicht sagen, dass das Retinalgliom bei Erwachsenen nicht vorkomme, dazu ist unsere Beobachtungszahl bis jetzt noch eine viel zu niedrige; aber immerhin muss es uns sehr nachdenklich machen, dass bis jetzt kein sicherer Fall von einem Erwachsenen vorliegt.

Mit andern Netzhautgeschwülsten ist das Gliom wohl auch nicht zu verwechseln, denn solche scheinen nicht vorzukommen. In meiner Sammlung befinden sich 18 intra-

---

*) A. Mooren, Ophthalmiatrische Beobachtungen p. 35 bis 40. Berlin Hirschwald. 1867.

oculare Geschwülste, die ich auch während des Lebens beobachtete, davon sind sieben Retinalgliome und die übrigen
Choroidealsarkome. Ich bin entfernt davon, dieses Ergebniss
verallgemeinern zu wollen, doch habe ich mich auch in der
Literatur umgesehen und finde darin eine Bestätigung dieser
Erfahrung, soweit aus den Beschreibungen nämlich und nicht
aus der Ueberschrift der Fälle die Diagnose gemacht werden kann.

Am leichtesten zu verwechseln ist das Retinalgliom mit
ungefärbten Aderhautsarkomen. Dazu kommt, dass diese
auch in jugendlichem Alter auftreten. Das jüngste Individuum,
bei welchem ich ein weisses Choroidealsarkom beobachtete, war
ein sechsjähriger Knabe, die übrigen waren bedeutend älter.
Die Sarkome der alten Leute waren durchweg melanotisch.
Auffällig ist mir die Bemerkung von Mooren in seinen Ophthal-
miatrischen Beobachtungen (p. 34), wonach er das Vorkommen
melanotischer Geschwülste häufiger bei Kindern als bei Greisen
beobachtete. Leider gibt er weder Krankheitsbeschreibungen,
noch Sektionsbefunde dieser doch gewiss alle unsere Aufmerksamkeit verdienenden Augenübel an. Die Diagnose der melanotischen Geschwülste unterliegt keinen besonderen Schwierigkeiten.

Sehen wir ab von dem Alter des Erkrankten, so unterscheiden sich Retinalgliom und weisses Aderhautsarkom doch
auch meistens in ihrem Augenspiegelbilde. 1) Das erstere hat
in seinem früheren Stadium durchweg einen lebhaften, häufig
metallischen und goldgelben Glanz, welchen ich beim
Aderhautsarkom nicht fand. Dieses erscheint immer matt,
weiss oder schwach gelbweiss. Die Ursache davon ist folgende:
Beim Retinalgliom dehnen sich die hintersten Lagen der Netzhaut aus, wodurch die Limitans interna straff und ohne
kleine Falten über die inneren Schichten ausgespannt wird
und so zu lebhaftem Spiegeln Veranlassung geben kann, während bei Choroidealsarkomen die Netzhaut entweder abgelöst
und in diesem Falle matt grau, auch bläulich erscheint, oder
in unregelmässigen Falten und Runzeln das Fremdgebilde überzieht, also zum Spiegeln und Glänzen nicht geeignet ist, oder

gar durchbrochen und von dem Fremdgebilde überlagert wird.
2) Im Anfangstadium des Netzhautglioms erkennt man in der
Oberfläche desselben die charakteristische Verzweigung der Netzhautgefässe und nur diese, während man beim Aderhautsarkom
eine ganz unregelmässige Gefässzeichnung — neuer Bildung —
und häufig Extravasate sieht. Dadurch wird die Verzweigung
der Netzhautgefässe in ihrer Eigenthümlichkeit ganz verwischt.
Ich leite diese Erscheinungen von Fällen meiner eigenen Beobachtung ab, in welchen die Diagnose durch die Sektion bestätigt
wurde. 3) Das Netzhautgliom tritt entweder als flächenartig
ausgedehnte Entartung, oder als multiple Bildung kleiner, hernach bald zusammenfliessender Heerde auf, welche sich rasch
von dem Sehnerven bis zur Ora serrata ausbreiten, während
das weisse Choroidealsarkom anfangs einen einzigen runden
oder ovalen, zu beträchtlicher Grösse sich entwickelnden Knoten
bildet, welcher lange Zeit umschrieben bleibt, so dass er an
allen Seiten noch von empfindlicher Netzhaut umgeben ist.
Monate lang beobachtete ich bei einem Aderhautsarkom ein
umschriebenes Skotom im Sehfelde, während dem Netzhautgliom
schon frühzeitige Ausschnitte, d. h. bis zur Peripherie gehende
Defekte entsprechen müssen.

In späteren Stadien, wenn Erblindung und Netzhautablösung
bei beiden vollständig eingetreten ist, zeichnet sich das Gliom
durch eine deutlich gelbliche, ockergelbe Färbung aus, welche
dicht hinter der Linse beginnt, das Sarkom aber erscheint
matt weiss oder meistens weissgrau und bei hinzugetretener
Pigmentirung schmutzig grau und grauschwarz, mitunter ge-
sprenkelt. Die abgelöste Netzhaut ist beim Gliom starr, beim
Sarkom beweglich, es sei denn, dass sie damit noch verlöthet
ist, in welchem Falle sie aber auch noch die Gefässe und Färbung des Tumors durchblicken lässt.

Zum Studium dieser Eigenschaften empfehle ich wiederholt die Benutzung des direkten Sonnenlichts, am besten mittels
eines Heliostaten im verdunkelten Zimmer. Es werden sich
damit gewiss noch manche verwerthbare Merkmale auffinden
lassen. Handelt es sich bei der Differentialdiagnose darum,

festzustellen, ob ein Auge an einem bösartigen oder bösartig
werdenden Gewächse erblindet ist, oder aber an einem für den
Organismus unschädlichen krankhaften Vorgange, so kann durch
bestimmte Lösung dieser Frage unsere Behandlung lebens-
rettend werden.

Es gibt nun eine ganze Anzahl von krankhaften Vorgängen im Auge, nicht entzündliche und entzündliche,
welche zu gewissen Zeiten mit Gliomen und Sarkomen
verwechselt werden können. ₁Erstere, die nicht entzündlichen, namentlich die einfache Netzhautablösung,
wird mit dem Retinalgliom kaum verwechselt werden können,
da die Beweglichkeit und matt graublaue Färbung sie hin-
länglich von der diffusen und partiellen, gelb glänzenden, festen,
höckerigen, gliomatösen Entartung der Netzhaut unterscheidet.
Auch wenn nur ein Theil derselben von der Entartung be-
troffen, der übrige aber in gewöhnlicher Weise abgelöst ist,
so wird man durch Anwendung intensiver Beleuchtung die
gelbe Masse immerhin durchschimmern sehen. Dazu kommt,
dass die einfachen, durch bekannte Grundkrankheiten: Sklero-
choroiditis posterior, andere Choroidealleiden und Glaskörpertrübungen, hervorgebrachten Netzhautablösungen meines Wissens
nie bei Kindern, der Markschwamm nur bei Kindern beobachtet wurden.

Sehr schwierig dürfte in gewissen Fällen, wie Alfred Gräfe*)
gezeigt hat, die Unterscheidung des Glioms von Cysticerkus-
blasen und davon abhängiger derber Verdichtung der Netzhaut
sein. Ich möchte dabei auf das Erhaltenbleiben kennzeichnender Netzhautgefässe bei dem Gliom und deren Verschwinden
bei anderweitigen Verdickungsprozessen hinweisen. Alfr. Gräfe
gibt nämlich an, dass in jenem Falle deutlich opalisirendes
Schillern des vorgedrängten Augengrundes vorhanden, Netzhautgefässe aber in ihrer eigenthümlichen Zeichnung abwesend
gewesen seien. In der übergrossen Mehrzahl der Fälle wür-

---

*) Zehender's Klin. Monatsbl. 1863 p. 231—244.

den der Verlauf und die jedem der beiden Uebel eigenthümlichen Merkmale die Diagnose sicher zu stellen ermöglichen.
Von den verschiedenen Folgezuständen entzündlicher
Vorgänge im Innern des Auges kann am ehesten die abge-
laufene eitrige Choroiditis nach Cerebrospinalmeningitis, wie
wir diese in unseren letztjährigen Epidemieen vielfach zu beobachten Gelegenheit hatten, zu Verwechselungen mit Retinalgliom führen; doch werden Irrungen bei einer eingehenderen
Untersuchung nicht möglich bleiben. Der durch Eitermassen,
welche der Choroides nach innen kapselartig auflagern und
von der eitrig veränderten, aber noch als Ganzes zusammenhängenden Netzhaut überkleidet werden, nach vorn gedrängte
Augengrund schimmert nach Klärung des Pupillargebietes und
Glaskörpers auch lebhaft hell, ist aber nicht gelb und glänzend,
sondern weiss und matt. Nur ausnahmsweise bemerkt man auf
ihm Gefässe, welche dann der Verzweigung der Netzhautgefässe
nicht entsprechen, wiewohl sie zu denselben gehören, freilich
auch neugebildet sein können, wie dieses zahlreich vorkommt
in den eitrigen Schwarten, welche sich vom Ciliarkörper aus
entwickeln und hinter der Linse hinziehen. Vor Verwechselungen
in diesen und andern entzündlichen Leiden, zu welchen der
erste Anblick des Befundes im abgelaufenen Entzündungsstadium
verleiten könnte, schützen indessen noch die Anamnese und die
nie fehlenden Entzündungsrückstände: kleine graubraune Synechien, häufig Vortreibung der Iris und Verminderung der Grösse
und Spannung des Augapfels. Dass, bei Nichtbeachtung der
Anamnese und des Totalbefundes der Erkrankung, selbst den
erfahrensten Ophthalmologen Irrthümer begegnen können, beweist der in „The Lancet" 1854 beschriebene Fall eines Kindes
von 5 Monaten mit Zeichen chronischer Iritis. Das Pupillar-
feld nahm nach und nach eine gelbliche Färbung an, welche
die Herren Dixon, Critchett und Bowman veranlasste, sich
für die Anwesenheit eines Encephaloid-Krebses im Anfangsstadium auszusprechen. Der herausgenommene und von Clarke
untersuchte Augapfel zeigte keine Spur von Krebs, sondern es
rührte die gelbliche Färbung der Pupille von Entzündungs-

produkten her, welche um die Linsenkapsel abgelagert waren.
— Dass wir jetzt, nachdem die physikalische Diagnostik und
die pathologische Anatomie der Augenkrankheiten eine bedeutende Entwicklung erfahren haben, namentlich auch mit
Berücksichtigung der Bulbusspannung, viel weniger den irr-
thümlichen Diagnosen ausgesetzt sind, zeigt sich auf diesem
Gebiete der Ophthalmologie ebenso wie auf allen andern.

VI. Prognose des Netzhautglioms.

Die Prognose des Netzhautglioms ist keine tröstliche. Die
Ausgänge sind bei den gut constatirten Fällen wohl ausnahmslos tödtlich gewesen. Nach dem Durchbruch rasches Umsich-
greifen der Fremdbildung und Tod durch Erschöpfung oder
Blutung. In den andern Fällen Uebergang auf das Gehirn oder
gleichzeitige Entwicklung von Gehirngliomen schon ehe die
Lokalaffektion einen hohen Grad der Entwicklung erreicht hat,
und Verscheiden unter Hirnerscheinungen wie in unserm zweiten
Falle. Früher oder später auftretende lokale Recidive und Tod
dadurch, wie in Fall 4 und 5. Die Prognose muss demnach
als eine höchst ungünstige bezeichnet werden.

Indessen lässt sich die Krankheit doch nicht als
absolut hoffnungslos bezeichnen. Die anatomische Erkenntniss derselben, wie sie von Ch. Robin und dann mit
so viel Klarheit von R. Virchow uns erworben wurde,
lässt in der Wucherung einer umschriebenen Gewebsschicht
keinen an und für sich bösartigen Vorgang erblicken, wie in
den wirklichen Krebsgewächsen von bindegewebigen Gerüsten
mit epithelialen Zelleneinschlüssen. Dann schliesst sich tröstlich
der Umstand an, dass die Körnerwucherung der Netzhaut in
einem durch eine sehr dichte fibröse Kapsel vortrefflich ab-
geschlossenen Organe statthat, wodurch ihrer Ausbreitung auf
die Umgebung lange Zeit ein wirksamer Wall entgegengesetzt
wird, da wir finden, dass der einzige Ausweg dieses um-
schliessenden Walles, der Sehnerv, gar nicht sehr häufig und
meist erst spät von dem Aftererzeugniss betreten wird. Dass
sich die ·Gliomkeime indessen ebenso leicht in die Nachbar-

gewebe der Netzhaut ausstreuen und daselbst zu neuen, gleichartigen Wucherungsheerden entwickeln, davon geben der Fall
von Horner-Rindfleisch und unser erster und zweiter Fall
den anatomischen Nachweis.

Ebenso ist das direkte Uebergreifen auf die Aderhaut durch
unsere Fälle und den Schweigger'schen und Virchow'schen
Fall anatomisch dargethan. Dass und wie die Sklera ergriffen
wird, lehrten unsere Fälle gleichfalls (siehe *Fig. 19*), und zahlreiche andere Beobachtungen zeigten die Durchbrüche des
Fremdgebildes durch die Hornhaut und Sklera, besonders schön
der von Szokalski mitgetheilte und abgebildete Fall in Zehender's Klinischen Monatsblättern vom Jahr 1865, p. 396 bis 404.

Regressive Metamorphosen, namentlich Verfettung und Verkalkung, die ich, ähnlich wie Robin und Virchow, anatomisch
fand, werden von letzterem Forscher als Beweis für das Still-
stehen und die Rückbildung, das heisst Erschöpfung und Ver-
nichtung der Afterbildung herangezogen. Diese Annahme findet
ihre Bestätigung durch mehrere Beobachtungen, in welchen das
amaurotische Katzenauge in dauernde und unschädliche Atrophie
überging, unter welchen jene oben angeführte von Sichel durch
die Sektion des andern Auges den genügenden Beweis lieferte,
dass es sich hier auch wirklich um Markschwamm der Netzhaut
handelte. Vorübergehende, 3 Monate lange, Schrumpfung
wurde in unserm später unglücklichen 7. Falle und auch von
v. Gräfe an beiden Augen eines Kindes (Arch. f. Ophth. X. 1.
p. 216—18) ganz ähnlich beobachtet. Für die blos lokale
Bösartigkeit des Netzhautglioms in seinen ersten Stadien spricht auch der erste unserer beschriebenen
Fälle, in welchem allein die Netzhaut und Aderhaut ergriffen,
der Sehnerv und das Orbitalzellgewebe dagegen vollständig frei
waren. $2\frac{1}{2}$ Jahre nach der Operation starb das Kind an der
Ausbreitung des in der andern, geringer erkrankten Netzhaut
befindlichen Pseudoplasmas. Dass dabei in der Augenhöhle des
exstirpirten Auges nach $2\frac{1}{2}$ Jahren noch keine Spur von Recidiv zu sehen war, ist, meines Wissens, noch nicht beobachtet
und gewiss beherzigenswerth. Hätte ich damals das andere

Auge gleichfalls exstirpirt, so wäre möglicher Weise das Leben des Kindes gerettet worden. Das Gift war gewiss noch nicht von der rechten Netzhaut in die allgemeine Säftemasse übergegangen, denn Zeichen der Generalisation traten erst auf, nachdem die Erkrankung des linken, nicht exstirpirten Auges sämmtliche Stadien durchlaufen hatte.

VII. Behandlung.

Die vorhergehenden Erwägungen liefern manche Anhaltspunkte und Winke für die Behandlung.

Bei frühem Erkennen und einseitigem Auftreten des Netzhautglioms halte ich die Enukleation des Bulbus für entschieden angezeigt, besonders wenn noch nicht die ganze Netzhaut ergriffen ist. Da die Wucherung nicht im Sehnerven, sondern in der Netzhaut ihren Anfang nimmt, und erst später entwicklungsfähige Keime ausserhalb des Augapfels ausstreut, so wird die einfache Enukleation auch genügen und mit dem ergriffenen Organ sämmtliche Wurzeln des sich verallgemeinernden tödtlichen Leidens entfernen. Der Vorsicht wegen möge man den Sehnerven nicht nahe an der Sklera trennen, sondern noch ein längeres Stück desselben entfernen, auch wenn seine Schnittfläche vollkommen normal aussieht. Ich halte dieses für rationeller als auf die höchst zweifelhafte Atrophie seine Hoffnung zu setzen.

Ist bereits Druckvermehrung und Entzündung vorhanden, also im zweiten Stadium des Uebels, so rathe ich zur vollständigen Exstirpation des Auges mit dem Orbitalinhalt, denn die bis jetzt in diesen Stadium vorgenommenen Ausschälungen des Auges aus der Tenon'schen Kapsel haben sämmtlich in kürzester Frist lokale Recidive erzeugt, ein Beweis, dass schon Gliomkeime in die Orbita ausgestreut waren. Die Gefahren dieses ausgedehnteren operativen Eingriffs, besonders in Anbetracht dessen, dass er bei Kindern vorgenommen wird, wegen darauffolgender Meningitis, sind freilich grösser, als bei einfacher Enukleation, da schon nach dieser eine tödtlich endende Meningitis (der Horner'sche Fall)

vorkam. Findet man dabei den Sehnerven bis zu seinem Eintritt in den Schädel entartet, so darf man sich freilich keinen
Täuschungen über Erhaltung des Lebens hingeben, soweit wir
bis jetzt diese Krankheit übersehen können.

Im letzten Stadium, bei Durchbrüchen und Ex-
ophthalmie, sinkt die Hoffnung auf Erhaltung des
Lebens bis zu einem Minimum herab. Doch ist auch da
bei einseitigem Auftreten Rettung noch denkbar, wie der in
Schrumpfung nach der Berstung übergegangene Fall von Sichel
beweist. Ich würde auch in solchen Fällen die totale
Exstirpation des Auges und aller Orbitalgewebe
machen und es nicht mehr bei der jetzt beliebten
leichteren Enukleation bewenden lassen. Zum Belege
dafür dient der vierte oben beschriebene Fall, in welchem ein
tödtliches lokales Recidiv folgte, während doch der Sehnervenstamm noch gesund war. Hätte ich damals alles Orbitalgewebe
mitentfernt, so wäre eine Verhütung des lokalen Recidivs und
damit Rettung möglich gewesen.

Bei beiderseitigem Netzhautgliom hätten wir streng
folgerichtig beide Augen zu exstirpiren, weil dadurch
die Möglichkeit der Lebensrettung vorhanden ist; doch werden
wir kaum in den Fall kommen, diesen Grundsatz zur Ausführung zu bringen, da die Angehörigen schwerlich die Erlaubniss dazu verleihen. Unser humanes Zeitalter, welches nicht
mehr, wie es die Spartaner thaten, die krüppelhaften Kinder
auf dem Taygetus aussetzt, erlaubt uns nicht die Frage, ob es
nicht besser sei ein blindes Kind umkommen zu lassen, oder ihm
die Mittel zur Erhaltung seines Daseins zu gewähren. Nur der
zweifelhafte Erfolg dieser Mittel kann den Arzt bestimmen, die
Bitte zur Erlaubniss der beiderseitigen Exstirpation nicht zu stellen.

Sind einmal cerebrale Complikationen bei ein- oder
beiderseitiger Affektion unverkennbar ausgesprochen, wie in
Fall 2 Erbrechen, Kopfschmerzen, Schlafsucht, so kann uns
nur die Linderung des vom prall gespannten Augapfel ausgehenden heftigen Schmerzes zur Vornahme einer Operation
bestimmen. Die Krankheit nimmt dann so oder anders einen

lethalen Ausgang, denn wenn man auch die isolirten Retinal-, Gehirn- oder Spinalgliome noch als nicht absolut tödtliche Affektionen betrachten will, so wird man solche tröstlichen Hoffnungen bei deren Combination nicht mehrnähren. Nachdem ich mich hiermit entschieden für eine eingreifende Behandlung unter den angeführten Einschränkungen erklärt habe, darf ich nicht verschweigen, dass sehr viele gewichtige Aerzte dieselbe scheuen, in Erinnerung der trostlosen Erfahrungen nach ihren Operationen. Sie beschränken sich dann auf's gottgefällige Zuschauen der Naturerscheinung oder beruhigen sich in den Vorschriften einer „zweckmässigen" medizinischen Behandlung, welche bestimmt ist, die Atrophie des Aftergebildes herbeizuführen. Ueber dieses Vorkommen der Atrophie, welches zu läugnen ich fern bin, sollte man indessen sorgfältige Buchführung halten und die Diagnose möglichst genau stellen, denn so wie man alles das für Markschwamm erklärt, was den Anblick des amaurotischen Katzenauges gewährt, wird man gar manche Fehlschlüsse über die Wirksamkeit „einer zweckmässigen medizinischen Behandlung" machen, wie in den letzten Jahren von den verschiedensten Seiten bewiesen wurde.

Jene zweckmässige medizinische Behandlung findet sich bei Sichel, und die Wichtigkeit des Gegenstandes macht es mir zur Pflicht, sie dem nicht jedem Arzte zugänglichen Werke desselben zu entlehnen. Man erlaube mir aber sie im französischen Urtext wiederzugeben, denn durch die Uebertragung in's Deutsche würde sie, wie alle Uebersetzungen, verlieren.

Herr Sichel redet auf Seite 574 seiner Iconographie wie folgt: „J'ai été le premier et le seul à constater par l'anatomie pathologique l'atrophie du globe oculaire affecté de véritable encéphaloïde, et à baser sur cette terminaison heureuse une méthode thérapeutique contre cette terrible maladie. J'ai annoncé ces faits depuis longtemps; je les signale de nouveau à la sérieuse attention de mes confrères. —

Ces faits m'ont porté à tenter, dès la première période de cette maladie, d'amener l'atrophie par un traitement anti-

86

phlogistique, altérant et dérivatif très énergique. Les appli-
cations réitérées de sangsues près de l'organe affecté, précédées
de saignées générales chez les individus robustes et sanguins;
les mercuriaux à doses altérantes longtemps continués avec
des interruptions de manière à ne produire ni salivation, ni
action purgative (calomel un centigr., ou une pilule bleue de
la Pharmacopée d'Edimbourg du poids de 5 centigr., deux à
trois fois par jour; onctions d'onguent napolitain; la pommade
d'oxyde noir de cuivre (un gramme pour 10 grammes d'axonge);
le chlorure de barium, les préparations antimoniales et iodu-
rées; enfin, les antiplastiques et les résolutifs en général, et
chez les individus lymphatiques les antiscrofuleux; les purgatifs,
un régime peu nourrissant; des cataplasmes émollients appli-
qués sur l'oeil; des vésicatoires volants promenés au haut de
la nuque et 'derrière les oreilles, etc.: tels sont les moyens,
qui ont parfaitement répondu à mon éspérance.

Plusieurs fois j'ai arrêté la marche de l'encéphaloïde réti-
nien par l'emploi de ce traitement, en obtenant l'atrophie;
celle-ci n'a été suivie que dans un seul cas de récidive du
cancer oculaire.“

Was man von der angegebenen Behandlungsweise in einem
bestimmten Falle für geeignet erachtet, muss dem Arzte über-
lassen bleiben. Die Erfahrung spricht im Allgemeinen nicht
für den der Sichel'schen Anschauung zu Grunde liegenden
Satz, dass mit sinkendem Kräfte- und Ernährungszustande die
bösartigen Geschwülste einen besseren Verlauf nehmen oder
atrophiren.

Was uns Noth thut, sind fernere sorgfältige Beobachtungen,
namentlich des Anfangs dieser Erkrankung, und Verzeichnung
der unglücklichen sowohl als der glücklichen Operationserfolge.
So traurig auch bis jetzt die Statistik ist, so erscheint mir
doch, bei frühzeitigem Erkennen des Retinalglioms, die Möglichkeit der Erhaltung des Lebens mittels Entfernung des Auges
unbestreitbar und durch die anatomischen Befunde gut begründet zu sein.

ZWEITER THEIL.

UEBER DAS SARKOM DER ADERHAUT.

ERSTER ABSCHNITT.

CASUISTIK DES ADERHAUTSARKOMS.

ACHTER FALL.

Melanosarkom der Aderhaut, des Ciliarkörpers und der Iris. Enukleation des Augapfels im Stadium glaucomatöser Entzündung. Tod ³/₄ Jahr später durch Metastasen auf Leber etc.

Heinrich Fester aus Mannheim, 65 Jahre alt, war leicht kurzsichtig, aber immer gesund.

Vor 1¹/₂ Jahren ungefähr bemerkte er vor seinem linken Auge ohne irgend welche Beschwerden einen leichten Nebel, welcher nach und nach dichter wurde. Vor 3 Monaten zeigten sich dickere und vermehrte Gefässe auf der Sklera, vor 5 bis 6 Wochen wurde der Augapfel roth, entzündet und leicht schmerzhaft; vor 10 Tagen nahmen die Erscheinungen beträchtlich zu, die Schmerzen dehnten sich auf die Umgebung des Auges aus und waren namentlich Nachts fühlbar. Gegen diese Erscheinungen waren Heurteloup'sche Blutegel angewandt worden. Vor 2 Tagen sah ich den Patienten zuerst.

Status praesens. Lider und Umgebung des Auges normal. Augapfel frei beweglich, nicht vorgetrieben, nicht vergrössert, seine Spannung nur unbeträchtlich, vor zwei Tagen aber noch bedeutend vermehrt. Bindehaut- und Episkleralgefässe reichlich injicirt, ohne wesentliche Gewebsschwellung. Hornheit normal, weniger empfindlich als- die des anderen Auges. Vordere Kammer rauchig getrübt, etwas seichter als rechts. Die blaue Iris röthlich gelbgrau, verdiokt, matt mit Verlust der feinen Gewebszeichnung (Hyperämie und Exsudation). Die Pupille beweglich, aber träg, keine Synechien. Mit Atropin erweitert sich ihr oberer Abschnitt vollständig.

Am unteren und innern Abschnitt ist die Iris abgelöst von ihrem peripherischen Ansatze durch einen reichlich erbsengrossen, grauschwarzen, matt sammtartig aussehenden, halbkugelig in die vordere Kammer hineinragenden Knoten (*Fig. 26. tu*), welcher den abgelösten, grünlich aussehenden Theil der Regenbogenhaut bis in die Mitte der Pupillarebene hineinschiebt.

Die Pupille ist rauchig getrübt. Mit dem Augenspiegel kann man den oberen Abschnitt des Augengrundes noch matt roth beleuchten, aber keine Einzelnheiten darin erkennen. Der untere und innere Abschnitt erscheinen grauschwarz verdunkelt. Mit schiefer Beleuchtung bemerkt man, besonders schön bei direktem Sonnenlicht, dicht hinter der Iris und in unmittelbarer Fortsetzung der in die vordere Kammer gedrungenen Geschwulst eine ähnliche von Kirschkerngrösse matt graugelblich gefärbt aus dem Ciliarkörper nach der Augenaxe zu wachsen (*Fig. 27. tu*$_1$). Ihre Oberfläche ist ganz leicht uneben und ohne sichtbare Gefässe, während die des Knötchens in der vorderen Kammer glatt ist und einige dunkelroth verästelte Streifen als Gefässe erkennen lässt. Nur im unteren innern Quadranten des Sehfeldes besitzt Patient noch so viel Wahrnehmungsfähigkeit, dass er die Bewegungen der Hand daselbst erkennt.

Das Auge wurde enukleirt am 23. Juli 1867. Sein äusseres Ansehen war völlig normal. Ein Schnitt im horizontalen Meridian zeigte den Glaskörper klar und klebrig wie gewöhnlich, die obere Hälfte des Auges ganz gesund, eine circulare Atrophie der Aderhaut um den Sehnerven, breiter nach der Macula lutea zu, keine Ektasie der Sklera daselbst.

In der unteren Hälfte des Bulbus aber fanden sich nicht nur der schon im Leben bemerkte Melanomknoten (*Fig. 27. tu*$_1$), sondern auch noch ein anderer dicht dahinter gelegener, von der Grösse und dem Aussehen einer kleinen Schwarzkirsche (*Fig. 28. tu₂*). Seine Oberfläche war völlig glatt und kugelförmig. An der Seite desselben standen noch einige kleinere flachere Erhöhungen von unregelmässiger Form (*Fig. 28. tu₃*). Ausserdem waren an der andern Seite auf der Choroides drei schwarze Pigmentflecken auffallend (*Fig. 28. p*), offenbar die Anfänge von weiteren Melanomen.

Die Netzhaut lag dem Augengrunde überall an, überzog auch die Melanomknoten. Nur an einer Stelle, in der Nähe des Sehnerven (*Fig. 28. re*), brückte sie sich über eine Flüssigkeitsschicht nach dem hinteren Tumor hin, sonst überzog sie die verschiedenen Geschwülste in dichter Auflagerung, sowohl in den Einschnitten, als auf den Höckern derselben.

Das Auge wurde in Müller'sche Flüssigkeit gelegt und 3 Monate später genauer untersucht.

Die Netzhaut zeigte nichts Abnormes. Von der Geschwulstoberfläche liess sie sich überall leicht trennen. Eine Verwachsung beider fand also nicht statt. Auch in denjenigen Theilen, in welchen die Netzhaut die Geschwulst am gespanntesten überlagerte, fand sich auf Querschnitten, welche die Lage der Netzhaut zur Geschwulst nicht änderten, kein Uebergang von Geschwulstelementen in die Netzhaut. Ein äquatorialer Querschnitt (*Fig. 29*) durch die Geschwulst (*tu*) zeigte, dass diese unmittelbar aus der Choroides hervorgegangen war. Zu beiden Seiten war nämlich die Aderhaut (*ch*) normal aussehend und in normaler Lage, dann verbreiterte sie sich plötzlich in die knopfförmige Geschwulst. Die Netzhaut (*re*) überzog diese fest und war nur an den Rändern der Grundfläche davon abgelöst. Die Sklera (*scl*) hatte normale Dicke und normales Aussehen, frei von jeder schwarzen Einsprengung. Die Schnittfläche der Geschwulst selbst war feinkörnig, weich, nur an der Grundfläche etwas härter, daselbst auch tiefschwarz, während sie an den übrigen Stellen grauschwarz und gelbweiss gefleckt aussah.

Darauf trennte ich diese Hälfte der Geschwulst durch einen Meridionalschnitt (*Fig. 30*), um ihre Ausdehnung nach vorn zu beobachten. Von den Ciliarfortsätzen und dem Ciliarmuskel war Nichts mehr zu erkennen, beide waren in der Geschwulst untergegangen, welche von der Sklera in gleichmässiger Zeichnung der Mittellinie des Auges zuwuchs. Die Iris (*Fig. 30. ir*), war erhalten, aber unmittelbar an ihrem ciliaren Rande umgab die grauschwarze, körnige Geschwulstmasse den Linsenrand und erstreckte sich noch etwas weiter der hinteren Linsenfläche entlang. Die Schnittfläche der Geschwulst war ganz wie auf dem äquatorialen Querschnitt.

Die mikroskopische Untersuchung der Geschwulst zeigte ein gleichförmiges Gewebe, bestehend aus runden, ovalen spindel- und sternförmigen Zellen, theils gefärbt, theils ungefärbt, mit sehr spärlichem, homogenem Zwischenzellstoff und ziemlich reichlich von Gefässen durchzogen, also ein gut charakterisirtes melanotisches Sarkom.

Das Choroidealgewebe mit seiner regelmässigen Anordnung von Gefässverbindung, Intervaskularräumen und reichlich anastomosirenden sternförmigen Zellen, sowie isolirten, lymphoiden und spindelförmigen Elementen war als solches nirgends mehr zu finden, wiewohl all diese Formen auch in der Geschwulst vorkamen. Spindelförmige blasse Zellen (*Fig. 31. a*) mit regelmässigem Kern und Kernkörperchen bildeten einen Hauptbestandtheil der Masse, ausserdem ähnliche Zellen mit mehr Ausläufern (*Fig. 31. b*), ferner runde blasse Zellen, fein granulirt mit regelmässigem Kern (*Fig. 31. c*), und solche (*Fig. 31. d*), die im Innern entweder ganz kernlos erschienen oder eine dichtere und gröbere Granulirung an einer Stelle zeigten, was man vielleicht als eine Kernbildung ansprechen durfte. Doppelte Kerne und Kernkörperchen waren an vielen Stellen der Geschwulst deutlich nachzuweisen (*Fig. 31. e*). Alle diese Zellenformen kamen auch pigmentirt vor (*Fig. 31. f, g*). Das Pigment erfüllte meistens die Zellen ganz gleichmässig, indem es als moleculare Körnchen in das Cytoplasma eingebettet war. Gewöhnlich bemerkte man an der Zelle eine scharfe Umgrenzung, Membran, und zwischen dieser und dem Pigment im Innern einen schmalen durchsichtigen Ring (*Fig. 31. i*).

Häufig fehlte dieser Ring und die Pigmentkörnchen füllten die ganze Zelle gleichmässig aus (*Fig. 31. f₁*). An andern Zellen war der Kern pigmentfrei und der Inhalt gleichmässig damit angefüllt (*Fig. 31. f₂*), oder eine Seite der Zelle war dichter, die andere lichter mit Pigment gefüllt (*Fig. 31. g*).

Der Aufbau der Geschwulst war klar zu verfolgen. An vielen Stellen derselben, namentlich den weisseren in der Mitte, fand man in loser Aneinanderlagerung kleine runde Zellen mit einem und mehreren Körnchen (*Fig. 31. k*), wie sie von Virchow als indifferentes Stadium der Zellenentwickelung bezeichnet werden, da man aus diesen Anfangszellenformen alles Mögliche sich heranbilden sieht. Man brauchte nicht weit zu gehen, um andere weiter entwickelte Figuren zu erhalten: Die Zellen wurden grösser, bekamen deutlichere Kerne, vor Allem aber deutlichere Grenzen (Hüllen), wurden oval und spindelförmig (*Fig. 31. l*). Der Abstand der einzelnen Zellen war dabei an vielen Stellen verschwindend klein, ja man wäre geneigt gewesen, ein gänzliches Fehlen einer Intercellularsubstanz anzunehmen, wären die Bilder durch das stereoskopische Mikroskop in dieser Beziehung nicht ergänzend und berichtigend eingetreten. Dabei traten nämlich die unter dem monokularen Instrument in einer Ebene gehäuften, hervorstechenden Formelemente räumlich weiter auseinander und man bemerkte leicht, dass sie in einem zarten, sehr feinen Zwischenzellstoff getragen wurden.*) Je mehr die Zellen sich der Spindelform näherten, desto mehr Pigment zeigte sich dabei, doch hatten die pigmentirten Zellen selbst viel häufiger rundliche und vieleckige Form als spindelförmige.

---

*) Ich wundere mich, wie Cohnheim in seiner sehr verdienstvollen Arbeit über die Choroidealtuberkel schreiben kann: „Wenn wir wirklich stereoskopische Mikroskope hätten." Die englischen und Nachet's binokulare Mikroskope sind doch jetzt auch in Deutschland von ganz competenter Seite gewürdigt, so dass Jemand, der keinen Unterschied in den Bildern monokularer und binokularer Mikroskope erkennen kann, nicht mehr das Recht hat, die stereoskopische Wirkung der letztern zu bezweifeln, sondern Ursache, einmal seine Augenbewegungen und die Grenzen der Fähigkeit seines eigenen binokularen Sehaktes im Gebrauche stereoskopischer Instrumente untersuchen zu lassen.

Meist war es so, dass sich zwischen die blassen runden oder Spindelzellen mehr oder minder dicht gelagerte pigmentirte Formen eindrängten (*Fig. 31.* l_1); hier und da aber waren diese letzteren auch so dicht gehäuft (*Fig. 31. i*), dass man nichts Anderes zwischen ihnen sah, ja die Schwärze war mitunter so intensiv und gleichmässig, dass die Zellennatur als Träger des Farbstoffes ebenso unkenntlich war als dieses häufig an der Pigmentlage der Iris der Fall ist.

Der Ausgangspunkt der Geschwulst war die peripherischste Lage des Aderhautstromas. Wiewohl die knopfförmige Anschwellung selbst sich steil über die Aderhaut fläche emporhob und nach der Mitte des Auges zu wuchs, so konnte man auf Querschnitten doch verfolgen, dass sie sich auch an ihrer Grundfläche seitlich in der Aderhaut ausbreitete. Das an und für sich pigmentarme Stroma dieser Membran zeigte dicht an der Sklera eine reichliche Anhäufung von dunkelbraun pigmentirten Zellen. Diese waren meist langgestreckt und enthielten zwei bis fünf pigmentirte, in einer Reihe gelegene Klümpchen. Dazwischen lag helles faseriges Gewebe mit spindelförmigen, blassen Elementen. Je mehr aber das Pigment sich häufte, desto mehr verwischte sich diese streifige Zeichnung. Die Pigmentklumpen lagen ordnungslos nebeneinander und wurden grösser und unregelmässig contourirt. Immerhin bemerkte man auf dünnen Schnitten eine farblose, ganz fein getüpfelte Zwischensubstanz. Die pigmentirten Elemente brachten alsbald die Suprachoroidea zum Verschwinden und drängten sich sofort in die benachbarten Lagen der Sklera ein. In dieser kamen sie indessen zu keiner beträchtlichen Entwicklung und Vermehrung, so dass die äusseren drei Viertheile der Skleralquerschnitte überall frei von Farbstoff angetroffen wurden.

Nach innen dagegen wuchsen die pigmentirten Elemente sehr üppig. Das Choroidealgewebe wurde davon dicht angefüllt, indem sich die pigmentirte Aftermasse allmählich weiter nach den innern Choroideallagen hinschob. Deutlich liess sich dieses an den Querschnitten der erhaltenen grösseren Gefässe beobachten. Zuerst wurde der zunächst an der Sklera gele-

gene Theil ihrer Wandungen schwarz gefärbt, und im Weiter-
wachsen umgriff das schwarze Aftergebilde allmählich das ganze
Gefäss, an welchem nur noch die Innenwand ungefärbt und unverändert blieb. Die Gefässe wurden aber auch nicht unbeträchtlich von der Sklera weggeschoben und weiter in den
Binnenraum des Bulbus gedrängt. Dieses geschah dadurch,
dass die schwarzen Zellen, welche zwischen dem Gefässrohr und
der Sklera lagen, sich mächtig vervielfältigten, wodurch natürlich die Gefässe und innern Schichten der Aderhaut Platz
machen mussten. In der schwarzen Masse zur Seite des Haupt-
tumors fand man so die oft ziemlich dicht beisammen liegenden
klaffenden Lumina der grösseren Aderhautgefässe, die dennoch
erhalten blieben und den Ausgangspunkt bildeten für die neugebildeten Gefässe der wachsenden Aftermasse. Lange erhielt
sich über dieser völlig pigmentfrei die dünne Choriocapillaris,
welche regelmässig von der normalen Glas- und Pigmentschicht
überzogen war. Auf dem Gipfel des Tumors aber war von
diesen Choroidealschichten nichts erhalten.

Von der eigentlichen Aderhaut pflanzte sich die Fremdbildung auf den Ciliarkörper und die Iris fort und hatte daselbst, wie wir gesehen haben (*Fig. 26*), einen in die vordere
Kammer vorspringenden Knoten erzeugt.

In dem Orbiculus ciliaris erfolgte die Umwandlung des
Normalgewebes in Sarkomgewebe genau wie in der Choroides.
Am Ciliarkörper verhielt sich der Ciliarmuskel eigenthümlich.
Ich machte eine hinreichende Anzahl feinerer Schnitte in meridionaler Richtung neben dem Iristumor beginnend und bis zu
dessen Mitte fortschreitend. Die Länge der Schnitte ging von
der Hornhautmitte bis zum Orbiculus ciliaris, so dass ich durch
diese Reihe von Schnitten die Verhältnisse in ihrem Fortschreiten
gut überschauen konnte. Zuerst sah man von dem ganz in
schwarzes Gewebe umgewandelten glatten Theil des Ciliarkörpers die pigmentirten Zellen sich zwischen die hinteren Fa-
serlagen des Ciliarmuskels eindrängen (*Fig. 32*), während gleichzeitig eine mächtigere Entwicklung in dem Gewebe, welches
den Ciliarmuskel an die Sklera anheftet, Platz fand und sich

als ein schwarzer Strang bis zum Ansatz des Ciliarmuskels an die Wand des Schlemm'schen Canales fortsetzte. Die Hauptmasse des Ciliarmuskels war dabei völlig normal; man unterschied Radiär- und Querfaserzüge ohne fremde Einlagerung (*Fig. 32. m. c*). Die Glaskörperseite der Ciliarfortsätze war gelockert und eine Pigmentwucherung in die farblose Ueberkleidungsschicht hinein nicht zu verkennen (*Fig. 32. p.c*).

Im weiteren Verlauf verdickte sich der zwischen Ciliarmuskel und Sklera liegende pigmentirte Sarkomausläufer, ebenso die nach dem Glaskörper zu gehende Lage, während zugleich der eigentliche Ciliarmuskel immer mehr verkleinert wurde. Die Sarkomzellen wuchsen nicht nur von hinten her in denselben hinein, sondern durchsetzten ihn auch in Streifen, die ihn von seinem vorderen skleralen Ansatze der Länge nach durchzogen, wie seine Radiärfasern (*Fig. 32*). Diese Streifen wurden gebildet von nahe beisammenliegenden, jedoch nicht unmittelbar miteinander verbundenen Reihen von unregelmässig runden gefärbten Figuren, von der Grösse eines Blutkörperchens bis zu der von grösseren Epithelzellen. Das Innere dieser Figuren war ungleich gefärbt, namentlich enthielten die grösseren mehrere dunklere Körner. Ausserdem aber lagen in dem Ciliarmuskel zahlreiche blasse kernhaltige Zellen von der Grösse der weissen Blutkörperchen und darüber eingebettet.

Das Ganze war demnach ein einfaches Uebertreten der wuchernden gefärbten und ungefärbten Sarkomzellen in den Ciliarmuskel hinein, dessen eigenes Binde- und Muskelgewebe zu Gunsten der fremden Eindringlinge immer mehr und zuletzt ganz verschwand, wie es die dem nächsten Fall entnommene Zeichnung (*Fig. 37*), darstellt.

Der Uebergang auf die Iris geschah auf demselben Wege des allmälichen Weiterschreitens ohne Hinderniss. Die Sarkomzellen, gefärbt und ungefärbt, vermehrten sich in dem Irisstroma wie im Choroidealstroma, und bildeten daselbst die erwähnte kleine Geschwulst, in welcher nur noch Sarkomgewebe bestand. An ihrem vorderen Ende kam wieder die kaum veränderte Iris in ähnlicher Weise zur Anschauung, wie

wir dieses in der Nähe der Geschwulst an der Aderhaut kennen lernten.

Der weitere Verlauf des Falles war nach den Mitthei-
lungen, welche mir der behandelnde Arzt, Dr. Gerlach von
Mannheim, freundlichst zusandte, kurz folgender: Der Kranke
erholte sich nie ganz, er blieb schwach und geistig verstimmt.
Unter Schmerzen entwickelte sich Oedem der unteren Extremi-
täten. Oefters zeigten sich schwärzliche oder missfarbig blutige
Sputa. Merkwürdiger Weise verschwanden 6 Monate nach der
Operation alle diese Erscheinungen; der Kranke kräftigte sich,
war täglich 6—8 Stunden ausser Bett. 2 Monate darauf trat
wieder Verschlimmerung ein: Appetitlosigkeit, Ekel vor Speisen,
Sinken der Kräfte, Oedem der Beine, Unterleib gespannt und
aufgetrieben, harte, höckerige Geschwulst in Leber- und Magengegend, Puls frequent, Schlaflosigkeit, Erbrechen von Speisen, Schleim
und chocoladeähnlichen Massen, Sinken der Kräfte bis auf's
äusserste, Tod am 19. März 1868, 9 Monate nach der Operation.

Wiewohl die Sektion nicht gemacht wurde, so geht aus den
Symptomen die Existenz von Metastasen auf Leber, Lunge und
Magen hervor. In der Orbita war kein Recidiv.

NEUNTER FALL.

*Melanosarkom des Ciliarkörpers und der Aderhaut mit Durchtritt
durch die Ciliarregion der Sklera. Heilung durch Enukleation.*

Lisette Schneider von Bruchsal, 62 Jahre alt, kam zum
ersten Mal am 2. Februar 1865 in meine Klinik. Sie war seit
10 Wochen kränklich gewesen und hatte vor Kurzem eine
plötzliche Abnahme des Sehvermögens im linken Auge
beobachtet, aber ohne Schmerzen und sonstige Beschwerden
von Seiten des Auges. Als sie sich vorstellte, zählte sie mit
dem linken Auge Finger auf 2 Fuss. Die Grenzen ihres Sehfeldes waren nicht genau zu bestimmen, doch trat ein deutlicher Defekt nach innen, oben und aussen hervor. Die Linse

fängt an, sich vom Aequator aus speichenförmig zu trüben.
Mit dem Augenspiegel sieht man nach unten und aussen in
dem abwärts gerichteten Auge ein Viertheil des ophthalmoskopischen Sehfeldes von einem dunkeln Körper mit beweg-
licher Oberfläche eingenommen, während der übrige Theil des
Augengrundes rauchig verschleiert und röthlich leuchtend, aber
in seinen Einzelnheiten nicht mehr genau erkennbar ist.

Das rechte gesunde Auge zeigte $\frac{1}{10}$ Hyperopie und für
dieses Alter normale Sehschärfe. Patientin wurde mit der
Diagnose Netzhautablösung nach unten entlassen.

Drei Monate später stellte sie sich wieder vor. Sie hatte
seit drei bis vier Wochen heftige Schmerzen im linken Auge
gehabt, welche auch auf das rechte übergegangen und mit
periodischen Umnebelungen desselben verbunden waren. Indessen ergab die Untersuchung des rechten Auges keine Veränderung in Bau und Funktion. Das linke aber hatte sich
wesentlich verändert: die vordere Kammer war seicht, die
Pupille mittelweit und träge, die Spannung des Augapfels stark
vermehrt (T$_2$ nach Bowman's Skale); Cornea klar, Linse bis auf
die früher erwähnten, nicht ausgebreiteten Streifen, durchsichtig,
das Sehfeld nur innen und unten erhalten. Mit dem Augenspiegel lässt sich der obere Theil des Sehfeldes matt beleuchten,
aber von seinen Einzelnheiten ist Nichts zu erkennen. Der
untere Theil des Augengrundes schimmert blaugrau und ent-
behrt der rothen Beleuchtung. Mit Fokallicht sieht man im
unteren äusseren Theil der Ciliarregion einen dunkel grauröthlichen, dicht hinter der Linse gelegenen, nach der Mitte
des Auges zustrebenden Klumpen, dessen Oberfläche von
schmutzig weissgrauen und schwärzlichen parallelen Streifen
durchzogen war, die von der Augenkapsel nach der Mitte des
Bulbus zu gerichtet waren.

Die Diagnose wurde jetzt mit Bestimmtheit auf ein von
der Ciliargegend ausgehendes melanotisches Sarkom mit
consekutiver Netzhautablösung gestellt. Besonders gestützt wurde
sie auf die Schmerzhaftigkeit und Härte des Bulbus, und in
erster Linie auf das Durchschimmern eines weiss und schwarz

gestreiften, etwa kirschkerngrossen Knotens. Der für das Sarkom charakteristische Symptomencomplex ist freilich nicht immer
so unzweideutig, wie hier; trotzdem drückten einige die Klinik
besuchende, nicht unerfahrene Augenärzte ihre Zweifel an der
Diagnose aus, indem sie für Netzhautablösung mit glaukomatöser Entzündung plaidirten.

Dieses vermochte mich nicht zu überzeugen. Ich stellte
der Frau die Nothwendigkeit der Herausnahme des Auges
vor und führte die Operation nach ihrer Einwilligung sofort aus.

Die reine Enukleation verlief und heilte ohne Zufall;
Patientin wurde 10 Tage darauf frei von Schmerzen und
Beschwerden entlassen. — Die Heilung erwies sich voll-
ständig und dauernd, indem weder eine Spur von lokalem
Recidiv noch Metastasen bis jetzt, Ende Februar 1868, ein-
getreten sind.

Das Auge wurde 3 Monate in Müller'scher Flüssigkeit
erhärtet und dann untersucht.

Der in seiner Gestalt und Grösse normale Bulbus ward
durch einen Meridionalschnitt geöffnet (*Fig. 33*). Die vordere
Kammer war verschwunden, indem die Iris und Linse der Hornhaut dicht anlagen, sich aber leicht davon und von einander
trennen liessen. An der Linse nichts Auffallendes.

Die Netzhaut (*Fig. 33. re*) war trichterförmig abgehoben
und zwar so vollständig, dass sie vorn die Ciliarfortsätze und
Hinterkapsel der Linse dicht überzog. Vom Glaskörper war
Nichts mehr zu entdecken, indem kaum noch ein Raum zwischen
der zusammengefalteten Netzhaut und dem hinteren Linsenpole
frei blieb. Eine runde Geschwulst (*Fig. 33. sa*), von der Grösse
einer Haselnuss, sass mit verdünntem Stiele in der Ciliargegend
fest. Genauer gemessen war sie 9 Mm. breit und 11 Mm. hoch.
Sie war vollkommen erhärtet, hatte in der Mitte einen schwarzen
Kern von 3 bis 4 Mm. Durchmesser, und von ihm gingen einige
schwarze Ausläufer aus. Die übrige Masse war bis zum Rande
trübweiss. Die Oberfläche erschien schwarz, feinkörnig und
streifig. Sie wurde von der Netzhaut überall gedeckt, doch

bestand keine Verwachsung mit dieser Membran, welche sich überall ohne Widerstand abheben liess. Die Netzhaut selbst war weiss und bei schiefer Beleuchtung gut durchscheinend. Die zwischen ihr und der Aderhaut befindliche Flüssigkeit war durch die Erhärtungsflüssigkeit zu einer braunen, völlig gleichmässigen und vollkommen durchscheinenden Gallerte erstarrt.

Ich machte darauf einen Querschnitt durch die Geschwulst in einem dem Aequator nahezu parallelen Kreise, 6 Mm. hinter der durchsichtigen Hornhautgrenze, also quer durch die Ciliarregion. Dabei zeigte sich, dass die Geschwulst eine breitere Basis hatte (*Fig. 34*) und einfach hügelartig emporstieg. Sie ging also recht eigentlich von dem Ciliarkörper aus und zwar in einer Breite von 13 bis 14 Mm. In ihrer ganzen Länge war sie mit der Sklera fest verwachsen, und bot von ihrer Grundlinie bis zum Gipfel dasselbe gleichmässig körnige Aussehen dar. Die Hauptmasse des Tumors war blass, aber durch denselben zogen, wie auf dem Meridionalschnitt, schwarze Streifen, die an der Sklera breit anfingen und nach dem Gipfel der Geschwulst zu sich allmälig verschmälerten. Die oberflächliche Lage dieser war wieder schwarz.

Bei genauem Ansehen und Abpräpariren der Sklera trat auf deren Aussenfläche nahe an dem oben beschriebenen Parallelkreisschnitt noch eine Eigenthümlichkeit zu Tage: es sassen nämlich, ungefähr der Mitte der Geschwulst gegenüber, drei kleine, vollständig schwarze Knötchen der Sklera dicht auf und hart neben einander (*Fig. 35. sa₁*). Sie zeigten auf dem Durchschnitt eine Höhe von $1/2$ bis 1 Mm. und hatten einen Durchmesser ihrer Grundfläche von 3 Mm. Die zwischen ihnen und der innern Geschwulst liegende Sklera war anscheinend normal.

Mikroskopische Untersuchung.

Die ganze Geschwulst von der Oberfläche bis zur Basis bestand aus einem gleichartigen Sarkomgewebe: rundliche, längliche und spindelförmige Zellen, eingebettet in einer glasartigen, entweder vollkommen amorphen oder ganz leicht getüpfelten

Zwischensubstanz. An Zerzupfungspräparaten und an den Kanten der Schnitte oder ganz feinen Schnitten selbst hatten die Zellen meist den ovalen oder .spindelförmigen Charakter, während an dickeren Schnitten die runden Formen mehr hervortraten. Die Färbung war der Art, dass der Zellkörper am stärksten mit Farbstoffkörnchen gefüllt, die Ausläufer aber blasser waren. Die meisten gefärbten Formen waren rundlich mit einem kleinen, weissen Centrum, dem Kern, welches oft aber von dem pigmentirten Inhalt an allen Seiten umschlossen und verdeckt wurde, so dass er erst bei geänderter Einstellung deutlich als kleiner blasser Kreis zum Vorschein kam.

Viele Gefässe mit meist zarten Wänden durchzogen die Geschwulst.

Um über die Grenzen und Entwicklung der Anschwellung Aufschluss zu erhalten, untersuchte ich die Aderhaut an allen Stellen. Nach hinten zu war sie völlig frei von fremden Elementen, nur etwas atrophisch. Die Geschwulst selbst entwickelte sich ziemlich plötzlich an einer bestimmten Grenze, wo sie sich allmälig, aber ziemlich steil, aus dem Aderhautgewebe hervorhob (*Fig. 36*). Deutlich konnte man sehen, dass sie in einer Wucherung der gefärbten und ungefärbten Stromazellen der äusseren Lagen ihren Ursprung hatte. Wo die Aderhaut noch normal war, da boten die Zellen auf Querschnitten vorzugsweise langgestreckte Formen dar (*Fig. 36. a b*), dann verdickte sich diese Schicht (*Fig. 36. b c d*) und die Zellen wurden rundlich, vieleckig und erhielten Ausläufer. Die Choriocapillaris (*g h*) und Pigmentschicht überkleideten regelmässig den Anfang der Anschwellung, indem nur hier und da (*Fig. 36. e*) pigmentirte Zellen in dieselben hineinwuchsen. Auch die Mehrzahl der grösseren Choroidealgefässe (*Fig. 36. i i*) wurden von der anschwellenden äussern Gewebslage nach innen gedrängt. An höher gelegenen Stellen des Tumors war die regelmässige Ueberkleidung desselben von den innern erhaltenen Aderhautlagen nicht mehr nachzuweisen.

Nach vorn ging die Gewebsumwandlung durch den Ciliarkörper bis zum Anfang des Irisstromas in derselben Weise vor sich, wie dieses in dem achten Fall beschrieben wurde. Die grösste vordere Ausdehnung in der durch die Mitte des Tumors gehenden Meridianebene ist in *Fig.* 37 veranschaulicht, wo der ganze Ciliarkörper, Muskel und Processus, in die melanotische Masse (*Fig. 37. sarc*) umgewandelt war und die Wucherung schon in vereinzelten schwarzen und blassen Zellensträngen auf den peripherischen Abschnitt des Irisstromas (*Fig. 37. ir*) überging. Hornhaut und Sklera waren vollständig frei von fremden Einlagerungen.

Anders verhielt sich aber die Sklera an der Stelle, welche die kleinen äusseren Geschwülste von der innern Sarkommasse trennte. Auf den Durchschnitten war mit blossem Auge nur hier und da ein schwarzes Fleckchen oder eine schwarz getüpfelte, kurze Linie zu entdecken. Legte man aber feine Schnitte unter's Mikroskop, so sah man alsbald das Skleralgewebe durchzogen von verschiedenen pigmentirten Zellsträngen, deren Zusammenhang durch die ganze Dicke der Sklera schwer nachzuweisen war, indem dieselben in allen möglichen Knickungen die weisse Faserhaut durchsetzten. An einer Stelle (*Fig. 38*) gelang es indessen, den Uebergang der innern Geschwulst (*a*) zu den kleinen äusseren (*g g₁*) durch zusammenhängende Zellenreihen bis auf eine sehr dünne Lage deutlich nachzuweisen. Die Verbindung stellte sich so her, dass eine dickere Zellenmasse (*c d*) sich von der inneren Seite eine kleine Strecke in die Sklera eindrängte, davon zweigten sich mehre Zellstränge ab, wovon zwei längs den Skleralfaserbündeln, der dritte (*d e*) aber quer durch dieselben lief. Dieser Ast theilte sich wieder in zwei Zweige, wovon der eine längere (*e f*) in gekrümmtem Verlaufe sich der episkleralen Geschwulst bis auf Weniges näherte. Dass er damit in Verbindung stand, ist nicht zu bezweifeln, indem anzunehmen ist, dass seine Fortsetzung die Schnittebene schief durchlief und mit dem oberhalb derselben liegenden Gewebe entfernt worden war. Wir sehen aber an der Spärlichkeit der Sarkomentwicklung innerhalb der Sklera, dass die letztere kein günstiger Boden für diese, ebenso wenig wie für andere Fremdbildungen ist. Sind einmal die am weitesten

vorgeschobenen Zellen der durchsetzenden Stränge an die Aussenfläche der Sklera getreten, so finden sie im subconjunktivalen
Bindegewebe wieder einen vortrefflich günstigen Standort für
eine rasche Vermehrung. So kommt es denn auch, dass wir
die äusseren Geschwülste zu bedeutenden Massen anwachsen
sehen, während wir oft Mühe haben, ihre Brücke durch die
Sklera zur innern Geschwulst nachzuweisen. Bei früheren Untersuchungen war es mir nicht gelungen, diese verbindenden
Zellstränge aufzufinden, was wohl daher kam, dass ich grosse
äussere Geschwülste vor mir hatte, die mit sehr breiter Basis
auf der weissen Haut aufsassen. Ich nahm damals meine Zu-
flucht zu den wandernden Zellen, denen man heutzutage,
nachdem sie kaum entdeckt sind, schon so viel Arbeit zu-
schreibt, dass ich gewiss kaum würde angestossen haben, wenn
ich ihnen auch die hier vorliegende Bürde auferlegt hätte.
Ich zweifle übrigens nicht daran, dass ich auch in jenen grossen
Geschwülsten den Zusammenhang nach innen würde gefunden
haben, hätte ich die Ausdauer gehabt, hinreichend viel Querschnitte durch die Sklera zu machen. Um sicher zu gehen,
hätte ich die ganze sklerale Basis in aufeinander folgende
mikroskopische Querschnittspräparate zerlegen müssen. Dieses
war bei dem hier beschriebenen Auge keine schwierige Aufgabe, indem die äusseren Geschwülstchen sehr klein waren. So
sehr ich auch die noch unübersehbare Bedeutung der Zellenwanderung anerkenne und so viel Hochachtung und Freund-
schaft ich für ihren scharfsinnigen Entdecker, v. Recklinghausen, hege, so konnte ich doch ihre Beihülfe zur Entstehung
der secundären extraocularen Geschwülste entbehren, nachdem
ich ihre Verbindungsbrücken mit den inneren Geschwülsten
durch makroskopische, und wo diese fehlten, mikroskopische
Gänge des Pseudoplasmas beobachtet hatte.

Ich verfehlte nun nicht, auch diese Verbindungsstränge bei
stärkeren Vergrösserungen (Immersionssystem) zu untersuchen.
Es zeigte sich, dass ihre Elemente runde und gestreckte Zellen
von ganz derselben Beschaffenheit, wie diejenigen der primären
Geschwulst, darstellen. Diese drängen sich zwischen die Faser-

bündel der sonst ganz unveränderten Sklera, und bilden hier meist in die Länge gezogene Nester (*Fig. 39. c d*), parallel der Faserrichtung der Sklera. Sie tragen alle Kennzeichen vermehrungsfähiger Zellen an sich, sind an den Spitzen der Ausläufer, also den jüngsten Heerden, grösstentheils ungefärbt, dann aber füllt sich ihr Protoplasmamantel und zuletzt die ganze Zelle mit schwarzen Pigmentkörnchen. In *Fig.* 39 ist *a b* die äusserste Lage der innern Choroidealgeschwulst, *scl scl* die Sklera, deren welligen Faserverlauf mit spindelförmigen und lang gestreckten Lücken, die mit einer scheinbar glasigen Substanz ausgefüllt, in Wirklichkeit aber nur die Querschnitte anders gerichteter Faserbündel waren, man deutlich beobachtete. Die Sarkomzellen selbst (*Fig. 39. c d*) hatten grosse einfache und doppelte Kerne, waren meist rundlich und von einem amorphen Kitt zusammengehalten. Dass die einzelnen derselben sich zwischen den Skeralfibrillen durchdrängen, wie die beweglichen Zellen der Hornhaut, und auf diesem Wege vermehren, wird ohne Widerspruch angenommen werden können.

ZEHNTER FALL.

Melanosarkom der Aderhaut und des Ciliarkörpers mit Durchtritt durch die Sklera. Tod $^1/_2$ Jahr nach der Exstirpation durch Metastasen auf Leber, Niere und Lunge.

Amtmann Heuberger, 73 Jahre alt, von Freiburg i. B. kam zu mir am 2. Juni 1866 und klagte, dass seit 5 Monaten die Sehkraft seines linken Auges abnehme, ohne dass Schmerz, Entzündung oder andere Beschwerden sich je eingestellt hätten. Er sei sein Leben lang gesund gewesen und auch in seiner Familie wäre keine erbliche oder sonstwie bösartige Krankheit bekannt. Sein Sehvermögen habe sich am linken Auge in der Weise verringert, dass zuerst ein Nebel von der linken Seite nach der Mitte zu gezogen sei, welcher immer dichter geworden wäre, so dass dieses Auge nur noch einen schwachen Schein über der Nase besitze. In der That zeigte sich auch sein Sehvermögen in der ganzen linken Sehfeldhälfte dieses Auges völlig vernichtet, und in der rechten waren nur noch Wahrnehmungen grösserer und hell beleuchteter Gegenstände möglich.

Form, Bewegung und Farbe des Auges nicht verändert, ebenso wenig die der Iris und Pupille; die vordere Kammer war vielleicht etwas seichter als die des andern Auges. Spannung normal. Mit schiefer Beleuchtung erblickte man in der Gegend der hinteren Linsenfläche nach aussen eine unbewegliche, schmutzig graue Trübung mit undeutlicher, radiärer, nach der Augenaxe zu convergirender Streifung. In der Mitte des hinter der Linse liegenden Augenraumes sah man graue, leicht durchschimmernde, gefaltete Membranen ohne Blutgefässe. Mit dem Augenspiegel konnte man nur die innere Pupillenhälfte schwach röthlich beleuchten, ohne im Mindesten Etwas von dem Augengrunde zu erkennen, während die äussere Hälfte ganz schwarz erschien und der Uebergang dichte graue Trübungen darstellte.

Ich erklärte die Krankheit unbedenklich für ein melanotisches Aderhautsarkom und protestirte gegen die anderweitig gestellte Diagnose einer mit Netzhautablösung complizirten beginnenden Catarakt. Man bemerkte nämlich noch einige Aequatorialtrübungen der Linse, die am anderen Auge auch vorhanden waren, ohne das Sehvermögen nennenswerth zu beeinträchtigen.

Bestimmend für meine Annahme hielt ich die völlige Dunkelheit der linken Hälfte des Auges und besonders die dunkle Streifung dicht hinter der Linse bei schiefer Beleuchtung, die genau so war, wie sie sich in dem vorigen Falle, der Lisette Schneider, gezeigt hatte. Dass die Geschwulst von dem Ciliarkörper ausging, lag klar vor Augen; wie weit sie sich rückwärts erstreckte, war ich ausser Stande zu bestimmen. Dass weder Vermehrung der Augapfelspannung noch Schmerzhaftigkeit anwesend waren, liess mich doch an meiner Diagnose nicht zweifeln, da mir bekannt

war, dass diese Erscheinungen im Beginn der Tumorenentwick-
lung gewöhnlich fehlen.

Dem einsichtsvollen Patienten theilte ich meine Diagnose
sogleich mit und erklärte mit aller Bestimmtheit, dass sein
Auge nie wieder zum Sehen kommen könnte und herausgenommen werden müsste. Nur wenn dieses bald geschähe,
so könne er Hoffnung haben, dass das Uebel, eine bösartige Geschwulst, lokal bleibe und mit dem Organ ausgerottet
werde. Diese Eröffnung wirkte sehr niederdrückend auf ihn, da er
sich immer mit der Hoffnung herumgetragen hatte, er litte an
grauem Staar, den man jetzt oder später mit Aussicht auf
Wiedererlangung der Sehkraft operiren könnte. Ich rieth ihm,
er möchte sich noch einmal mit seinem Arzte, den er, wie ich,
hochschätzte, berathen und demselben meine Diagnose mittheilen. Wiewohl dieser von der Existenz eines die Netzhautablösung bedingenden Tumors nicht überzeugt zu werden schien,
aber ihm ebenfalls erklärte, dass auch er die Sehkraft dieses
Auges für unwiederbringlich verloren halte, so hatte ich die
Befriedigung, den entschlossenen Greis nach 4 Tagen wieder
zu mir kommen zu sehen, mit der Absicht, sich das Auge
herausnehmen zu lassen.

Ich enukleirte dasselbe, aber in der Weise vorsichtig,
dass ein allenfallsiger extraocularer, mit der Sklera in Verbindung stehender Geschwulstknoten dabei gefunden und mit
entfernt werden könnte. So zeigte es sich denn auch, dass am
hinteren Pole des Auges ein Widerstand der Entkapselung ent-
gegentrat, indem ein harter mit der Sklera verwachsener Knoten
das lockere, den Bulbus umgebende Gewebe unterbrach. Die
vier geraden Muskeln waren getrennt und der Augapfel hob
sich aus seiner Höhle heraus, so dass ich auch den Knoten
zugleich mit ausschälen konnte, da er gleichfalls von lockerem
Gewebe umgeben war. Nachdem dieses geschehen, trennte ich
den Sehnerven, löste die Ansätze der beiden schiefen Muskeln
und erhielt den Augapfel sammt dem aufsitzenden Knoten vollständig und rein. Ich überzeugte mich durch Betasten des

Orbitalinhaltes mit dem Finger, dass andere Härten nicht vorhanden waren.

Die Heilung erfolgte ohne Störung und der Patient reiste 14 Tage nachher mit einem künstlichen Auge zufrieden nach Hause. Etwa drei Monate später sah ich ihn wieder. Er hatte über Nichts zu klagen, und ich konnte bei der Untersuchung seiner Orbita kein Recidiv finden, auch waren gar keine Zeichen einer anderweitigen Metastase aufgetreten. Ein halbes Jahr später jedoch starb er. Die Sektion wurde nicht gemacht.

Sein Arzt schrieb mir über ihn Folgendes. „Patient litt an vernachlässigter chronischer Entzündung der Leber mit scirrhöser Verhärtung und sehr bedeutender Hypertrophie derselben, complizirt mit chronischem organischem Nierenleiden und secundärer allgemeiner Wassersucht, wozu sich schliesslich durch eine unbekannte Ursache noch eine Lungenentzündung gesellte, die mit Lungenparalyse das Drama beschloss. Ich hatte keinen Grund ein metastisches Lebersarkom anzunehmen, glaubte vielmehr nach genauen Erhebungen allen Grund zur Annahme zu haben, dass das Leberleiden schon alt war und dass dem ganzen Krankheitscomplexe eine Ursache zu Grunde lag, welche bei alten Liebhabern von Spirituosen, wie es hier der Fall war, bekanntlich so häufig in grösserem oder kleinerem Grade und Umfange beobachtet wird."

Diese Diagnose erscheint mir nun nicht wahrscheinlich, sondern vielmehr metastatische Sarkombildung in Leber, Nieren und Lungen vorgelegen zu haben. Das ganze Krankheitsbild spricht für letztere Annahme, wozu ich in dem mit Autopsie versehenen zwölften Falle eine Analogie mittheilen werde. Die Fettleber der Potatoren entwickelt sich nicht so rasch „zu sehr bedeutender Hypertrophie und scirrhöser Verhärtung", wohl aber das metastatische Lebersarkom. So lange ich den Patienten beobachtete (und 2—3 Monate vor seinem Tode machte ich mit ihm noch einen Spaziergang von mehreren Stunden in's Gebirg), klagte er gar nicht über sein körperliches Befinden, sondern war im Gegentheil munter und rüstig. Dieser Umstand in Verbindung mit Allem, was wir über Metastasen von melanotischen Choroidealsarkomen wissen, lässt wohl kaum einen Zweifel über die Diagnose des vorliegenden Falles nach letzterer Richtung hin zu.

Untersuchung des Augapfels.

Der Augapfel, welcher uneröffnet gleich nach der Exstirpation in Müller'sche Lösung gelegt worden war, die verschiedene Mal erneuert wurde, ward ein Jahr darauf genauer untersucht. Er war in seinen Dimensionen völlig normal. In der Nähe des Sehnerveneintrittes beginnend und sich nach der Schläfenseite zu fortsetzend sass ein leicht höckeriger, schwarzer, derber, bohnengrosser Knoten der Sklera fest auf. Er war von lockerem Bindegewebe überkleidet und hatte eine an allen Stellen glatte Oberfläche. Die übrige Sklera war, wie das äussere Aussehen des Auges überhaupt, frei von jeder Abnormität.

Ich öffnete den Bulbus durch einen zur Seite des äusseren Knotens durch die Mitte des Sehnerven und der Hornhaut geführten Meridionalschnitt (*Fig. 40*). Linse, Iris und die innere Seite des Ciliarkörpers und der Aderhaut sahen normal aus. An der äusseren Seite sass ein völlig schwarzer Knoten von fein körniger Schnittfläche (*Fig. 40. sa*), welcher dicht hinter dem Irisansatz und der Linse begann und nach hinten bis nahe an den Sehnerven reichte, während er mit seiner innern Oberfläche, die zwei halbkugelige Erhabenheiten darstellte, bis nahe an die Lage der Augenaxe reichte. Die Netzhaut (*Fig. 40. re*) überkleidete ihn locker, hing am Sehnerven und der Ora serrata fest, war aber an den übrigen Stellen total abgelöst, strangförmig nach der Mittellinie des Augapfels zusammengedrängt und zugleich nach vorn geschoben bis zur Annäherung an die Kristalllinse. Zwischen ihr und der Aderhaut lag eine ganz weiche, gleichartige Substanz (*Fig. 40. r*), welche im Leben reine, wohl leicht albuminhaltige Flüssigkeit gewesen sein muss, aber durch die Erhärtungsflüssigkeit in den bekannten gelbbraunen Brei verdichtet worden war.

Unter dem Mikroskop erschien sie als eine ganz gleichmässig glasige Substanz frei von jedweden Formelementen.

Ich schnitt darauf von der andern Bulbushälfte ein Segment ab (*Fig. 41*), welches die Sklera meridional in der Weise traf, dass die äussere Geschwulst (*Fig. 41. ex*) dadurch halbirt und von der innern ein keilförmiges Stück (*Fig. 41. sa_1*), sammt Linse, Iris und Hornhaut in entsprechender Grösse abgetrennt wurden. Die Schnittfläche der inneren Geschwulst war auch hier völlig schwarz, gleichmässig hart und gekörnt, während die der äussern einige hellere Stellen zeigte.

Unter dem Mikroskop erwies sich der äussere Geschwulstknoten als ein reinstes Spindelzellen-Sarkom von gefärbten und ungefärbten Elementen mit spärlicher Zwischensubstanz. Die Zellen liessen sich leicht isoliren und auch an feinen Schnitten in ihren Einzelnheiten erkennen. Der oft beschriebene Modus der Zellenvermehrung durch Verdoppelung des Kernkörperchens, Längerwerden, Einschnürung, Verdoppelung und Vervielfältigung der Kerne innerhalb der Zelle und Abschnürung dieser letzteren liessen sich mit einer schematischen Klarheit hier wiederfinden, besonders leicht bei den ungefärbten Zellen (*Fig. 42. a bis f*). Aber auch die gefärbten Zellen boten dasselbe Verhalten dar, nur weniger leicht auf den ersten Blick erkennbar, weil die Kerne mehr oder minder verdeckt wurden durch die Pigmentkörnchen. Diese zeigten sich als feine schwarze Punkte, welche. in dem Zelleninhalt eingebettet lagen. Bei hoher Einstellung wurden die Kerne davon verhüllt, traten aber bei tieferer Einstellung deutlicher hervor. Die Kerne selbst waren durchgehends ungefärbt (*Fig. 42, g bis o*). Die äusseren Formen der Zellen hatten den spindelförmigen Grundcharakter, waren dabei aber doch vielgestaltig: rundlich, oval, langgestreckt mit zwei und mehr geraden und gekrümmten Ausläufern. Die Kerne lagen häufig excentrisch, und da wo mehrere in einer Zelle waren, wurden sie gewöhnlich nicht gleichzeitig, sondern erst nach einander bei verschiedener Einstellung deutlich.

Die innere Geschwulst hatte ganz dieselben Elemente mit dergleichen Anordnung, wie die äussere.

Durchschnitte durch die Sklera zwischen beiden Geschwülsten zeigten wieder die zusammenhängenden Zellengänge von
innerer zu äusserer Gewulst, wie im vorigen Fall. Diese Gänge
waren auch hier vielfach gekrümmt und erreichten die Aussenfläche der Sklera erst, nachdem sie verschiedene Irrwege parallel mit den Faserbündeln der Sklera gemacht, gleichsam ein
Suchen nach einem andern günstigeren Boden ihres Wachsthums. Diese vielen parallelen Ausläufer der Skleralgänge
beweisen die anatomisch klare Thatsache, dass das Skleralgewebe einer durchdringenden Masse weniger Widerstand bietet
auf einem Wege, der gleichlaufend mit seinen Faserbündeln,
als auf einem solchen, der senkrecht darauf gerichtet ist.

Als ich die Netzhaut von der Geschwulst abhob, was ohne
allen Widerstand geschah, bemerkte ich, dass die Oberfläche
der letzteren von einem ganz zarten grauweissen Beleg bedeckt
war, der namentlich bei Querschnitten recht deutlich über der
tief schwarzen Masse hervortrat. Mikroskopisch stellte er sich
dar als eine lockere Schicht von weissem faserigem Bindegewebe mit vielen langgestreckten und ästigen, blassen Zellen,
unter welche auch spärliche schwarze Zellen mit eingestreut
waren. Die äusserste Schicht war an manchen Stellen eigenthümlich, es lagen nämlich in einer amorphen oder feinkörnigen Grundsubstanz zahlreiche kleine runde Scheiben, die den
Retinakörnern ganz und gar glichen. Diese weisse auf dem
Tumor liegende Schicht ist als eine neue Bindegewebsschicht
anzusehen, welche alsbald in Sarkomgewebe, zuerst blasses und
hernach melanotisches umgewandelt wird. Sie ist bekannt unter
dem Namen Granulations- oder Bildungsschicht und findet
sich bei vielen Geschwülsten an denjenigen Stellen, wo das
Wachsthum ein energisches ist. Ein Analogon derselben ist
z. B. die Bindegewebsschicht, welche die Exostosen, besonders
die elfenbeinernen, überdeckt und daselbst auch als Matrix für
den Knochentumor dient. Auf der Höhe des Tumors fand
ich nichts mehr vor von der Glashaut und dem Epithel
der Aderhaut; ebenso wenig gelang es mir, der Stäbchenschicht und Limitans externa der Netzhaut ansichtig zu

werden. Die übrigen Schichten dieser waren aber ganz unversehrt erhalten, wie ich mich an manchen Querschnitten überzeugen konnte. Bei Präparaten, die in Müller'scher Flüssigkeit erhärtet sind, trennt sich häufig die Stäbchenschicht ab; doch halte ich sie hier für untergegangen mit ihren stützenden Choroidealschichten, von deren Zustand ihre Gesundheit ja ebenso sehr abhängt, wie von dem der Netzhaut. Radiäre Bindegewebsexcrescenzen aus der Netzhaut in den Tumor, wie sie von Bolling A. Pope u. A. bei der Netzhautentzündung als einwachsend in die Aderhaut gefunden wurden, habe ich hier nicht zu Gesicht bekommen, wahrscheinlich weil der ganze Wucherungsprozess ohne entzündliche Einwirkung auf die Netzhaut verlief.

Die seitliche Ausbreitung des Gewächses nach dem hinteren und vorderen Abschnitt der Gefässhaut ging nicht weit. Nach hinten war seine Grenze eine ganz scharfe, so dass schon dicht neben der steilen Erhebung des Knotens vollständig normales Aderhautgewebe angetroffen ward. Dieses ging ununterbrochen in die Geschwulst über, indem dabei eine massenhafte Neubildung der gefärbten und ungefärbten Stromazellen auftrat, genau wie beim vorigen Falle näher beschrieben und in *Fig. 36* dargestellt wurde. Der Ciliarkörper war ergriffen, ganz in derselben Weise wie bei den beiden vorhergehenden Fällen, die Iris aber war frei. Der Ciliarmuskel nur in der Mittelebene der Geschwulst ganz in Melanom umgewandelt, zur Seite wurde er dadurch von allen Richtungen her eingeengt, während seine mittleren Lagen noch nicht ergriffen waren, gerade so wie in *Fig. 32*.

Bedenken wir, dass die Hauptmasse der Geschwulst im äquatorialen Theile der Aderhaut liegt, dass ferner die Perforation der Sklera am hinteren Abschnitt derselben stattgefunden hat, so ist es wahrscheinlicher, dass der Ausgangspunkt der Fremdbildung auch in der Aderhaut lag und nicht im Ciliarkörper, wie ich bei der klinischen Untersuchung vermuthet hatte.

Wir haben in diesem Falle also eine dreifache Art des Wachsthums angetroffen:

1) an der Basis unmittelbaren Uebergang der hyperplastischen Elemente des Mutterbodens in die Fremdbildung (*Fig. 36*);

2) im Innern der Geschwulst Vermehrung ihrer eigenen Elemente durch endogene Zellenneubildung (*Fig. 42*); und

3) an der Peripherie das Auftreten einer Bildungsschicht von Granulationszellen und bindegewebigen Elementen, ähnlich wie im Keimgewebe des Embryo (siehe weiter unten *Fig. 54*).

ELFTER FALL.

Melanotisches Gliosarkom mit doppeltem Durchbruch durch die Sklera. Tod durch Metastasen auf Leber etc.

Clemens Huber von Ottenhöfen, 63 Jahre alt, kam am 25. Mai 1867 in meine Klinik und gab an, dass er vor 3 Jahren zuerst Abnahme der Sehkraft seines linken Auges bemerkt habe. Später sei das Auge schmerzhaft und roth geworden und allmälig in den jetzigen Zustand übergegangen.

Status praesens. Eine röthliche Geschwulst drängte sich aus der Lidspalte hervor, welche nur mit Mühe darüber geschlossen werden konnte. Ihre glatte Oberfläche (Bindehaut), war von bläulichen, geschlängelten Blutgefässen reichlich durchzogen. Die mehrhöckerige Geschwulst schob in der Weise die Bindehaut vor sich her, dass der obere Uebergangs- und Lidtheil convex nach vorn getrieben waren. Als man das untere Lid am äussern Winkel stark abzog, gewahrte man ein Stückchen Hornhaut. Die Geschwulst fühlte sich mässig hart an, bewegte sich mit dem verdrängten Augapfel und hing auf's innigste mit dessen Wandung zusammen. Die Oberfläche derselben war hier und da leicht schmutzig grauschwarz gefärbt.

Die Diagnose lautete demnach auf ein melanotisches

Choroidealsarkom, welches die Sklera an der Nasenfläche durchbrochen habe und hauptsächlich nach innen, aber auch nach hinten gewuchert sei, weil die ganze Orbita davon ausgefüllt erschien. Operation am 27. Mai 1867. Nach Trennung der äussern Comissur bis zum Orbitalrande löste ich den Bindehautüberzug so gut es ging von der Geschwulst ab, trennte die mit Schielhaken gefassten Sehnen des r. inferior und r. externus. Die des r. internus und r. superior waren in der Geschwulst unfindbar. Darauf präparirte ich die Geschwulst mit einer auf's Blatt gekrümmten stärkeren Scheere meist unter sondirender Leitung meines linken Zeigefingers ringsum frei, durchschnitt den Opticus hinter ihrem hintersten Theile und hob sie mit den Fingern leicht aus der Augenhöhle heraus.

Untersuchung der Geschwulst.

Nachdem das Fettzellgewebe sauber abgeschält war, stellte sich die Geschwulst als ein mit dem auf die Hälfte der natürlichen Grösse geschrumpften Bulbus verwachsenes, hühnereigrosses, vielhöckeriges Gewächs dar. Die meisten Höcker sahen röthlichgelb aus, einige aber auch ausgesprochen grau und schwarz. Ein Querschnitt trennte zuerst den Augapfel in der Ebene des Gleichers und zugleich den nach innen aufsitzenden Theil des Gewächses (*Fig. 43*). Die geschrumpfte Sklera (*scl*) war ausgekleidet von mächtigen tiefschwarzen Massen (*sa*), die eine zweite innere Kapsel von 3 bis 7 Mm. Dicke darstellten. Innerhalb dieser war das Auge gefüllt von einer theils grauweissen zähen, theils gelbgrauen weichen Substanz (*gl*). Die schwarze Masse zeigte unter dem Mikroskop an einzelnen Stellen noch Reste des Choroides: faseriges Gewebe mit spindel- und sternförmigen Zellen, besonders gut erhalten aber die vielästigen pigmentirten Stromazellen. Die Glashaut war an vielen Stellen gut darstellbar und an den vielfachen eigenthümlichen Runzeln leicht zu erkennen. Die Epithelzellenschicht fand ich nicht mehr vor.

An dem inneren und hinteren Abschnitt des Auges war

das Gefüge der Aderhaut aber vollständig untergegangen in einer Masse von runden theils pigmentirten, theils pigmentfreien Zellen von 3 bis 6 μ Durchmesser (*Fig. 44*). Alle enthielten Kerne, die meisten nur einen, viele aber auch zwei und mehrere. Die meisten Kerne hatten ein Kernkörperchen, manche zwei. Fast alle Zellen waren mit Fettkörnchen beladen. Diese nahmen etwa zwei Drittheile des Zellenraumes, mehr oder minder dicht neben einander gedrängt, ein und hatten den meist ovalen grossen Kern zur Seite geschoben. Das Pigment erfüllte die Zellen meist gleichmässig, war aber auch in unregelmässigen Klümpchen und Haufen in und zwischen denselben abgelagert (*Fig. 44*). Die einzelnen Zellen hatten deutliche Zwischenräume, wovon man sich nicht nur mit dem stereoskopischen Mikroskope, sondern auch dadurch überzeugen konnte, dass die gleichzeitig in der Sehweite befindlichen Zellen durch höchst feinkörnige, durchsichtige Zwischensubstanz von einander, getrennt wurden.

Wenn auch die Zellen in überwiegender Zahl rund und mehr oder minder verfettet waren, so traf man doch an einzelnen Stellen auch fettarme und spindelförmige an, deren Kerne vollkommen deutlich hervortraten (*Fig. 44. a*). Weniger hervorstechend waren an vielen Orten die Zellenumgrenzungen. Freie Kerne, zellen- und kernleere Zwischensubstanz und die Zellen selbst in allen Stadien des Verfalls lieferten den Beweis, dass die geformten Elemente dieser Geschwulst sich durch einen hohen Grad von Zerbrechlichkeit auszeichneten. An manchen Stellen war es geradezu schwer ganze Zellen aufzufinden. Die Masse stellte daselbst ein feinkörniges, hier und da leicht und unregelmässig gestricheltes Gewebe dar, in welchem Fettkörnchen, Kerne und brauner Farbstoff in den unregelmässigsten kleinen und grossen Figuren eingebettet lagen.

Die den mittleren Bulbusraum ausfüllende käsig-körnige Masse (*Fig. 43. gl*) erwies sich als reines Gliom. Die Elemente sahen wie Retinakörner aus und lagen nicht ganz dicht beisammen (*Fig. 46*). Sie waren reichlich mit feinen Fettkörnchen gefüllt. An manchen Stellen fand man auch Farbstoff in und

zwischen denselben abgelagert, der aber nicht braun oder braunschwarz, sondern dunkelgelb aussah, also nicht zur Melanose
gerechnet, sondern von extravasirtem Blute abstammend betrachtet werden musste.

Von Netzhaut und Glaskörper war Nichts mehr zu
finden.

Am Aequator hatte die Sklera eine Durchbruchsstelle
(*Fig. 43. ru*), durch welche die körnig käsige Masse nach aussen
trat. Mikroskopische Schnitte dieser Stellen zeigten noch erhaltene Faserbündel der Sklera und zwischen dieselben sich
eindrängend die kleinen runden Scheiben des Gliomgewebes
(*Fig. 47*). Die Skleralfaserbündel waren gelockert und in allen
Richtungen von den Gliomzellen durchsetzt, doch schoben diese
sich vorzugsweise in mehr oder minder breiten Gängen der
Länge nach zwischen jene. Die ganze äussere Geschwulst
(*Fig. 43. t e*), soweit sie der Aequatorialschnitt dargestellt hatte,
bestand aus kernhaltigen, runden meist stark mit Fettkörnchen
gefüllten Zellen. In der Nähe der Durchbruchsstelle waren sie
kaum grösser als die Retinakörner oder die damit übereinstimmenden Kügelchen, welche den Mittelraum des Bulbus aus-
füllten.

In weiterer Entfernung von der Sklera wurden die Elemente indessen grösser und stellten sich als vollkommen ausgebildete Zellen dar, deren Durchmesser gewöhnlich doppelt
so gross war, wie jener der intrabulbären Gliomzellen (*Fig. 48*).
Die grossen Kerne waren umgeben von einem deutlich abgegrenzten Protoplasmaring und lagen in einer glasigen Zwischensubstanz in gut wahrnehmbaren Zwischenräumen. Viele Zellen
hatten doppelte Kerne und viele Kerne doppelte und dreifache
Kernkörperchen (*Fig. 48*). An diesen Stellen war die Verfettung noch nicht eingetreten und sie waren die wachsenden
Portionen des Tumors.

Ein Meridionalschnitt (*Fig. 45*) legte darauf das Innere des
Bulbus von der Hornhautmitte bis zum Sehnerven bloss und
halbirte diesen (*Fig. 45. n. o*) und den hinteren Abschnitt der
äusseren Geschwulst. Die auf ein Viertheil ihres gewöhnlichen

Raumes geschrumpfte Hornhaut zeigte sich verdickt, aber ohne nennenswerthe Veränderungen. Iris und Linsenkapsel lagen der Hinterfläche der Hornhaut an. Die Linse selbst (*Fig. 45. le*) war weiss gelblich, in ihren mittleren Lagen normal, in den peripherischen in fettigem Zerfall begriffen, indem in dem körnigen Zerfall der Linsenröhren grosse Mengen Fett in kleinen Körnchen und Bläschen sowohl einzeln als haufenweise zerstreut angetroffen wurden.

Zellige Gebilde traten in der Linse nicht hervor, so dass ein Uebergreifen der Fremdbildung auf die Linse nicht vorhanden war. Auch war dieselbe von ihrer Kapsel ohne Trennung eingehüllt.

Der Sehnerv (*Fig. 45. n.o*) war als ein drei viertel Zoll langer abgeplatteter und verdünnter Strang mit herausgenommen worden. Seine Scheide zart und durch kein lockeres Zwischengewebe von dem Inhalt getrennt. Dieser selbst zeigte sich abnorm. Seine schöne weisse Farbe war in ein halbdurchsichtiges Grauweiss umgewandelt. Die Masse glasig und zäh, mit leichter Längsstreifung. Unter dem Mikroskop sah man darin spärliche Reste von geschlängelten Nervenfasern, eingebettet in einen zähen Brei von Körnermasse, Fett, kleinen runden Zellen und unregelmässigen Schollen (gliomatöse Entartung). An der Sklera hörte der Sehnerv auf und ging ohne bestimmte Grenze in das Melanosarkom über. Dabei sah man kein Durchtreten seiner Fasern durch diese schwarze Masse, ebensowenig eine Ausbreitung derselben in irgend einer Andeutung von Netzhaut.

Nach innen vom Sehnerven und dicht an demselben hatte die Fremdbildung die Sklera durchbrochen und zwar in einer Oeffnung von 4 bis 5 Mm. Die schwarze Masse setzte sich aussen in geringerer Dichtigkeit zu zwei neben einander liegenden, mehr als kirschkerngrossen Knoten fort (*Fig. 45. sa. e*), welche ganz den oben beschriebenen Bau des pigmentirten Rundzellensarkoms besassen.

Die Sklera selbst war an den Nachbarstellen dieser Sarkomknoten beträchtlich verdickt und wesentlich verändert. Ihre welligen Faserzüge liessen sich an manchen Orten noch in kennzeichnender Art verfolgen, waren aber durch Nester runder wuchernder Zellen auseinander gedrängt. An andern Stellen jedoch nahmen diese grösstentheils ungefärbten Zellen so sehr die Ueberhand, dass die bogenförmig zwischen ihnen durchziehenden und mit einander verbundenen Faserzüge aufhörten, das typische Skleralgewebe darzustellen, und man in diesem Bilde ein weites faseriges Maschennetz erblicken konnte, dessen Räume von runden Zellen ausgefüllt waren, wodurch die Struktur des Carcinoms vollständig vorgetäuscht wurde.

Diese Stellen hatten übrigens eine sehr geringe Ausdehnung. Bei weitem der grösste Theil der Sklera wich in seinem Bau nicht wesentlich vom gesunden Zustande ab. Dass ein wirkliches Carcinom nicht vorlag, bewies der Mangel des epitheloiden Charakters der Zellen und die Anwesenheit von Zwischensubstanz, welche sie mehr oder weniger von einander trennte. Solche Bilder mögen indess häufig Verwechselung mit Carcinom verursacht haben.

Die ausserhalb der Sklera befindlichen Massen der Fremdbildung waren grösstentheils weich, hier und da fast zerfliessend; manche gelbweiss, andere wieder durch ausserordentlichen Gefässreichthum röthlich marmorirt und selbst fleckenweise gleichmässig roth. Sie hatten nirgends eine Andeutung von Fasern. Nur vereinzelt gewahrte man Zellen mit Ausläufern; die ganze Masse bestand aus runden Zellen mit feinkörnigem, fast gleichmässigem, durchscheinendem Zwischenzellstoff und Blutgefässen, die bei der Untersuchung meist noch mit Blutzellen gefüllt waren. Sie hatten alle eine sehr deutliche Grenze, meist einen grossen, länglichrunden Kern mit einem oder zwei grossen, runden Kernkörperchen.

Ueberblicken wir jetzt den anatomischen Bau der Fremdbildung, so liegen uns verschiedenartige Geschwülste vor, ein Gliom und ein melanotisches überwiegend rundzelliges Sarkom. Schon die Oertlichkeit, an welcher beide gefunden wurden, lässt uns verschiedene Muttergewebe als die Ausgangspunkte beider vermuthen, nämlich die Choroides für das Sarkom und die

Netzhaut für das Gliom. Sämmtliche vorher betrachteten Fälle betrafen einfache, reine Geschwülste, entweder Gliome, die nachweislich von der Netzhaut ausgingen, oder Sarkome, die in irgend einem Abschnitt der Gefässhaut des Auges ihren Anfang genommen hatten. Hier haben wir eine Misch- (Combinations-) Geschwulst vor uns, ein Gliosarkom. Das erstere ging nachweislich von der Aderhaut aus, denn diese zeigte an manchen Stellen noch das Charakteristische ihres Gefüges erhalten mit den daneben liegenden, allmäligen Uebergängen in's Sarkomgewebe. Das Gliom zeigte freilich nicht mehr, von wo es ausging. Es lag nur in der Mitte des Bulbus. Wir haben aber früher gesehen, dass im gewöhnlichen Verlaufe der Gliome die Netzhaut und der Glaskörper völlig untergehen und von Gliommasse ersetzt werden. Es liegt also hier ein Endstadium vor, dessen Anfang wir in bekannter Weise voraussetzen müssen, anstatt zu einer Hypothese zu flüchten, z. B. dass ein Theil des Sarkoms gliomatös entartet sei.

Der grössere Abschnitt der ganzen (Misch-) Geschwulst war gliomatös. Daraus folgt indessen nicht, dass das Gliom der ältere Theil derselben war; er kann gleichzeitig und selbst später entstanden, muss aber dann rascher gewachsen sein als das Sarkom. Diese schnellere Vergrösserung ist aber ganz wahrscheinlich bei dem grossen Reichthum des Glioms an kleinen Zellen, denn die medullären Formen der Geschwülste, welche Virchow als anatomisch identisch setzt mit den zellenreichen (multocellulären), pflegen meist rascher zu wachsen, als die festeren Formen. Dass das Sarkom den Reigen der Veränderungen in diesem Auge eröffnet habe, stütze ich besonders darauf, dass ich niemals ein primitives Augengliom bei älteren Leuten beobachtete und auch keinen gut constatirten Fall davon in der Literatur kenne.

Es bleibt allerdings jetzt noch zu erklären übrig, wie es kommt, dass in diesem Falle die Netzhaut auch zu einer ihr eigenthümlichen Geschwulst entartete, während wir in den drei vorhergehenden Fällen ihr Gewebe keine solchen Veränderungen annehmen sahen. Die früheren Fälle gehörten aber sämmtlich früheren Stadien an, in welchen ausser der Gefässhaut noch kein Gewebe des Bulbus entartet war. Wenn auch die Geschwulstbildung im Innern des jetzt vor uns liegenden Bulbus keine umfangreichere war, als in den vorhergehenden Fällen, so war sie in ihrer Entwicklung weitergekommen, wie aus dem grossen Durchbruch und der umfangreichen Zerstörung des Skleralgewebes hervorgeht. In jenen beiden Fällen fanden wir nämlich nur ein Durchwachsen des Sarkoms durch die Sklera in mikroskopischen Gängen, während hier weitläufige Zerstörung und Runzelung derselben vorhanden war. Dass aber das Sarkom, wie alle pathologischen Neubildungen, erst eine Zeit lang sich im Muttergewebe fortentwickelt, bis es die Nachbargewebe in Mitleidenschaft zieht, ist sehr natürlich. Weitere Beobachtungen müssen zeigen, welcher Natur die Veränderungen in der Netzhaut sind, wenn ein beständig wachsendes Choroidealsarkom ihre Integrität vernichtet. Denkbar sind dabei folgende Vorgänge: einfache Druckatrophie, entzündliche Veränderung und Zerstörung, Absorption durch das in sie hineinwachsende Sarkomgewebe, was man passend Einschmelzung nennen kann, oder aber Entstehung einer andern, nicht sarkomatösen Geschwulst, wovon wir hier in dem Gliom ein Beispiel vor uns haben.

Die Operationswunde heilte per primam intentionem, der noch vorhandene Rest des Orbitalgewebes hatte sich mit gesund aussehender Bindehaut überzogen und Patient wurde neun Tage nach der Operation entlassen mit einer quoad vitam ungünstigen Prognose. Am 24. März 1868 theilte mir der Pfarrer des Ortes mit, dass er noch lebe, in der Augenhöhle aber ein Recidiv von Gänsegrösse und im Unterleibe eine ähnliche Geschwulst aufgetreten sei. Der Kranke werde immer schwächer und sein Ende könne nicht mehr fern sein.

ZWÖLFTER FALL.

Melanotisches Sarkom mit Durchbruch der Sklera, Recidiven nach der Exstirpation und Tod durch Metastasen auf innere Organe. Autopsie.

L. Nauert, 44 Jahre alt, von Wieblingen bei Heidelberg, stellte sich zum ersten Male am 30. Juli 1865 in meiner Klinik vor. Er gab an, seit 7 Jahren auf dem linken Auge nicht mehr gesehen und seit einigen Monaten daran Schmerzen gehabt zu haben. Drei Wochen vorher war er von einem Arzte operirt worden — Iridektomie —. Ich fand das Auge vollständig amaurotisch, stark gespannt (T_2 Bowman), beträchtlich injicirt, mit trüber, seichter vorderer Kammer, verschleierter Pupille und gelblich verfärbter Iris. Das Leiden sah ich damals als glaukomatöse Iridochoroiditis an und verordnete ihm, da die Iridektomie bereits gemacht war und die gelbliche Iris eine eitrige Entzündung andeutete, Blutegel und Einreibung von grauer Salbe. Erst am 23. März 1867 kam Patient in meine Klinik zurück. Er sagte der Augapfel sei unter anhaltender, in Intensität wechselnder Röthe nach und nach grösser geworden und wachse in der letzten Zeit auffallender aus seiner Höhle hervor.

Status praesens. Augapfel mässig vorgetrieben, weich anzufühlen, seine Beweglichkeit vollständig aufgehoben. Die geschrumpfte, getrübte Hornhaut versteckt sich unter der äusseren Lidcommissur, so dass man die Lider gewaltsam öffnen und zugleich nach der Schläfe hin abziehen muss, um eine Ansicht von der Hornhaut und der Lage des Augapfels zu gewinnen, indem bei gewöhnlichem Betrachten von dem Augapfel selbst Nichts mehr wahrgenommen wurde. Die ganze Lidspalte war nämlich ausgefüllt von der mit weiten venösen Gefässen durchzogenen Bindehaut, hinter welcher man eine blaurothe, mehrhöckerige, weiche Gewebsmasse entdeckte. Nach innen und oben waren einige Buckel der Anschwellung schon durch das vorwärts getriebene und unregelmässig höckerige obere Lid zu erkennen. Die Anschwellung selbst war weich und schmerzlos bei Berührung, sie füllte anscheinend die ganze Augenhöhle prall aus und hing untrennbar mit dem noch sichtbaren Theil des verkümmerten Bulbus zusammen.

Sie wurde für ein Choroidealsarkom erklärt, welches Anfangs reizlos das Sehvermögen vermindert, dann Netzhautablösung und consecutive Catarakt (?), vielleicht unter glaukomatösen Erscheinungen, hervorgebracht habe. Die auf eine falsche Diagnose gegründete Iridektomie hat die Entwicklung der Geschwulst beschleunigt und vielleicht dessen Durchbruchstelle bestimmt. Das Alter des Patienten und das blauschwarze Durchschimmern der Geschwulst an einzelnen Stellen berechtigte zu der Annahme, dass sie melanotische Partien enthalte, sowie die weiche Consistenz eine medulläre Form des Sarkoms, d. h. reichliche Entwicklung von wahrscheinlich vorwiegend runden Zellen vermuthen liess, denn die rundzelligen Geschwülste sind in der Regel weicher als die spindelzelligen.

Ich vollzog am 20. April 1867 die totale Exstirpation des Bulbus, sammt der Geschwulst und dem Inhalt der Augenhöhle. Die Heilung erfolgte ohne Störung und Patient ging 9 Tage nach der Operation wohlgemuth und gut aussehend nach Haus.

Anatomische Untersuchung.

Das Auge und die Geschwulst wurden sogleich durch einen von vorn nach hinten gehenden (meridionalen) Schnitt halbirt (*Fig. 49*). Die Hornhaut (*co*) war auf ein Viertel ihrer Breite vermindert; die Sklera (*scl*) geknickt und nach hinten durchbrochen, der von ihr eingeschlossene Raum ganz und gar ausgefüllt von einer gleichmässig intensiv schwarzen, körnigen, weichen Masse, welche durch die hinten gelegene Oeffnung mit einem reichlich hühnereigrossen Geschwulstknoten (*Fig. 49. tu e*) in Verbindung stand, der dasselbe Aussehen wie die Masse im Innern des Augapfels darbot, nur weniger intensiv und nicht gleichmässig schwarz erschien; auch zeigte er keine sehr scharf gezeichnete Knotenbildung. Zwischen diesen compacteren Massen, war das Gewebe sehr weich und ein schmutzig gelbgrauer Saft liess sich abschaben.

In diesem fand ich unter dem Mikroskop zahlreiche, meist runde aber auch spindelförmige Zellen, freie Kerne, Körnchen und Fettbläschen von wechselnder Grösse. Die Kerne und Zellen hatten deutliche, häufig doppelte und mehrfache Kornkörperchen und waren zum Theil auch mit Fettkörnchen erfüllt. Um den grossen Kern legte sich ein sehr zarter, glasig durchscheinender Protaplasmamantel. Daneben fand sich viel braunes Pigment in Körnchen innerhalb der Zellen und in unregelmässigen Figuren zusammengeballt.

Die den Bulbus ausfüllende schwarz-körnige Masse bestand aus melanotischem Sarkomgewebe: vorwiegend runden Zellen von 6 bis 10 μ Durchmesser, grossen Kernen und deutlichen Kernkörperchen, eingebettet in eine ziemlich reichliche amorphe Grundsubstanz. Zur Seite derselben sah man aber auch vereinzelt längliche und regelmässig spindelförmige Zellen einzeln zwischen den rundlichen Zellen, oder auch bündel- und schichtweise nebeneinander liegen. Sie hatten, wie die rundlichen Elemente, ziemlich grosse Dimensionen (nämlich Breitendurchmesser von 5 bis 9 μ), grosse Kerne und deutliche Kernkörperchen. Die meisten Zellen enthielten braune Pigmentkörnchen in ihrer Inhaltssubstanz eingelagert, durch welche man die pigmentfreien Kerne häufig noch gut wahrnehmen konnte. Auch Fett war sowohl in den Zellen als frei in den Bläschen reichlich vorhanden.

Ganz denselben Bau zeigte der äussere umfangreiche Abschnitt der Geschwulst, nur war der Inhalt an Pigment und und Fett darin geringer.

Bis auf die Sklera, Hornhaut und Reste des Krystallkörpers waren sämmtliche Gebilde des Augapfels von der Fremdbildung vernichtet worden. Gliomgewebe, wie in dem vorigen Falle, fand sich nirgends vor.

Die anatomische Untersuchung ergab also ein medulläres, vorwiegend rundzelliges Melanosarkom, dessen Ursprung von langer Dauer war und in der Choroides angenommen werden dürfte. Die Krankengeschichte, wiewohl sehr unvollständig, liess doch die drei gewöhnlichen Entwicklungsstadien erkennen: 1) langsames, entzündungsfreies, intrabulbäres Entstehen und Wachsthum; 2) raschere Entwicklung unter dem Bilde glaukomatöser Iridochoroiditis; 3) Durchbruch der Augenkapsel und Wuchern des Fremdgebildes nach aussen.

Der Patient befand sich drei Monate wohl, dann bekam er ein rasch wachsendes Recidiv, welches in 6 Wochen die ganze Augenhöhle ausfüllte. Ich exstirpirte diese Geschwulst radikal. Die Lamina papyracea wurde theilweise und die Knochenlage des Bodens der Augenhöhle ganz mit fortgenommen, die übrigen Theile der knöchernen Orbitalwand wurden durch Schaben mit dem Hohlmeisel ihrer sämmtlichen Weichtheile, einschliesslich des Periost's entkleidet. Auch diese eingreifende Operation heilte merkwürdig günstig. Die Wunde fing sogleich gut zu granuliren an, wurde täglich zwei Mal ausgespritzt und der Patient 14 Tage nach der Operation entlassen. Er befand sich zwei Monate lang recht wohl. Die Orbita war mit reizloser Schleimhaut ausgekleidet. Dann aber fing der Kranke an, blutarm zu werden, magerte zusehends ab, hatte Schmerzen und ein Gefühl von Schwere und Völle in der Magengegend und der untere Leberrand fühlte sich Ende October hart, verdickt und höckerig an. Von Mitte November an konnte Patient das Bett nicht mehr verlassen, er bekam Fieber, die Leber schwoll immer mehr an und war als höckerige Geschwulst durch die ganze rechte Bauchhälfte, bis zum Hüftbeinkamm herabreichend zu fühlen. Mitte December gesellte sich Hydrops ascites und und Anasarka der Beine hinzu bei fortschreitender Entkräftung, jedoch geringem Fieber. Zuweilen hustete Patient und fühlte Brust-Beklemmung, ohne dass Auscultation und Percussion bestimmte Infiltrationsheerde kundthaten. Der Auswurf war spärlich und weiss, schleimig. Milzvergrösserung war nicht nachzuweisen. Das Leiden war demnach in das letzte Stadium, das der Generalisation durch Metastasen auf die wichtigen parenchymatösen Organe übergetreten, von denen die Leber mit

Sicherheit, die Lunge mit Wahrscheinlichkeit als befallen angenommen werden durften.

Am 7. Jan. 1868 starb der Patient an Entkräftung.

Die Sektion wurde in meinem Beisein von dem behan-
delnden Arzte, Dr. Franz Wolf von Heidelberg, ausgeführt.
In der Lunge fanden sich zahlreiche, theils schmutzig gelbe,
theils schwarz graue Knoten, sämmtlich von ganz weicher Consistenz. Dieselben sassen zum Theil ganz unregelmässig zerstreut in beiden Lungen, theils in der Peripherie des Gewebes,
und überragten dann die Pleura. An den grösseren dieser
letzteren bemerkte man eine deutliche Abflachung der über die
Pleura vorspringenden Erhebung, herrührend von der Reibung
und dem Druck derselben gegen das parietale Blatt des Brust-
fells. Ihre Grenzen waren auf der Pleura scharf bezeichnet,
im Gewebe der Lunge dagegen nicht in demselben Grade, doch
so, dass die einzelnen Knoten sich noch als Fremdbildungen
von dem umgebenden, sonst normalen Lungengewebe deutlich
auszeichneten. Die Grösse der Knoten schwankte bei den meisten zwischen der eines Kirschkerns und der einer Haselnuss,
die grössten gingen nicht viel über den Umfang einer Wallnuss
hinaus.

Das Herz war in Grösse und Klappen normal, zeigte aber
Verfettung seiner Muskelwände. Die Leber war enorm vergrössert bis auf das drei und vierfache ihres gewöhnlichen Vo-
lumens. Ihre Oberfläche ist höckerig mit vielen kleinen und
grossen, schwarzen, kugeligen Erhebungen, von denen einige
mit grösseren sternförmigen, grauen, vertieften Narben in der
Mitte ihrer freien Fläche versehen waren. Ulcerationen auf
der Oberfläche bestanden indessen nicht, eben so wenig abnorme
Verwachsungen mit den Nachbargebilden. Auf dem Durchschnitt zeigten sich nur noch kleinere, umschriebene Inseln von
gesundem Lebergewebe; der übergrosse Theil der Schnittfläche
wurde eingenommen von den Durchschnitten der Geschwülste.
Diese waren meist über kirschgrosse, mehr oder minder runde
Knoten, von denen einer die Grösse eines Kindskopfes erreichte.
Sie waren zum kleineren Theil von gelblicher, zum grösseren von

schwärzlicher Farbe, weicher Consistenz und ziemlich scharfer Begrenzung zum Nachbargewebe. Neben diesen Knoten von so sehr wechselndem Durchmesser fanden sich in der entarteten Leber auch grössere, mit trübgelblicher Flüssigkeit gefüllte Cysten vor, deren Höhlung von verschiedenartig sich durchkreuzenden häutigen Scheidewänden durchzogen war.

Auf dem Peritoneum sass eine Anzahl kleinerer schwarzer Knoten zerstreut.

In Niere und Milz waren keine zu finden. Das Gehirn zeigte sich gleichfalls frei von secundären Knoten, dagegen war die Orbita in ihrem hinteren Abschnitt durchbrochen, die schwarze weiche Masse drang in die Siebbein- und Stirnhöhlen, in die vordere und mittlere Schädelgrube, hatte das Chiasma nn. optt. zu drei Viertheilen zerstört, sowie ferner ein Stück der nächstliegenden Gehirnmasse, und war durch die zerstörten Keilbeinzellen und die Fissura orbitalis superior in die andere (rechte) Augenhöhle vorgedrungen. Der rechte Truncus opticus erschien unverändert, und obgleich er in ein schwärzlich verfärbtes Chiasma eintrat, so hatte Patient doch nicht über Sehstörungen geklagt und das rechte Auge war bei der etwa 14 Tage früher vorgenommenen Untersuchung in Funktion und Bau normal gefunden worden. Der linke Truncus opticus und die anliegende Partie des Chiasma waren ganz zerstört. Anstatt der beiden Tractus optici setzte sich ein gemeinsamer dicker, schwarzgrauer Strang noch eine kleine Strecke weit in's Gehirn fort. Die in's Gehirn eingedrungene Geschwulstmasse mochte immerhin die Grösse eines Hühnereies besitzen. Trotzdem waren keine namhaften cerebralen Störungen eingetreten.

In den übrigen Organen ward nichts Krankhaftes vorgefunden.

Vom Gehirn und der Lunge nahm ich entsprechende Stücke zur genaueren Untersuchung mit und ausserdem die ganze Leber.

Die in letzterer eingebetteten Knoten bestanden aus runden Zellen mit grossen Kernen und schmalem Protoplasmaring. Eine ziemlich reichliche, hyaline Grundsubstanz trennte sie von einander. Zwischen den grösstentheils ungefärbten Zellen lagen auch viele gefärbte, in Grösse und Gestalt von den übrigen nicht abweichend. Das Pigment war am dichtesten in der Nähe des Korns angehäuft und wurde in der peripherischen Zone des Protoplasmas spärlicher. Dadurch erschien es manchmal, als ob der Kern selbst pigmentirt sei. Wechselte man jedoch vorsichtig die Einstellung bei stärkerer Vergrösserung, so fand man, dass die braunen Pigmentkörnchen am dichtesten in der Zone unmittelbar um den hellen Kern angehäuft waren. Die Geschwulstknoten wurden mässig reichlich von breiten, dünnwändigen Gefässen nach allen Richtungen hin durchzogen. An dünnen Schnitten gewahrte man, dass die Zellenlagen um das Gefässrohr dichter waren als anderwärts, auch hafteten sie daselbst fester aneinander, als an andern Stellen.

Das nächstangrenzende Lebergewebe war bindegewebig umgewandelt und zwischen die parallelen, lockigen Faserzüge drängten sich von dem Sarkomknoten ausgehende Gänge von kernhaltigen Rundzellen ein; also ein unmittelbares Hineinwachsen des Fremdgebildes in das Nachbargewebe. An andern Stellen aber lagen in dieser den Tumor umgebenden Bindegewebsschicht Haufen von lymphoiden Elementen, Granulationszellen, die sich bis zur Geschwulstgrenze fortsetzten und daselbst in Sarkomzellen übergegangen waren: Wachsthum der Knoten durch Umwandlung von Bildungszellen.

Die genannte, den Knoten umgebende Bindegewebsschicht war nur sehr schmal, doch makroskopisch an manchen Stellen noch als feine weisse Linie sichtbar, so dass die metastatischen Knoten zum Theil wie abgekapselt erschienen. In der Nachbarschaft dieses Ringes, ja sogar in geringem Grade durch die ganze Leber, war das interstitielle Bindegewebe (die Capsula Glyssonii) hypertrophisch.

Die Knoten in der Lunge zeigten ein ganz ähnliches Verhalten. Die Grösse, Beschaffenheit und Anordnung ihrer Zellen sowie der Zwischenzellstoff und die Gefässe waren ganz gleich wie in den Leberknoten. Wiewohl im Ganzen auch umgrenzt, so waren sie doch nicht von jenem Bindegewebsring umgeben, und die Elemente drangen freier in das benachbarte Gewebe ein. Nirgends fand sich ein zerstreutes Auftreten von isolirten Sarkomzellen im Lungenparenchym, sondern da wo Sarkomelemente auftraten, waren sie entweder noch in continuirlichem Zusammenhang mit den umfangreicheren Knoten, oder sie lagen in grösseren Haufen im Gewebe beisammen: Bildung kleinerer, secundärer Heerde.

Das Chiasma nn. opt. war durchaus in eine grauschwarze Masse verwandelt, welche nach hinten mit der in den Schädel gedrungenen Geschwulst zusammenhing. Nur der rechte N. optic. war noch weiss und auf dem Durchschnitt normal. Die mikroskopische Untersuchung bestätigte dieses, doch war seine Faserung gerade beim Eintritte in's Chiasma verwischt und durch die Fremdbildung ersetzt. Diese erwies sich zusammengesetzt aus runden Zellen mit grossem Kern, glänzenden Kernkörperchen und schmaler Protoplasmazone, eingebettet in eine spärliche hyaline Grundsubstanz. Die Zellen waren grösstentheils ungefärbt, und zwischen dieselben braune Pigmentzellen vereinzelt und nesterweise eingesprengt, welche zum Theil ganz jenen oben beschriebenen ungefärbten Sarkomzellen glichen zum grossen Theil aber darin von ihnen verschieden waren, dass ein weisser Kern mit Kernkörperchen nicht gesehen werden konnte, vielmehr die ganze Zelle erfüllt war mit zwei und mehr braunen Klümpchen und Klumpen (*Fig. 44. b*) von der Grösse und Gestalt der Kerne der andern Zellen, zwischen welchen Klumpen sich eine lichtere hyaline Substanz befand. Das Innere der Zelle war so in eine Anzahl Klümpchen zerklüftet, welche für sich gut abgegrenzt und erkennbar waren. Dieselbe Beschaffenheit boten auch viele ungefärbte Zellen, sodass man neben jenen einfachen kernhaltigen Zellen in nicht geringer Zahl diese mit zerklüftetem Inhalt vorfand. Die einzelnen Klumpen lagen an andern Zellen weiter von einander getrennt, doch noch so nahe beisammen, dass man sie auf eine gemeinsame Brutstelle beziehen musste, um so mehr als sich alle Uebergangsformen dazu zahlreich boten. Ich dachte Anfangs

in diesen an die Dotterfurchung erinnernden Formen eine Art
der Zellenvermehrung erblicken zu müssen, doch machte mich
Prof. v. Recklinghausen, als er bei Gelegenheit eines freundlichen Besuchs meine Präparate und Zeichnungen ansah, darauf
aufmerksam, dass es gewiss blutkörperchenhaltige Zellen
seien. In der That sahen die in's Protoplasma eingebetteten
Klümpchen an Grösse und Beschaffenheit den Blutkörperchen
ganz ähnlich. Die braunen, gefärbten Klümpchen seien durch
Umwandlung des Blutfarbstoffes zu erklären. Ich hatte an das
Vorkommen blutkörperchenhaltiger Zellen in Geschwülsten nicht
gedacht, finde aber die Bilder so überzeugend, dass ich mich
der Deutung des ausgezeichneten pathologischen Anatomen nur
anschliessen kann.

In den schwarzgrauen Geschwülsten, die das Chiasma und
dessen Nähe einnahmen, war jede Faserung der Nervensubstanz
untergegangen, am Rande trat sie meist in einer gut erkennbaren Grenze wieder auf. In der Grenzschicht waren lymphoide
und kleine kernhaltige Zellen mit glänzenden Kernkörperchen
eingelagert, welche deutlich das Vordringen der Fremdbildung
kundgaben. Alle Geschwulstpartieen im Schädel waren von
zahlreichen, mitunter ziemlich dickwandigen Gefässen durchzogen. Verfettung oder andere Zustände regressiver Metamorphose waren nicht vorhanden.

DREIZEHNTER FALL.

Ungefärbtes, einfaches, spindelförmiges Choroidealsarkom. Heilung
durch Enucleatio bulbi im Stadium glaukomatöser Entzündung.

Diese Beobachtung verdanke ich der Güte des Herrn Hofrath Dr. Walter von Offenbach, welche mir die nachfolgende
Krankengeschichte sammt dem Präparat zu weiterer Benutzung
freundlichst überreichte. Ich bin dem sehr geachteten Collegen
dafür ausserordentlich zu Dank verpflichtet, da der Fall nicht

nur pathologisch-anatomisches, sondern auch sehr viel praktisches Interesse hat, indem seine Kenntniss zur Bereicherung der nicht ganz leichten frühzeitigen Diagnose derartiger Fälle einen maassgebenden Beitrag liefert. Die Krankengeschichte lasse ich ganz in den Worten des Herrn Dr. Walter folgen.

Krankengeschichte.

Herr S. S., Schuhfabrikant von Offenbach, ein untersetzter, früher stets gesunder Mann von 52 Jahren, fühlte vor circa 3 Jahren einen Druck im rechten Auge, ohne jedoch eine Veränderung im Sehvermögen zu empfinden. Erst später bemerkte Patient eine allmählich zunehmende eigenthümliche Verzerrung der Gegenstände, was ihm namentlich an grösseren Geldsorten auffallend erschien. Erst im August 1864, nachdem Patient sich mehrfach auswärts ärztlichen Raths erholt hatte, stellte er sich mir vor: „da das Sehen immer schlechter würde und er beobachte, dass die innere Seite des Gesichtsfeldes fehlte. Wenn er auf der Strasse das linke Auge zu halte, so sehe er nur die rechte Seite der Häuserreihe. Er kam zu mir mit der Bemerkung, dass anderwärts die Diagnose auf Netzhautabhebung gestellt worden sei, was meine Untersuchung denn auch bestätigte. Versuchsweise wurde der künstliche Blutegel angelegt, da dies aber ohne Erfolg blieb, dem Patienten der Rath ertheilt, geduldig abzuwarten und vorderhand nichts mehr zu brauchen. — Anfangs des Jahres 65 war das Sehvermögen vollkommen erloschen, obgleich die in Gestalt eines Tumors abgehobene Netzhautpartie nicht umfangreicher geworden zu sein schien. Die Empfindung im Auge war auch bisher immer die gleiche geblieben, bis mit einem Male in der Mitte Mai dieselbe lästiger zu werden anfing, und sich innerhalb einiger Tage zu heftigen, quälenden Schmerzen steigerte, zu deren Abhülfe Patient nach längerem Ausbleiben wiederum meine Hülfe in Anspruch nahm. Der Bulbus fühlte sich sehr hart an, die Hornhaut war ohne Gefühl, die Bindehaut geröthet, das Auge thränte stark, die Pupille war starr, unbeweglich und unregelmässig geformt, die vordere Augenkammer verkleinert, ihr Inhalt leicht getrübt, kurz alle Zeichen eines heftigen intraocularen Drucks vorhanden. Patient konnte keine Nacht mehr schlafen vor reissenden, bohrenden Schmerzen im Kopfe; endlich wulstete sich die Bindehaut des Augapfels, so dass innerhalb 24 Stunden wulstige Falten über den Hornhautrand von allen Seiten sich herüberlegten. Dazu gesellte sich Fieber, Appetitlosigkeit, Schwäche. So entschloss sich Patient zur Iridektomie, von der man einen Nachlass der Schmerzhaftigkeit erwarten zu dürfen glaubte. Nach der Operation, die Ende Mai in der Chloroformnarkose vorgenommen wurde, waren denn auch alle Schmerzen verschwunden und die nächsten Tage erträglich; Patient konnte wieder schlafen und schien sich zu erholen. Aber bald stellten sich wiederum, wenn auch bei weitem nicht so heftig wie früher, Schmerzen ein und zwar hauptsächlich in der rechten Kopfhälfte, was uns (Drr. Felde, Böhm und mich) zu einer Punktion veranlasste, da Patient auf unseren Vorschlag zur Herausnahme des Augapfels durchaus nicht eingehen wollte. Auch die Punktion erzielte einige Erleichterung, aber schon nach wenigen Tagen entstanden unter lebhaften Entzündungserscheinungen wiederum heftigere Schmerzen mit Antheilnahme des Gesammtorganismus. Da entschloss sich denn endlich Patient zu der schon wegen des zweiten Auges für höchst nöthig erachteten und, wie erwähnt, schon längst vorgeschlagenen Ausschälung des Bulbus, die denn auch am 5. Juli 1865 vorgenommen wurde. — Acht Tage nach der Operation, welche beiläufig gesagt, in Chloroformnarkose vorgenommen, ohne Blutung und sonstigen Zwischenfall von Statten gegangen war, welcher eine rasche Heilung folgte, und die innerhalb 24 Stunden alle Schmerzhaftigkeit beseitigte, stellte sich linkerseits eine Iritis und Choroiditis ein, welche der eingeleiteten mydriatischen und antiphlogistischen Behandlung zwar nur langsam, aber stetig wich, so dass Ende October Patient (der schon seit Jahren prespyops ist), mit + 7 Jäger No. 1 zwar mühsam, No. 3 aber ganz correkt und geläufig liest. — Der Bulbus wurde in verdünnte chromsaure Kalilösung gelegt und nach einigen Wochen durchschnitten, wobei sich an der hinteren Wand ein Tumor vorfand, als Ursache der Netzhautablösung. Der Bulbus wurde zur genaueren Untersuchung Herrn Prof. Dr. Knapp in Heidelberg übergeben.

Dr. Walter.

Anatomische Untersuchung des Augapfels.

Der Bulbus war von vorn nach hinten durchschnitten und in Alkohol aufbewahrt. Die eine Hälfte desselben zeigte eine trichterförmig abgelöste Netzhaut, welche hinten am Sehnerven, vorn an der Ora serrata festhing, während ihr mittlerer vorderer Theil mit der Hinterfläche der Krystalllinse locker verklebt war. In dem übrigen Theile dieser Bulbushälfte nichts Abnormes.

In der andern Bulbushälfte erschienen Hornhaut, Sklera, Ciliarkörper, Iris und Linse normal; die beiden letzten der Hornhaut genähert. In der Mitte des hintern Augenraumes sass eine haselnussgrosse (8 bis 9 Mm lange, 7 bis 8 Mm breite) rundlich ovale Geschwulst (*Fig. 50. tu*) der Innenfläche der Augenkapsel auf. Sie war auf ihrer ganzen Oberfläche von Netzhaut bedeckt, welche, an der Ora serrata festsitzend, sich nach vorn an die hintere Linsenfläche anlegte (*Fig. 50. re*) und von da strangförmig zusammengefaltet auf den Tumor sich zurückbog und diesen bis zu seinem hinteren Ende (*Fig. 50. ch*$_1$), wo sich die Aderhaut ein wenig zu verdicken schien, überzog. Die übrige Aderhaut (*Fig. 50. ch*) sah normal aus und lag der Sklera überall dicht an, war aber von der Netzhaut entblösst. Durch die Mitte der Geschwulst wurde nun ein von hinten nach vorn gerichteter Schnitt geführt, welcher das Innere derselben bloss legte. Die Schnittfläche (*Fig. 51. tu*) erscheint gleichmässig weiss gekörnt, die einzelnen Körnchen ziemlich gleich, von Hirsekorngrösse und ohne sichtbare Zwischensubstanz hart aneinander liegend. Unter dem Mikroskop sieht man bei schwachen Vergrösserungen noch eine Menge viel kleinerer Körnchen zwischen den grösseren liegen. Die Netzhaut (*Fig. 51. re*) lässt sich leicht von der Geschwulst ablösen. Die dadurch freigewordene Oberfläche dieser ist schwarz gefleckt und auf der Durchschnittsfläche sieht man, dass die schwärzliche Färbung an einigen Stellen (*Fig. 51. p*) in die oberflächlichsten Gewebsschichten des Gewächses selbst eindringt. An den Rändern dieses erscheint die Aderhaut verdickt (*Fig. 51. ch*). In der Mitte seiner Grundfläche ist dasselbe mit der Sklera innig verwachsen und die frühere Lage der Aderhaut daselbst nur noch durch eine schwarze Tüpfelung angedeutet (*Fig. 51. m*).

Der feinere Bau der Geschwulst erwies sich als ein reines Spindelzellensarkom. Lang gestreckte, ziemlich schmale (3 bis 6 μ breite) Spindelzellen mit länglichem Kern und deutlichem Kernkörperchen lagen an einigen Stellen sehr dicht und parallel nebeneinander (*Fig. 52*), an andern in verschiedener Richtung sich kreuzend in einer hyalinen Grundsubstanz (*Fig. 53*). Die Zellsubstanz war fein und deutlich getüpfelt, ebenso der meist längliche Kern, welcher hier und da verdoppelt in einer Zelle lag. Die Menge der Grundsubstanz wechselte an den verschiedenen Stellen der Geschwulst sehr stark, so dass da, wo die Zellen parallel neben einander lagen, nur sehr wenig davon zu sehen war, dagegen da, wo sie mehr oder minder unregelmässig und wie übereinander gebettet waren, zeigte sich die hyaline Zwischensubstanz sehr reichlich, so dass sie mehr Raum einnahm, als die Zellen selbst (*Fig. 53*).

Um die ganze Geschwulst in ihren einzelnen Abschnitten, ihrer Entwicklung und ihrem Wachsthum zu verfolgen, erhärtete ich sie in absolutem Alkohol und kittete sie in eine erstarrende Wachsölmasse ein. Auf diese Weise konnte ich feine Schnitte ununterbrochen durch die ganze Geschwulst und ihre Umgebung machen. Es zeigte sich dabei, dass der compakte Geschwulstknoten in eine grosse Zahl von runden Klumpen zerfiel, die in ihrem Innern dichte Spindelzellenanhäufungen darstellten, aber von einem lockeren, gefässhaltigen Gewebe mit spärlicheren Zellen und reichlicher Zwischensubstanz getrennt wurden. In die Lücken dieses Gewebes war die Wachsmasse eingedrungen und störte das mikroskopische Bild beträchtlich, wiewohl sie sich durch ihr Aussehen als solche gut kennzeichnete. Das Wachs entfernte ich jedoch wieder vollständig, indem ich die Schnitte über Nacht in Chloroform legte. Dieses löste nämlich die Wachsölmasse auf, ohne die Gewebselemente anzugreifen.*)

Die Züge der Spindelzellenbündel waren nicht gleich gerichtet, sondern durchzogen einander unter verschiedenen Winkeln. Weitaus der grösste Theil der Geschwulst bestand aus reinen ungefärbten Spindelzellen, nur an der Peripherie und besonders an der Basis und deren Rändern waren ovale und runde Elemente. Letztere besassen indessen nicht den Charakter der Elemente des Rundzellensarkoms, sondern waren Bildungszellen, welche unmittelbar in Spindelzellen übergingen. Die Entstehung der vorliegenden Erkrankung kann überhaupt als ein Vorbild der Geschwulstbildung nach dem Typus der embryonalen Entwicklung angesehen werden. Der Tumor erhob sich ziemlich steil aus der Choroides und an der Grenze seiner Grundfläche sah man die innerste Lage der Haller'schen Gefässschicht, so wie die anstossende Grenze der Chorio-Capillaris mit dicht gehäuften Bildungs- oder Granulationszellen infiltrirt (*Fig. 54. a a₁*). In der Nachbarschaft war die Aderhaut in all ihren Schichten noch völlig normal und nur zerstreut lagen lymphatische Zellen in ihrem Stroma, wie man dieses ja auch im physiologischen Zustande findet. Die Anhäufung der Bildungszellen nahm gegen die Geschwulst hin rasch zu und hob die innern Aderhautschichten empor. Letzteres haben wir ebenso typisch in einem früheren Falle gesehen (Fall 9. *Fig. 36*), bei welchem die Entstehung der Geschwulst indessen nicht nach dem Typus der embryonalen Entwicklung, sondern nach dem

---

*) Wenn man Präparate aus absolutem Alkohol in die schon etwas kälter gewordene, aber noch flüssige Wachsölmasse bringt, so dringt die Masse nicht so leicht in die Gewebslücken ein. Bei körnigen und zerbrechlichen Geweben ist es aber von Vortheil, das flüssige Wachs in sie eindringen zu lassen, weil dann das Gewebe starrer wird und sich ohne zu zerbröckeln schneiden lässt. Es war mir angenehm, im Chloroform ein Mittel gefunden zu haben, welches hernach das Wachs wieder auflöst, ohne die Gewebselemente zu verändern.

des physiologischen Wachsthums (also ohne die Vermittlung von Bildungszellen) durch direkte Hyperplasie der 'Elemente des Mutterbodens geschah. In dem vorliegenden Falle waren Bildungszellen an der ganzen Peripherie des Geschwulstknotens vorhanden, am reichlichsten aber an den Rändern der Basis, wo das Gewächs überging in die gesunde Aderhaut.

Die Granulationszellen bildeten sich direkt in Spindelzellen um, indem sie länglich und lang gestreckt wurden. *Fig.* 55 stellt eine solche Uebergangsstelle dar. Bei *a* sieht man nur Bildungszellen, die sich hier schon durch ein glänzendes Kernkörperchen auszeichnen und deutliche Protoplasmahüllen haben, während sie weiter entfernt mehr im Anfangsstadium fein und gleichmässig getüpfelt, ohne Protoplasma, also mehr wie Kerne erscheinen. Bei *b Fig.* 55 sieht man kurze, gestreckte Zellen mit deutlichem Kern und glänzendem Kernkörperchen zwischen den runden Bildungszellen liegen und bei *c* liegen nur schmale spindelförmige Zellen neben einander, deren Kern schmaler und oval erscheint, wie wenn er zusammengedrückt wäre. Hier und da sieht man auch zwei Kerne in einer Spindelzelle.

An einigen Stellen des Randes und der Peripherie mischten sich in die beschriebenen weissen Elemente ganz gleich gestaltete braunschwarz gefärbte, und zwar waren schon die Bildungszellen pigmentirt (*Fig. 56*). In einigen derselben glaube ich deutlich zwei weisse Kerne gesehen zu haben, wiewohl diese Deutung in der allerjüngsten Zeit stark angezweifelt wird, indem ähnliche Bilder auch durch Ueber- und Aneinanderlagerung zweier Zellen geliefert werden.

Die Pigmentirung in diesem Sarkom hatte übrigens noch sehr geringe Ausdehnung erlangt und beschränkte sich auf die auch makroskopisch (Geschwulstdurchschnitt *Fig. 51*) sichtbaren gefärbten Stellen.

Die Entstehung und das Wachsthum der Geschwulst aus Bildungszellen von der Peripherie her war hier also klar nachzuweisen.

In Hinsicht auf ihre Beziehung zum Mutter- und Nachbargewebe gehörte sie noch zu den diffus begrenzten Geschwülsten. Selten und nur im frühesten Anfangsstudium findet man die Sarkome so bestimmt umschrieben, wie die Gewebs- (histioiden) Geschwülste, Fibrome, Lipome u. s. w. Das Nachbargewebe war hier keineswegs von dem Tumor zurückgedrängt und kapselartig um ihn verdichtet worden, sondern zeigte sich von Bildungszellen durchsetzt, die seine sichere Ausdehnung in der Continuität andeuteten. Da indessen diese Einlagerung mit deutlicher Grenze (*Fig. 54.* a_1) aufhörte und nirgends in der Nachbarschaft sich secundäre, choroideale Herde offenbarten, da die Sklera den Tumor von aussen, die Netzhaut ihn von innen ununterbrochen umschlossen und alle übrigen Theile des Auges intakt gefunden wurden, so müssten wir vom anatomischen Standpunkte aus denselben noch als ein rein örtliches Uebel ansehen, von dem eine Infection auf andere Theile noch nicht nachzuweisen war.

Vom klinischen Standpunkte aus stellt sich die Prognose freilich nicht ganz so günstig, indem von der Geschwulst schon eine ziemlich lange Lebensdauer nachgewiesen war, während welcher einige Mal sehr bedeutende Reizerscheinungen des Augapfels auftraten. Diese sprachen indessen an und für sich nicht für die von dem Geschwulstherd ausgehende Infection, sondern waren glaukomatöser Art, wie sie bei allen Prozessen vorkommen, durch welche eine Inhaltszunahme des ocularen Binnenraums gesetzt wird. Meist wird diese auf einer vermehrten Sekretion in den Glaskörperraum beruhen.

Die Diagnose einer Fremdbildung im Auge war vollkommen correkt und ebenso die darauf gegründete Indikation zur Enucleatio bulbi.

Der weitere Verlauf des Falles bestätigte bis jetzt, Ende Febr. 1868, die günstig gestellte Prognose, indem, freundlichen Nachrichten von Herrn Dr. Walter zufolge, $2^3/_4$ Jahre nach der Operation sich noch kein lokales Recidiv oder irgend welche Erkrankung bei dem Operirten eingestellt hat, welcher seit jener Zeit auch keine Beschwerden des andern Auges mehr hatte und ungestört seinem Berufe obliegen konnte. Wenn auch eine Metastase nicht vollkommen auszuschliessen ist, so wird sie mit mir jeder Unbefangene nach der Abgrenzung des Leidens, so perniciös dessen Natur an sich auch war, und nach dem Freibleiben während $2^3/_4$ Jahren gewiss für sehr unwahrscheinlich halten. Die Geschwulst war hier noch ein rein örtliches Leiden und wurde durch die Operation gänzlich ausgerottet.

VIERZEHNTER FALL.

Weisses, vaskuläres (teleangiectatisches) Sarkom der Aderhaut.
Heilung durch Enucleatio bulbi.

Joh. Weichel von Frankenthal, 30 Jahre alt, kam am 2. Jan. 1867 zu mir mit der Klage, dass er seit 5 bis 6 Wochen mit dem rechten Auge viel schlechter sehe als früher. Er sah sehr blass aus, ging langsam und gebückt und zeigte überhaupt das Bild deutlicher Entkräftung. Auf Befragen nach der Ursache davon, theilte er mit, dass er seit Jahren an einem Knochenfrass des Rückentheils mehrerer Rippen leide und auch davon noch jetzt eine grosse eiternde Wunde habe, was die Untersuchung bestätigte, ohne andere körperliche Fehler zu enthüllen. Die Prüfung seines Sehorgans ergab zwei im äusserlichen Aussehen, in Bewegung und Spannung normale Augen, das linke mit voller, das rechte mit $^1/_{100}$ der normalen Sehschärfe, d. h. er konnte damit Finger in 2 Fuss Entfernung zählen. Das Sehfeld war nach oben und aussen beträchtlich eingeengt. Iris und vordere Kammer normal, Pupille gut reagirend, Linse klar, aber der Glaskörper so stark rauchig getrübt und auf der Nasenseite von schwarzen, flottirenden Flocken gefüllt, dass sich der Augengrund nur mattröthlich beleuchten liess. Im hintersten Abschnitt desselben, etwas nach der Nase zu und abwärts bemerkte ich eine flache, leicht vorspringende, gelbliche Scheibe, von ungefähr vier Papillendurchmessern Breite. Ihre Oberfläche war heller zu beleuchten als der übrige Augengrund, mit einigen kleinen gewundenen rothen Streifen durchzogen und von 6 bis 8 länglichen hellrothen Flecken bedeckt, welche deutlich als Extravasate, so wie jene Streifen als Blutgefässe zu erkennen waren. Die an sich flache Erhebung ging so allmälich in den übrigen Augengrund über, dass ich unsicher war, ob ich es mit einem umschriebenen plastischen Retinalexsudat, oder mit einem retinalen oder subretinalen Tumor zu thun hatte. Die geformten und diffusen Glaskörpertrübungen führte ich auf Hämorrhagien und Entzündung im Glaskörper zurück. Dem Kranken liess ich graue Salbe in die Stirn einreiben, machte ihn auf ein schlimmes Augenleiden aufmerksam, das einer sorgfältigen Ueberwachung bedürfe, wiewohl ich seinem geschwächten Körperbau eine einschreitende Behandlung nicht zumuthen könne.

Der Patient stellte sich regelmässig alle 8 bis 14 Tage wieder zur Untersuchung vor und wurde mit Stirnsalben behandelt. Das Leiden schritt in der Weise fort, dass das excentrische Sehen sich zeitweise beträchtlich besserte, nach oben aussen und in der Mitte ein kreisförmiger Abschnitt des Sehfeldes vollständig fehlte, der etwa den achten Theil des ganzen Sehfeldes ausmachte, während die weiter peripherisch gelegenen Theile noch erhalten waren. Die flache Erhebung im Hintergrunde des Auges sprang immer deutlicher nach innen vor, behielt ihre gelbe Grundfarbe, sowie die kleinen, unregelmässigen Gefässchen bei, während die rothen Flecken auf ihrer Oberfläche in Tiefe des Farbentons und in Ausdehnung, Zahl und Zeichnung vielfach wechselten. Die Anschwellung rückte deutlich immer mehr nach der Mitte des Augapfels vor, dehnte sich auch etwas in die Breite aus, behielt ihre runde Form bei und war mit Hülfe von sehr starken, hinter den Augenspiegel gesteckten Convexgläsern (Nr. 6) noch deutlich als eine kugelförmige Geschwulst zu erkennen. Selbst mit schiefer Beleuchtung konnte man sie bei erweiterter Pupille gut sichtbar machen.

Die deutlich knopfförmige Gestalt, die scharfe Umgrenzung, der weissgelbe Schein, die Gefässe und Hämorrhagien auf der Oberfläche, das stetige Wachsthum, der Mangel einer jeden Bewegung der Oberfläche, die Abwesenheit von Entzündung, das

Nichtvorkommen von Cysticerkus in der Pfalz, liessen mich an keine andere Krankheit als einen Tumor denken. Die Netzhaut war nicht abgelöst, musste also mit demselben innig verwachsen oder von ihm überbrückt sein. Sie konnte den Tumor nicht einfach überlagern, weil sonst auf der immerhin sehr ausgedehnten und nahe am Sehnerven befindlichen Geschwulstoberfläche grössere Netzhautgefässe mit ihren charakteristischen Verzweigungen mit dem Ophthalmoskop hätten erkannt werden müssen. Der Tumor konnte nach meiner bisherigen Erfahrung über intraoculare Geschwülste nur von der Aderhaut oder von der Netzhaut selbst ausgehen. Für letzteres sprach allerdings die Farbe und das völlige Verschwinden der charakteristischen Netzhautgefässe auf der Geschwulstoberfläche selbst. Die integrirenden Theile der Netzhaut würden demnach in der Fremdbildung untergegangen sein. So schön sich auch Alles dieses mit dem Befund in Einklang bringen liess, so hielt mich doch eins ab, die Diagnose auf eine Netzhautgeschwulst zu stellen, und das war meine eigene klinisch-anatomische Erfahrung, nach welcher alle nicht bei Kindern vorkommenden Geschwülste im Innern des Auges von der Aderhaut ausgingen Die Autoren sind darüber freilich anderer Ansicht, doch nehme man mir nicht übel, dass das, was ich selbst erlebt hatte, überzeugender auf mich einwirkte, als die Angaben der Schriftsteller, von denen, so weit ich die Literatur überschauen und beurtheilen kann, noch keiner anatomisch unzweifelhaft nachgewiesen hat, dass ein intraoculares Pseudoplasma beim Erwachsenen ein primär retinales gewesen sei. Ich will das Vorkommen dessen nicht läugnen, denn es wäre ja höchst merkwürdig, wenn nicht auch in der Netzhaut der Erwachsenen sich ebenso, wie bei Kindern, primäre Geschwülste bilden könnten. So lange ich dieses aber nicht sicher beobachtet wusste, glaubte ich mich an das vorliegende Erfahrungsmaterial halten zu müssen und dieses drängte mich zu der Annahme eines choroidealen Tumors. Die Netzhaut musste dann entweder von demselben durchbrochen und überlagert, oder so innig mit ihm verwachsen sein, dass ihr Gewebe bis zur Unkenntlichkeit mit in die Fremdbildung hineingezogen war. Letzteres schien mir das Wahrscheinlichere und zwar wieder aus Erfahrungsgründen, indem man in der Regel die Netzhaut bei Aderhautgeschwülsten entweder abgelöst oder mit deren Oberfläche verlöthet findet. Diese Verlöthung ist allerdings gewöhnlich eine sehr lockere, so dass sich die Netzhaut meistens leicht von der Fremdbildung abhebt. Indessen ist es ja denkbar, dass die Verwachsung auch einmal inniger geschicht und die zarten Gewebselemente und Gefässe der Netzhaut unkenntlich macht.

Am Tage vor der Operation war das Sehvermögen wieder gestiegen, indem Patient auf 4 bis 5 Fuss Finger zählen konnte Gefässe des Augengrundes und die Papille zu erkennen, habe ich mich dieses Mal, wie oft vorher, vergebens bemüht.

Die weissgelblich leuchtende, knopfförmige Bildung im Innern, ebenso der Sehfelddefekt, waren noch wie oben beschrieben. An den andern Stellen war der Augengrund matt röthlich zu beleuchten. Vordere Kammer, Iris, Pupillenreaktion, Spannung und Aussehen des Augapfels normal. In diesem Zustande, wo also noch gar keine Schmerzen oder Beschwerden vorhanden waren, Patient ein Sehfeld von drei Vierteln der normalen Ausdehnung und ausserdem noch die Fähigkeit hatte Finger auf 4—5' zu zählen, bestimmte ich ihn zur Enucleatio bulbi, in welche er, nicht ganz ohne Aengstlichkeit, einwilligte.

Sie wurde am 16. Juni 1867 unter Chloroform ohne Zufall gemacht, heilte per primam und Patient verliess am 25. Juni mit einem künstlichen Auge sehr getröstet die Anstalt.

Anatomische Untersuchung des Augapfels.

Da die Geschwulst innen und unten sein musste und wohl nicht weiter als bis zur Augenaxe in den Glaskörperraum hineinragte, so öffnete ich den Bulbus durch einen meridionalen Schnitt, der Art, dass er in eine innen-untere und eine aussenobere Hälfte zerfiel. Erstere enthielt die Geschwulst und den Sehnerven, letztere nichts von der Fremdbildung.

Um sicher zu sein, dass ich die vermuthete Geschwulst nicht an ihrer Oberfläche durch den Schnitt verletzte, machte ich mit dem Rasirmesser einen Schnitt durch die Hornhaut-, Pupillen- und Linsenmitte. Darauf vervollständigte ich ihn ringsum mit der Scheere, mit welcher ich jedesmal ein Blatt vorsichtig und nur in geringer Länge in den Bulbus einführte. Der Glaskörper war im Ganzen genommen klebrig und durchsichtig, nur von einigen zarten, weissen, streifen- und fleckförmigen Trübungen durchzogen. In demselben entdeckte man unter dem Mikroskop lymphoide Körper und grössere kernhaltige Zellen. Im hintern Abschnitt der innern äussern Bulbushälfte zeigte sich eine haselnussgrosse, fast vollkommen halbkugelförmige Geschwulst (*Fig. 57*), welche von einer feinen durchsichtigen Gewebsschicht überkleidet war. In dieser und dicht darunter sah man zahlreiche kleinere, streifen- und sternförmig sich verzweigende Gefässchen (*Fig. 57. va*) nebst runden und streifigen Blutflecken. Die Netzhaut deckte die Aderhaut rings um die Geschwulst in normaler Weise und schien sich als glatter Ueberzug auch über die ganze Geschwulstoberfläche fortzusetzen, was, wie wir sehen werden, jedoch nicht der Fall war. Die Aderhaut, der Ciliarkörper und die übrigen Bulbustheile zeigten keine Abnormität. Die andere Bulbushälfte war ganz normal, namentlich die Netzhaut überall anliegend. Ich machte jetzt einen seichten Einschnitt in die Geschwulst, wobei diese sich als eine weiche, gelbweisse, ziemlich stark bluthaltige Gewebsmasse von gleichartigem Aussehen darstellte. Einige abgelöste Theilchen der Geschwulst zeigten sich grösstentheils aus runden, weniger aus spindelförmigen Zellen mit grossen Kernen und glänzenden Kernkörperchen bestehend.

Das Auge wurde darauf in Alkohol gelegt und wohl erhärtet sechs Monate später einer eingehenden mikroskopischen Prüfung unterzogen. Zunächst halbirte ich die vorhin beschriebene Bulbushälfte noch einmal durch einen meridionalen Schnitt, welcher mitten durch die Geschwulst, den Sehnerven und die Hornhaut ging (*Fig. 58*). Dabei zeigte sich nun ein merkwürdiges Verhalten. Die knopfförmige Geschwulst sass mit einem schmalen, kurzen Stiele der Sklera auf (*Fig. 58. tu*) und war von ihr durch eine dünne, pigmentirte Gewebsschicht getrennt, welche ununterbrochen zu beiden Seiten in die normale Choroides (*ch*) überging. Aber auch die Netzhaut (*re*) trat von beiden Seiten zu dem Stiele der Geschwulst heran und hörte spitz zulaufend an demselben auf, so dass es schien, als ob der Tumor aus der Netzhaut hervorgewachsen wäre und die dahinter liegende Aderhaut durch Druck verdünnt hätte. Die Geschwulst selbst verbreiterte sich dann plötzlich und überlagerte die anstossende Netzhaut bis zur Eintrittsstelle des Sehnerven. Ihre Schnittfläche war feinkörnig mit Andeutungen von Gefässkanälen und kleinen, namentlich nahe an der Peripherie sitzenden dunkelrothen Blutflecken.

Ich bettete darauf die eine Hälfte der in absolutem Alkohol gut gehärteten Geschwulst mit ihrer ganzen Umgebung in eine Mischung von Wachs und Oel ein, machte Schnitte durch den ganzen Tumor mit den anstossenden Häuten des Auges und zwar so viele, dass ich fast die ganze Hälfte der Geschwulst in aufeinander folgende mikroskopische Schnitte zerlegt hatte. Auf diese Weise bekam ich eine Einsicht in die Verbindungen derselben mit der Nachbarschaft, ihren Ausgangspunkt, ihren Bau und ihr Wachsthum. Nur einige dicker ausgefallene Schnitte bewahrte ich in Canadabalsam auf, die andern alle in Glycerin, welches nicht wie der Balsam die Deutlichkeit der feineren Elemente durch allzugrosse Transparenz aufhebt.

An der Geschwulstgrenze bekam ich auf diese Weise Schnitte, welche in dem Stroma der Aderhaut eine ganz umschriebene Anschwellung zeigten, die in ihrem grössten Dickendurchmesser nur 2 bis 3 Mal die Dicke der Aderhaut übertraf. Die Fremdbildung lag an der innern Lage der Haller'schen Gefässschicht, war nach aussen noch von dieser, der Suprachoroidea und Sklera, nach innen von der Choriocapillaris, der Glashaut und Pigmentschicht begrenzt, über welche sich die wohl erhaltene Retina in gewöhnlicher Weise hinzog. Weitere Schnitte zeigten das Anwachsen der in der Aderhaut wuchernden Fremdbildung zu einem eiförmigen Knoten (*Fig. 59. tu*), an dessen Aussenfläche noch Aderhautstroma (*Fig. 59. ch₁*), an der Innenfläche die gelockerte Pigment-Epithelschicht

(*Fig. 59. pi*) sich befanden. Darüber brückte sich die Netzhaut (*Fig. 59. rc*), deren regelmässige Schichtung am Beginn des Tumors sich verwischte und auf eine äussere körnige (*Fig. 59. gr*) und eine innere faserige (*Fig. 59. fi*) Lage zurückgeführt war. Dabei hatte der Netzhautquerschnitt etwas an Dicke zugenommen und zwar durch Vergrösserung der Körnerschichten. In der Geschwulst zeigten sich viele Gefässdurchschnitte, worunter manche von sehr beträchtlicher Weite (*Fig. 59. va*). Eine fernere sehr merkwürdige Eigenthümlichkeit war das Verhalten der Gefässe in der benachbarten Aderhaut. Dieselben waren nämlich auf der nach dem Sehnerven zu gerichteten Seite (*Fig. 59. ge*) ausserordentlich erweitert, so dass sie das Stroma ganz zusammengedrückt und zahlreiche Extravasationen gebildet hatten; auf der nach dem Aequator bulbi zu gerichteten Seite dagegen (*Fig. 59. ge_1*) waren sie blutleer und keineswegs ausgedehnt. Zur Erklärung dieser auffallenden Erscheinung muss man sich erinnern, dass die Blutzuflüsse zur Aderhaut im hintern Bulbusabschnitt nicht weit vom Sehnerven eintreten und auf ihrem Wege nach vorn sich in der ganzen Aderhaut in Capillaren auflösen, deren Blut sämmtlich durch die den Bulbus am Aequator durchbohrenden Vasa vorticosa abgeführt wird. Die zwischen Sehnerv und Aequator sitzende Geschwulst musste natürlich einen Druck auf die vom Sehnerven nach dem Aequator zu ziehenden Gefässe ausüben, mochten diese nun Arterien oder Venen sein, denn die Stromrichtung beider geht ja nach dem Aequator hin, während die Blutströmung auf der andern Seite der Geschwulst kein Hemmniss erlitt. Von diesem Druck auf die Gefässe durch die Geschwulst kamen auch die Blutungen, welche sich zeitweise als Trübungen im Glaskörper zu erkennen gaben und mit dem Mikroskop bestätigt wurden. Daher auch die wechselnden Besserungen und Verschlimmerungen des Sehvermögens während den letzten Monaten der Krankheit. —

Weitere Schnitte durch die Geschwulst zeigten, dass diese sich immer vergrösserte, die innerste Lage der Aderhaut wurde auf dem Geschwulstgipfel immer dünner und zuletzt mit der darüber liegenden Netzhaut durchbrochen. Das Fremdgebilde wucherte jetzt frei in den Glaskörper hinein, blieb aber dabei von einer feinen faserigen Schicht (*Fig. 60. h*) umgrenzt. An den Rändern schlug es sich auf die Netzhaut (*Fig. 60. re*) zurück. Die Einzelnheiten dieser sehr instruktiven Querschnitte waren schon mit gewöhnlichem Auge zu sehen, traten aber bei starker Lupenvergrösserung sehr klar hervor. *Fig. 60* gibt einen solchen Querschnitt wieder. Die Sklera (*scl*) ist intakt. Die Aderhaut (*ch*) an der Seite des Sehnerven voll von enorm vergrösserten Gefässräumen, an der Aequatorseite (*ch*$_1$) frei davon und normal. In derselben sieht man die gleichmässig weisskörnige Aftermasse als einen eiförmigen Knoten auf beiden Seiten das Aderhautgewebe zusammendrängen und nach innen tritt sie durch eine ziemlich breite Oeffnung in den Glaskörperraum. Daselbst bildet sie eine kugelförmige Geschwulst, von welcher der abgebildete Schnitt nur etwa zwei Drittheile getroffen hatte, die Grenze des übrigen weggefallenen, ebenso beschaffenen Drittheils und somit auch die innere Grenze der Geschwulst wurde durch die punktirte Linie (*k*) angedeutet. Soweit die Fremdbildung (*tu*) von den Augenhäuten umschlossen blieb, war ihre Masse dicht und körnig, nach dem Durchbruch wurde sie grob bündel- oder strangförmig. Die meisten Gewebsstränge wurden von dem Schnitt in der Längsrichtung getroffen, jedoch fanden sich auch zahlreiche Querschnitte derselben (*l*), welche in ihrem Innern eine runde Höhlung hatten, die sich bei stärkerer Vergrösserung als die Lichtung eines Blutgefässes auswies. Die Netzhaut (*re*) war überall der Aderhaut anliegend geblieben und wie diese von der Geschwulst emporgehoben und einfach durchbrochen worden. Sie hörte zugespitzt auf, ohne dass sie dabei einen Substanzverlust erlitten hätte oder einen bei dieser Vergrösserung nachweisbaren Wucherungsprozess eingegangen wäre.

Der feinere Bau der Fremdbildung erwies sich als ein weisses teleangiectatisches Sarkom von seltener Schönheit. An den Seiten hatte es ringsum das Aderhautgewebe zusammengedrängt, so dass es von demselben wie ein Wall eingesäumt war.

Dieser trat um so mehr hervor, als die massenhaft eingestreuten pigmentirten Stromazellen die Grenzen des normalen Gewebes in aller Klarheit zu erkennen gaben. Ueber den Wall hinaus fand sich in der Aderhaut keine Spur von irgend welchen fremdartigen Elementen. An dem pigmentirten Wall lagen als äusserste Schicht der Geschwulst dicht gedrängt spindelförmige Zellen mit grossen, meist einfachen Kernen und glänzenden Kernkörperchen. Dicht nebenan traten aber schon die runden und ovalen Zellen, mit ihren grossen, scharf contourirten Kernen und glänzenden Kernkörpcrchen hervor (*Fig. 61. A und B*). Sie waren eingebettet in eine theils fein-, theils grobstreifige Zwischensubstanz (*Fig. 61. A und B*) mit ziemlich paralleler Faserrichtung, so jedoch, dass die einzelnen Züge leicht wellenförmig geschwungen neben- und übereinander lagen (*Fig. 61. B*). Zwischen denselben lagen die Zellen und Kerne isolirt oder in kurzen Reihen und Nestern beisammen (*Fig. 61. d e*). Diese ausgezeichnet faserige Anordnung der Zwischensubstanz fand sich nur in der Nähe des Muttergewebes, der Choroides, von welcher auch einige gefärbte Zellen in sie aufgenommen wurden (*Fig. 61. B. b*). In der Mitte des Tumors, sowohl in dem noch von der Choroides umgebenen Theil (*Fig. 60. tu*) als in demjenigen, der nach dem choroido-retinalen Durchbruch in den Glaskörperraum hineingewachsen war (*Fig. 60. tu₁*), zeigte sich die Zwischensubstanz fein granulirt. Auf dünnen Schnitten stellte sich diese da, wo die Zellen ausgefallen waren, als ein zartes Reticulum dar (*Fig. 62. r*).

Die Zellen selbst entbehrten an vielen Stellen der deutlich abgegrenzten Protoplasmahülle (*Fig. 63. d, k, sp*), lagen daselbst als sehr scharf umschriebene, kleinere und grössere, runde oder längliche Kerne in einer zarten, sehr fein getüpfelten Substanz, welche man als zusammengeflossenes Protoplasma ansehen musste. Manche dieser Kerne lagen auch zu zweien und mehreren in einem schärfer contourirten gemeinschaftlichen Protoplasmaleib (*Fig. 63. c und Fig. 61. B. c*), was man nach der gangbaren Zellenvermehrungstheorie als eine endogene Kernwucherung betrachten würde. An feinen Schnitten sah man indessen, dass solche Contourenbildung im Protoplasma etwas mehr Zufälliges war, denn es lagen an den Rändern zuweilen zwei und mehr Zellen in einer zusammenhängenden Protoplasmamasse, doch ging diese ununterbrochen in die Zwischensubstanz der dichter gruppirten Kerne über (*Fig. 63. d*). An andern Stellen hatten die Kerne regelmässige Protoplasmamäntel (*Fig. 63. A. a, b*) mit sehr zarter Contour und spärlicher granulirter oder faseriger Zwischensubstanz.

Einen hervorragenden Antheil am Bau der ganzen Geschwulst bildeten in all ihren Theilen die Blutgefässe. Sie bestanden aus dünnwandigen Röhren, welche in ungemein reicher, immer feiner werdenden Verzweigung ein zierliches Netzwerk darstellten, von dessen Bögen die scharf gezeichneten Sarkomzellen umstrickt wurden. Nur an den grössten derselben (*Fig. 62. aa*) war es möglich, die verschiedenen Häute der physiologischen Gefässe wieder zu erkennen: a) die homogene oder bei stärkster Vergrösserung leicht faserige Intima (*Fig. 62. i*) mit einer ihr anliegenden, im Querschnitt körnig erscheinenden Lage (*Fig. 62. e*), dem Endothel, wenn dieselbe nicht als Gerinnungsmasse zu deuten war. Darüber hätte die Versilberungsmethode Gewissheit geben können, wäre deren Anwendbarkeit auf gehärtete Präparate möglich gewesen. b) die Media (*Fig. 62. m*), vorwiegend aus längs- und quergerichteten Fasern bestehend, in welche indessen dunklere, längliche Figuren eingestreut waren, die den Kernen der glatten Muskelzellen glichen. c) die Adventitia, welche sich unmittelbar der vorigen anlehnte und mit ihren Fasern zwischen die nächstliegenden Zellen ausstrahlte (*Fig. 62. c*). Von diesen grösseren Gefässen zweigten sich kleinere ab (*Fig. 64. b*), an welchen nebst einer innern scharfen, meist doppellinigen Contour noch ein äusserer Fibrillenzug bemerklich wurde. Dieselben gingen dann in ein feineres Netz über (*Fig. 64. f, f*), dessen Röhren meistens blutleer und zusammengedrückt waren. In der Wand derselben sah man zahlreiche Kerne (Capillarkerne) eingestreut, so dass man an vielen Stellen geneigt gewesen wäre, diese kleinsten Gefässe für Bindegewebszüge mit areolärer Anordnung zu halten, hätte man ihren Uebergang in offene, mit Blutkörperchen gefüllte Gefässe ausser Acht gelassen. An die Gefässe lagerten sich die Zellen in regelmässiger Weise der Art, dass ein grösseres Gefäss einen regelmässigen und dicken Zellenmantel besass (*Figg. 62, 65, 66*). Gelang es Schnitte zu erhalten, in welcher mehrere Gefässe der Länge nach getroffen waren — und dieses war ein sehr häufiges Vorkommniss — so nahm die Bildung ein schlauchartiges Aussehen an. Von dem Hauptcanal zweigten sich dann wieder Nebencanäle ab (*Fig. 65. nc*) und diese hatten wieder seitliche Sprossen, während sie alle von dicken Zellenlagen umhüllt waren. Eine Schlingenbildung habe ich an diesen Gefässen nicht sehen können, ebenso war es auch fast unmöglich den arteriellen oder venösen Charakter eines Gefässes zu bestimmen. Von den grösseren Gefässcanälen gingen constant eine beträchtliche Anzahl kleinerer und kleinster Aeste, scheinbar unter rechten Winkeln ab (*Figg. 65, 66. c*), welche sich als feinste Haarröhrchen zwischen den Zellen durchschlängelten und diese in solcher Menge und Dichtigkeit durchsetzten, dass mitunter einzelne Zellen auf allen Seiten von ihnen umstrickt waren. Sie anastomosirten miteinander in dem den grösseren Gefässcanal umlagernden Zellenmantel und flossen zu weiteren Stämmchen zusammen in den zwischen den Zellcylindern gelegenen Räumen, die wir einmal, in Analogie mit dem Bau gewisser Organe, interlobuläre Räume nennen wollen. Danach würde die Gefässanordnung folgende sein. Die von einem vielschichtigen Zellenlager umgebenen arteriellen Gefässe theilen sich in grössere, gleichaussehende Zweige, welche zwar immer feiner werden, aber auch auf ihrem ganzen Verlaufe eine grosse Menge Haargefässe unmittelbar aus ihren Stämmen abgeben. Die Capillaren anastomosiren in dem das Arterienrohr umhüllenden Zellencylinder und sammeln sich in den interlobulären Räumen zu Venenstämmchen, welche zu immer dicker werdenden Venen zusammenfliessen und, gleich den Arterien, von geschichteten Zellenlagen cylinderartig umgeben sind. Die ganze Geschwulst ist also aufgebaut aus arteriellen und venösen Zellencylindern mit einem intercellularen Capillarnetz.

Der Zusammenhang dieser Gefässe mit denen des Mutterbodens, der Choroides, war nicht zu verkennen, doch war es
eigenthümlich, dass die Gefässwurzeln der Geschwulst meist
dünner waren als ihre Fortsetzungen und Aeste. Auch waren
in dem von der Sklera umschlossenen Abschnitt der Geschwulst
(*Fig. 60. tu*) die Gefässe meist dünner als in dem in dem Glaskörper vegetirenden Abschnitt (*Fig. 60. tu₁*) wiewohl man die
Gefässe des letzteren deutlich aus jenen des ersteren hervor-
gehen sah. Durch diese Gefässerweiterungen hatte die Fremdbildung Aehnlichkeit mit den vaskulären Tumoren, unterschied
sich von denselben aber einmal durch das bestimmt ausgeprägte
intermediäre Capillarnetz und zweitens durch das Vorherrschen
der Zellen über die Gefässe, so reichlich diese auch entwickelt
waren. Die Neubildung konnte deshalb nur als vaskuläre Zel-
lengeschwulst, aber nicht als Angiom bezeichnet werden.

Forschen wir nach der Entwicklungsart und Natur
der vorliegenden Neubildung, so können wir dieselbe als cir-
cumscripte degenerative Hyperplasie der Choroides
auffassen. Am Rande der Geschwulst finden wir im Aderhautstroma anfangs spärlich, dann immer reichlicher spindelförmige
und runde Zellen mit scharf contourirten Kernen abgelagert.
Die Zellen entstehen und vervielfältigen sich, sei es durch
Theilung oder durch aus dem Blute stammende lymphoide
Körperchen, die Bildungszellen. Beide Vorgänge konnten in
diesem Falle aus dem Befunde als möglich abgeleitet werden.
Fig. 61. B stellt ein Stückchen des Gewebes an der Geschwulstgrenze dar. Darin lagen in der faserigen Grundsubstanz deutliche kleinere und grössere Kerne, welche z. Th. (*d*) den Lymphkörperchen durchaus ähnlich sahen, z. Th. aber auch durch
scharfe Contour und glänzende Kernkörperchen sich als Sarkomkerne (*e*) auswiesen. Daneben fand man aber auch (*c*)
zwei Kerne in einem Protoplasmaleibe, welches Gebilde dann
als Zelle mit zwei Kernen, also in Vermehrung begriffen aufzufassen wäre. In der That gehören solche Bilder zu den seltneren; was man gewöhnlich sieht, sind die der homogenen oder
fibrillären Grundsubstanz eingelagerten Körner, die zuerst zu

Kernen und dann zu runden oder spindelförmigen Zellen werden.

In dem vorliegenden Falle lag es sehr nahe, die Zellenneubildung an die Gegenwart der Gefässe zu knüpfen. Man sah nämlich, dass in der nächsten Umgebung der Gefässe lymphoide Körper in grösserer Zahl angehäuft waren (*Fig. 62. l*). Die Fasern der äussern Gefässwand drangen zwischen denselben durch und gingen in die Zwischensubstanz der ausgebildeten Zellenlagen über. Man könnte also annehmen, die Lymphkörperchenähnlichen Gebilde lagen in der Adventitia. Diesen Raum lockeren Bindegewebes um die Gefässe, welcher mit Lymphzellen mehr oder minder reichlich gefüllt ist und im physiologischen Zustande ebenso und bestimmter ausgesprochen beobachtet wird, nennt man in neuerer Zeit gewöhnlich Lymphscheide der Gefässe. Dass die Anfänge des Lymphgefässapparates im Bindegewebe und zwar im Saftcanalsystem zu suchen sind, wird nach Recklinghausen's bahnbrechenden Untersuchungen immer allgemeiner angenommen und bestätigt. Dass aber Canälchen dieses lymphatischen Gewebes auch mit dem Blutgefässhohlraum in direkter Verbindung stehen, scheint immer wahrscheinlicher zu werden. Die Lymphzellen, welche wir in den perivaskularen Räumen unsers Tumors so hervortretend beobachteten, konnten nun als daselbst, im Bindegewebe, gebildet angenommen werden, aber ebenso nahe liegt es, dieselben nach Cohnheim's Darstellung, aus dem Blutgefässe durchgetreten zu betrachten. Ich halte mich fern davon, an einem pathologischen Object diese Fragen nach ihrer grösseren Wahrscheinlichkeit diskutiren zu wollen. Dazu gehören eigens auf diesen Punkt gerichtete Beobachtungen, wie z. B. die Cohnheim'schen. Die Anwesenheit vieler lymphoider Körper in den perivaskulären Räumen konnte ich an allen Stellen dieses Tumors constatiren. Sie stellten die Bildungszellen dar, welche allmälich zu Kernen und Sarkomzellen wurden. Besonders schön sah man diesen Vorgang an den kleinsten Gefässen (*Fig. 63*). An dem Gefässrohr (*v*) mit homogener, doppelt contourirter Wand lagen lymphoide Körper, sowie kleinere und grössere Kerne (*n*) von Protoplasma umgeben. Je mehr die lymphoiden Körper — Bildungszellen — (*l*) von dem Gefässe abrückten, desto grösser wurden sie (*k*) und desto schärfer ihre Grenze und glänzender ihr Kernkörperchen. An einigen Stellen (*sp*) lagen sie dichter beisammen, schienen sich gegenseitig zusammenzudrücken und deshalb spindelförmig zu werden. Alle diese Formen waren offenbar junge Bildungen und lagen in einem gleichmässigen, zusammengeflossenen Protoplasma. Mitten durch dieselben hindurch zog sich ein Gang ($a\,a_1$) von Bildungszellen, welcher im weiteren Verlaufe in ein kleines Blutgefäss überging und wohl an der Neubildung oder dem Wachsthum eines Gefässes Theil nahm. In vorrückender Entwicklung umgaben sich die Kerne mit deutlich abgegrenzten Protoplasmaringen und waren durch Zwischenzellstoff von einander getrennt, wie *Fig. 61. A, a und b* deutlich zeigt. Alle diese Zustände verschiedener Entwicklungsstadien findet man auch an den um die grösseren Gefässe cylinderförmig abgelagerten Zellen wieder (*Figg. 62, 65, 66*). Die Geschwulst war in all ihren Theilen noch in frischem Wachsthum begriffen und zeigte nirgends Beginn von regressiven Vorgängen. Das einzige so zu sagen Abnorme, was man in ihr antraf, waren Hämorrhagien (*Fig. 60. hae*), welche in den peripherischen Lagen ziemlich häufig auftraten. Der Blutstrom musste bei der Weite der Gefässe, der Zartheit von deren Wänden, der massenhaften Entwicklung von Zellen und Grundsubstanz einen sehr beträchtlichen Widerstand finden, wodurch es gerade an der Peripherie leichter zu Gefässberstungen kommen konnte, weil daselbst der Gegendruck von Seiten der Geschwulstsubstanz selbst offenbar geringer war und auch die jüngeren und deshalb zarteren und leichter zerreisslichen Gefäss- und Zellenbildungen lagen.

Von den übrigen Gebilden dieses Auges zeigten nur die Netzhaut und der Glaskörper Veränderungen. Letztere haben wir bereits bei der Eröffnung des frischen Augapfels besprochen.

Die Netzhaut zeigte sich nur auf der kurzen Strecke,

welche über der Geschwulst lag, verändert (*Fig. 59. gr* und *fi*).
Die Abnormitäten in derselben bestanden in Hyper-
trophien, resp. Hyperplasien des bindegewebigen Stütz-
apparates. An manchen Stellen war die Vermehrung der
Körner das Vorwiegende (*Fig. 59. gr*), so dass dieselben dicht
gedrängt im radiären Netzwerk angehäuft waren und eine
Dickenzunahme der Retina auf das Doppelte und Dreifache
ihres normalen Querdurchmessers hervorgebracht hatten. An
andern Stellen aber waren die Radiärfasern verlängert und verbreitert, indem sie sich als starre, breite, vielfach mit einander
anastomosirende Fäden und Bänder darstellten. Hier und da
wuchsen sie auch in geringer Ausdehnung über die Limitans
externa hinaus und traten in lockere Verbindung mit dem aus-
einandergetriebenen und von Sarkomzellen durchsetzten Gewebe der Aderhaut. Nirgends aber zeigte sich diese Wucherung des retinalen Bindegewebes geschwulstbildend, so dass
wir es in diesem Krankheitsfalle mit einem reinen Aderhautsarkom zu thun hatten. Ob bei fortgesetztem Wachsthum die
einmal angeregte Retinalhyperplasie nicht auch zu weiterer,
selbstständigerer Entwicklung gekommen wäre und dadurch zur
Entstehung einer Mischgeschwulst — Gliosarkom — Veranlassung gegeben hätte, lässt sich nicht sagen, scheint aber nicht
unwahrscheinlich, wenn wir uns an das Vorkommen solcher
Tumoren, wie in Fall 11, erinnern.

Verlauf und Ausgang der Krankheit. Den Patienten
sah ich öfters wieder nnd fand keine Spur eines Reizes in der
Augenhöhle noch eine Metastase in andern Organen. Im Januar 1868 jedoch nahm seine allgemeine Entkräftung beträchtlich zu und der Tod trat in Folge derselben ein, ohne dass in
der Augenhöhle etwas Krankhaftes bemerkt wurde. Die streng
umschriebene Natur des Tumors und die reine, weit über die
Grenzen desselben hinausreichende Exstirpation bestimmen
mich, diesen Fall unter die dauernden Heilungen zu rechnen,
wiewohl die Beobachtung nur sieben Monate nach der Operation reicht.

FÜNFZEHNTER FALL.

Entzündliches, fibromatöses Sarkom der Aderhaut. Enucleatio bulbi. Heilung.

Valentin Walter von Rechtenbach bei Bergzabern, ein gesund aussehender Knabe von 6 Jahren, hatte vor längerer Zeit einen Schlag auf die linke Orbitalgegend bekommen. Später wurde sein Auge amaurotisch und auf der Nasenseite in der Gegend des Aequators zeigte sich unter chronischen, wenig intensiven Entzündungserscheinungen eine Ektasie der Sklera, welche sich wie ein Kegel von etwa 12 Mm Breite und 8 Mm Höhe emporhob (*Fig. 67. k*). Die Consistenz des Bulbus war vermehrt, die Episklera von einem weitmaschigen Netz dicker, geschlängelter Gefässe bedeckt, die Hornhaut empfindlich und vollkommen klar, die vordere Kammer seicht durch kugelförmige Vorbauchung der Iris, die Pupille nicht ganz mittelweit, starr und mit kleinen graubraunen Synechien besetzt. Durch dieselbe gewahrte man hinter der vollkommen klaren Krystalllinse eine matte, gelblich-weisse, von einigen rothen Streifchen durchzogene Masse, den innern Augenraum bis zur hintern Linsenfläche ausfüllend oder wenigstens abschliessend. Der Anblick hatte entfernte Aehnlichkeit mit dem des amaurotischen Katzenauges, unterschied sich aber sehr wesentlich davon durch den Mangel irgend welchen Glanzes oder Schillerns der den Glaskörperraum abschliessenden weiss-gelben Masse.

Ich machte die Enukleation am 13. Juli 1865 und nahm gleich darauf die anatomische Untersuchung des Augapfels vor, welchen ich durch einen mitten durch die Geschwulst gehenden Meridionalschnitt halbirte. Die Sklera zeigte sich an der ektatischen Stelle (*Fig. 67. k*) verdünnt, sonst überall normal. Die Choroides (*Fig. 67. ch*) ging hier in eine weit nach innen vordringende Geschwulst (*Fig. 67. tu*) über, an den übrigen Stellen lag sie der Sklera an und zeigte nichts Abnormes.

Die Netzhaut (*Fig. 67. rc*) war in ihrem ganzen Umfange von der Choroidea durch eine vollkommen klare, auch unter dem Mikroskop keine geformten Elemente zeigende, Flüssigkeit getrennt und trichterförmig zwischen Ora serrata und Sehnerveneintritt zusammengedrückt. Zwischen Linse und Netzhaut blieb noch etwas Glaskörperraum (*Fig. 67. v*) mit klarem, flüssigem Inhalte. Ciliarkörper, Iris und Linse boten nichts Auffallendes.

Die merkwürdigste Veränderung zeigte sich in diesem Auge unter der ektatischen Skleralstelle. Daselbst war nämlich die Choroides in einer Kreisfläche von 9 Mm Durchmesser von der Sklera abgehoben und diente als Ausgangsstelle für zwei Geschwülste, wovon die eine (*Fig. 67. tu*) nach innen wucherte, leicht höckerig und von der mit ihr verwachsenen Netzhaut überzogen war, die andere (*Fig. 67. ci*) nach aussen drang und eben jene Skleralektasie bedingte. Diese letztere stellte eine Eitertasche dar, indem ihr rahmähnlicher Inhalt sich auch unter dem Mikroskop als gewöhnlicher Eiter auswies.

. Ihre Innenwand war von einem gelben, brüchigen Häutchen, der sog. pyogenen Membran (*Fig. 67. p*) gebildet. Dieses lag nach aussen zu auf der Sklera, nach innen und in den Winkeln auf der Choroides. Letzterer verdankte der Eiterheerd seinen Ursprung, denn man sah, dass sie sich an den Winkeln umschlug und noch eine Strecke auf der Sklera weiter verlief (*Fig. 67. ch*$_1$). Es scheint mir zweifellos, dass der Eiterheerd Anfangs ganz innerhalb der Aderhaut lag, diese aber bei seinem Wachsthum an der Ausenseite durchbrach, die Sklera macerirte und nach aussen ausbuchtete, die nach innen liegenden Aderhautschichten (*Fig. 67. ch*) aber von der Sklera abhob, während diese Schichten ausserdem noch den Mutterboden für eine sarkomatöse Neubildung (*Fig. 67. tu*) abgaben. Die von dem Eiter aufgeweichte und ausgebuchtete Skleralstelle würde gewiss in nicht langer Zeit durchbrochen und der Eiter nach aussen entleert worden sein.

Die nach der Augenaxe zu wuchernde Geschwulst wuchs unmittelbar aus der abgehobenen, verdickten, erweichten und blasser gewordenen Choroidealstelle hervor. Sie war derb, lappig-höckerig, enthielt aber zwischen den einzelnen Knoten Tropfen eines weissgelben, rahmartigen Breies, welcher sich unter dem Mikroskop als Eiter auswiess. Ueber der Basis verschmälerte sich die Geschwulst und schwoll hernach wieder zu einem dickeren Knoten an, hatte also recht das Aussehen eines Schwammes. Der Stiel derselben bestand aus Spindelzellen, welche stellenweise so dicht zusammengedrängt waren, dass die Zeichnung streifig, fast wie faseriges Bindegewebe aussah. Weiter in die Geschwulst vordringend, blieben die Spindelzellen der vorwiegende Bestandtheil des Gefüges bis zur Oberfläche der Fremdbildung.

Neben denselben sah man aber auch zahlreiche Stellen, in welchen grössere und kleinere runde kernhaltige Zellen mehr oder minder dicht beisammen und in einem feinfaserigen Zwischengewebe eingebettet waren. An den Rändern und der Peripherie der Geschwulst waren die kleineren Zellen vorwiegend, so dass hier der Charakter des Granulationsgewebes hervortrat. An den Seiten zeigten längere durch die Geschwulst und anstossende Aderhaut gehende Querschnitte reichliche Ablagerung von Bildungszellen in der Choriocapillaris. Die Glashaut und Pigmentschicht zogen unversehrt darüber hin. Das Stroma der äusseren Lagen war stark gelockert und verdickt durch massenhafte Einlagerung von parallel mit den gefärbten Stromazellen ziehenden, dicht gedrängten, kernhaltigen Spindelzellen. Diese beiden Elemente, die Spindel- und die Bildungszellen, gingen auch unmittelbar in den Tumor über, erstere in den Stiel und die Mitte, letztere nach der Peripherie hin.

An manchen Stellen fand man dieselben durcheinander gemengt und eingebettet in eine bald zarter, bald derber faserige Zwischensubstanz, welche selbst auch ihrer Menge nach ausserordentlich schwankte. Daneben kamen dann Partieen vor, in welchen die Bildungszellen vorherrschten, die Zwischensubstanz homogen und sehr weich war. Solche Stellen begrenzten denn auch wirkliche, kleine Eiterherde, wo die Bildungszellen nicht mehr von einer festeren Zwischensubstanz getragen wurden, sondern in einer klebrigen Flüssigkeit schwammen.

Die ganze Geschwulst trug den Charakter eines unfertigen Gebildes: Produkte eitriger Entzündung und Granulationsgewebe im ausgesprochenen Uebergang zu ständigen, fibro-sarkomatösen Knoten. Da die grösseren runden und spindelförmigen Zellen mit ihren grossen Kernen die solideren und an Masse überwiegenden Theile der Geschwulst bildeten, so ist anzunehmen, dass der Sarkomcharakter der Neubildung in ihrem ferneren Wachsthum immer reiner hervorgetreten wäre.

Ueber den weiteren Verlauf des Falles habe ich nur Erfreuliches zu berichten.

Die Enukleationswunde heilte per primam und der Knabe hat sich bis jetzt, Ende März 1868, 2³/₄ Jahre nach der Operation, sehr wohl befunden. Er wünscht für seinen gut beweglichen, wenn auch flachen Stumpf nun ein künstliches Auge.

ZWEITER ABSCHNITT.

Allgemeines Krankheitsbild des Choroidealsarkoms.

Ich will jetzt versuchen, wie ich es in ähnlicher Weise beim Retinalgliom gethan habe, aus den vorhergehenden detaillirten Einzelbeobachtungen ein allgemeines, übersichtliches Krankheitsbild des Choroidealsarkoms zu entwerfen. Dabei werde ich aus der Literatur benutzen, was mir zur Ergänzung oder Bestätigung nothwendig und von Werth erscheint. Die vorstehenden casuistischen Untersuchungen sollen indessen bestimmend und massgebend für die Schilderung sein.

I. Pathologische Anatomie des Choroidealsarkoms.

A. Makroskopische Beschaffenheit.

Das Aussehen des Sarkoms der Aderhaut ist viel mannichfaltiger als das des Glioms der Netzhaut. In manchen Fällen unterscheidet es sich makroskopisch von diesem gar nicht. So z. B. würde das weisse medulläre Sarkom des dreizehnten Falles ohne Mikroskop nicht vom Markschwamm zu unterscheiden gewesen sein, denn es war im frischen Zustande ebenso locker und liess die Zellen als einen dicklichen Saft ausdrücken, wie dasselbe auch bei den gefässreichen Gliomen, z. B. dem Recidiv des siebenten Falles, Statt hatte. Daher kommt es auch, dass die früheren Autoren, welche ihre Eintheilungen vorzugsweise auf makroskopisch wahrnehmbare Eigenschaften gründeten, weder die medullären Formen der Sarkome von den Gliomen, noch beide von den Carcinomen trennten, indem sie all diese weichen, vielzelligen Geschwulstformen unter dem Namen Markschwamm zusammenfassten. So stellt z. B. Fritschi in seiner ausführlichen Beschreibung der „bösartigen Schwammgeschwülste des Augapfels" (Freiburg i. B. 1843) dem Markschwamm nur die Melanose gegenüber. Das Mikroskop allein erlaubt uns an der Beschaffenheit der zelligen Elemente, der Zwischensubstanz und dem Gefässgehalt, so wie an der Anordnung dieser die verschiedenen Gewächse zusammensetzenden Bestandtheile die einzelnen Geschwulstarten von einander zu unterscheiden. Dabei kommen zuweilen Uebergangsformen vor, z. B. die Gliosarkome, deren richtige Deutung nicht durch eine rasche Anfertigung von einzelnen mikroskopischen Präparaten, sondern erst durch ein gründliches Studium des Baues sämmtlicher Theile des Gewächses möglich ist.

Wie demnach die einfachen zellenreichen, weissen Sarkome durch ihre Farbe und Succulenz den Gliomen und medullären Carcinomen makroskopisch ähnlich sind, so gilt dieses auch noch wenn sie durch vermehrten Gefässgehalt weiss- oder gelbröthlich aussehen und wenn sie durch einfache, fettige oder entzündliche Erweichung in einzelnen Partien zerfliessen, wie wir dieses im fünfzehnten Fall beobachteten. Kommen solche Stellen an die freie Oberfläche zu liegen, so haben wir die Bilder der Verschwärung genau wie bei den Gliomen und Carcinomen.

Ist die Intercellularsubstanz der Sarkome derber
und fibrillär und werden die zelligen Elemente langgestreckt, spindelförmig, mehr oder minder faserig
und dicht zusammengedrängt, so wird das Aussehen
mehr oder minder fibrös und bekommt dann Aehnlichkeit
mit gewissen Formen des Fibroms, Myxoms, Myoms und selbst
des skirrhösen Carcinoms. So erschien dem blossen Auge z. B.
der Knoten des weissen Spindelzellensarkoms in userm dreizehnten Falle. Das Vorkommen reichlicher Gefässe mit hinzu-
tretenden Hämorrhagien, wie in Fall 14, liefert für Sarkome,
Gliome und medulläre Carcinome so sehr dasselbe Bild, dass
man bis vor Kurzem all diese Formen unter dem Namen
Fungus hämatodes beschrieb.

Wesentlich verändert wird das Aussehen des Sarkoms durch die Beimischung von Pigment. Die Geschwülste erscheinen dann auf der Oberfläche und dem Durchschnitt schwärzlich getüpfelt (Fall 13), grauschwarz gestreift
oder marmorirt, diffus und schmutzig grauschwarz oder mehr
minder rein und intensiv schwarz (Fall 9—12). Nur die melanotischen Carcinome bieten dann ein ähnliches Aussehen dar.
Die gefärbten Sarkome zeigen wieder dieselben Verschiedenheiten in Bezug auf Weichheit und Derbheit, wie die ungefärbten, je nachdem sie grösseren Reichthum an kleinen und
runden Zellen mit homogener und spärlicher Zwischensubstanz
(Fall 11 und 12), oder an grossen und langgestreckten Zellen
bei spärlicher und festerer, faseriger Zwischensubstanz besitzen
(Fall 9, 10 und 11).

B. Feinerer Bau des ausgebildeten Sarkoms.

Die zusammensetzenden Bestandtheile des fertigen
Sarkoms sind:

1. Zellen. Die zelligen Elemente des Sarkoms sind von
wechselnder Gestalt. Man beobachtet kleine runde Zellen,
deren Kerne den bei weitem grössten Theil derselben aus-
machen, indem man nur einen schmalen Ring von Protoplasma
um dieselben abgelagert findet. Dieses ist durch Verschiebung

des Kerns oft nur auf einer Seite angehäuft. Solche Zellen sind als jüngere Bildungen aufzufassen und finden sich vorzüglich an denjenigen Stellen, wo das Wachsthum der Geschwulst am ausgesprochensten ist. In den dichteren Theilen des Gewächses ist der Kern ringsum von einer breiteren Schicht von Zelleninhalt umgeben, welche nicht selten, namentlich wenn noch andere Beimischungen, wie Pigment und Fett, darin vorkommen, den Kern gänzlich verdecken. Durch veränderte Einstellung des Mikroskops und Anwendung von Reagentien, besonders Essigsäure, gelingt es immer den Kern sichtbar zu machen. Die Umrisslinie der Zelle, das heisst die äussere Grenze des Zelleninhaltes, ist bei den jüngeren Formen in ihrem Aussehen niemals besonders scharf gezeichnet, so dass eine gleichmässige amorphe oder leicht granulirte Protoplasmamasse den Kern umhüllt. An älteren Geschwulstpartien tritt dagegen die Grenze des Protoplasmas als eine mehr oder minder scharfe Linie hervor, was man als Zellenhülle bezeichnet. Dabei werden die runden Zellen immer beträchtlich umfangreicher, gewöhnlich zwei bis drei Mal so gross als die farblosen Blutkörperchen.

Längliche Zellen mit ganz denselben Eigenschaften, wie die oben beschriebenen runden, sieht man in den Sarkomen sehr häufig. Sie bilden den Uebergang zu den spindelförmigen Zellen. Diese kommen in den Sarkomen mindestens ebenso häufig vor als die runden. Ihr Kern ist zuweilen rund, meistens aber etwas oval; ihre Grösse sehr verschieden, sowohl was Breite, als was Länge anbetrifft. Geschwülste mit derartigen Elementen werden von den Franzosen unter dem Namen der fibroplastischen beschrieben.

In manchen Fällen sieht man nur kleine Spindelzellen, die sowohl schmal als kurz sind (Fall 13, *Figg. 52* und *53*), durch die ganze Geschwulst ausgebreitet, in andern sind vorwiegend grosse Spindelzellen, die 2 und 3 Mal so dick und lang sind als jene, vorhanden, und in wieder anderen sieht man kleine und grosse Spindelzellen sowohl an verschiedenen Abschnitten gesondert als auch neben einander auftreten. Die Contouren der Spindelzellen sind meist scharf, als deutliche Membran gezeichnet, doch vermisst man auch häufig, namentlich bei den kürzeren Formen, die linienförmige Markirung der Zellengrenze.

Seltenere Erscheinungen sind in der eigentlichen Masse der sarkomatösen Fremdbildung die ästigen oder Netzzellen. An der Geschwulst-Grenze findet man sie häufig genug, doch mögen sie zum grössten Theil aus dem Choroidealstroma dahin fortgeschwemmt sein. Dass dem so ist, kann man besonders anschaulich an den pigmentirten Stromazellen nachweisen.

Die Sarkomzellen sind durchgehends ausgezeichnet durch grosse und scharf contourirte Kerne mit ebenso deutlichen, meist glänzenden Kernkörperchen. Die Contour der Kerne ist eine scharfe Linie, welche bei stärksten Vergrösserungen mitunter verdoppelt erscheint. Das Innere der Kerne ist granulirt, häufig fein und gleichmässig, häufig auch der Art, dass sich einige gröbere Körner unter der feinen Tüpfelung befinden. Das Kernkörperchen ist auch bei den stärksten Vergrösserungen homogen. In vielen Zellen finden sich zwei wohl erkennbare Kernkörperchen, in manchen auch drei.

Zuweilen sieht man in gut isolirten und gut umschriebenen Zellen zwei deutlich von einander geschiedene Kerne liegen. Dieses findet sich wohl in den spindelförmigen, jedoch häufiger in den runden Zellen, und zwar sind es da seltener die sehr grossen Zellen, wie z. B. *Fig. 61. B. c*, sondern vielmehr die kleineren und mittleren in der Bildungs- oder Granulationsschicht, wie in *Fig. 56*, welche doppelte Kerne besitzen. Mitunter sieht man in einer nur von faserigem Gewebe umgebenen mittelgrossen Zelle zwei Kerne in derselben Ebene, während ein dritter sich davor oder dahinter befindet, jedoch auch noch in unmittelbarem Zusammenhang mit dem gemeinschaftlichen Zelleninhalte ist.

Eine andere Bildung sind die dunkleren Körner oder Klümpchen, welche sich sowohl gefärbt als ungefärbt in zellenartigen Protoplasmaanhäufungen vorfinden, wie sie in *Fig. 44. b*

veranschaulicht, auf Seite 125 und 126 besprochen und als blutkörperchenhaltige Zellen gedeutet wurden.

Nebst diesen ausgesprochenen Zellen finden sich in den
Sarkomen aber auch noch andere geformte Elemente vor, welche
als Zellenfragmente angesehen werden mögen. Dahin rechne
ich ganz besonders solche Klümpchen, wie ich sie oben im
Innern von abgegrenzten Protoplasmahaufen, also in Zellen,
beschrieben habe. Dieselben besitzen den Umfang der weissen
Blutkörperchen, gehen aber auch herab bis zur gewöhnlichen
Grösse der Kernkörperchen oder Farbstoffkörnchen des Cho-
roidealepithels. Im Innern sind sie homogen oder mehr oder
minder gleichmässig getüpfelt. Sie kommen sowohl ungefärbt
als gefärbt vor und bilden an manchen Geschwulststellen so
überwiegend die in die Grundsubstanz eingebetteten geformten
Elemente, dass es geradezu schwer wird, daneben regelmässig
ausgebildete Zellen zu entdecken. Ein solches Verhalten wurde
schon von dem ersten genauen Beschreiber der mikroskopischen
Struktur der Geschwülste, Joh. Müller, angegeben und gezeichnet („Ueber den feineren Bau und die Formen der krankhaften Geschwülste", Berlin, 1838. Taf. I. *Figg. 9* und *17*) und
wird als ein Zeichen grosser Zerbrechlichkeit der zelligen Elemente in der Neubildung angesehen.

In der Periode des Zerfalls der Geschwulst sind solche
Zellenfragmente vielfach gemischt mit Produkten regressiver Metamorphose, von welchen wir hernach reden
werden.

2) Die Intercellularsubstanz. Sie findet sich bei den
Sarkomen in den verschiedenen Zuständen wie in andern Geweben: vollkommen homogen oder hyalin, leicht getüpfelt und
mehr oder minder deutlich streifig. Besonders schön kann man
sie an erhärteten Präparaten darstellen, wenn auf irgend eine
Art die eingebetteten Zellen herausgefallen sind. Sie stellt
dann ein unregelmässiges, kleinmaschiges Netzwerk von faserigen
oder granulirten Balken in wechselnder Stärke dar *(Fig. 62. r)*.
Die Quantität des Zwischenzellstoffs ist bei den verschiedenen
Fällen und in den einzelnen Abschnitten derselben Geschwulst

oft sehr verschieden. Manchmal, namentlich bei Spindelzellen-sarkomen mit paralleler Lagerung der langgestreckten Elemente, tritt die Zwischensubstanz so spärlich auf, dass sie fast zu fehlen scheint. Im Gegensatz dazu ist sie bei andern Geschwülsten so reichlich und derb, dass diese einen fibromatösen Habitus annehmen können. An den Stellen des frischen Wachsthums sind die jungen Zellen zuweilen in eine streifige Grundsubstanz eingebettet, welche man als Zwischenzellstoff ansehen muss. Dieser kann übrigens noch dem Muttergewebe angehören, wie man es an den seitlichen Grenzen der choroidealen Sarkome beobachtet, oder schon neugebildet sein durch die Thätigkeit der Sarkomzellen selbst (*Fig. 61. B* und *A*).

An andern Orten sieht man nur lymphoide Körperchen und Sarkomkerne in einer gemeinschaftlichen hyalinen oder fein granulirten Grundsubstanz liegen (*Fig. 63*), welche man nicht berechtigt ist als Zwischenzellstoff anzusehen, sondern vielmehr als zusammengeflossenen Zelleninhalt, Protoplasma, ähnlich wie den Inhalt der vielkernigen Riesenzellen (Myéloplaques). Erst wenn diese Grundsubstanz sich ringförmig um die einzelnen Kerne angelagert hat, kommt es zur Abscheidung von eigentlicher Intercellularsubstanz, welche Anfangs auch hyalin, später körnig und faserig ist.

3) Die Gefässe. Sie haben bei den Sarkomen meistens nichts Eigenthümliches. Es sind gewöhnlich weite, dünnwandige Röhren mit einem Netz von Capillaren, deren Lumen in der Regel beträchtlich grösser ist, als wir dieses in physiologischen Geweben finden. Die melanotischen Sarkome scheinen meist ärmer an Gefässen zu sein als die weissen, vielleicht kommt dieses aber auch daher, weil die melanotischen häufiger spindelförmig sind und diese haben gewöhnlich weniger Gefässe als die Rundzellengeschwülste. Nicht unwahrscheinlich scheint mir indessen der causale Zusammenhang gerade umgekehrt zu sein: in gefässreichen Neubildungen besteht eine reichliche Nahrungszufuhr, wodurch eine üppige Zellenneubildung bedingt wird, ebenso wie ein rascher Zerfall. Die Spindelzellen mit ihren deutlichen Hüllen sind vermuthlich eine langsamere und

darum auch dauerhaftere und derbere Bildung als die runden, namentlich kleinzelligen Elemente. Sie stehen gewiss dem fibrösen Gewebe, welches sich überall durch Gefässarmuth auszeichnet, näher als die Rundzellen. Betrachtet man nun bei den Neubildungen den grösseren oder geringeren Gefässgehalt des Muttergewebes als das Bestimmende für die Form und Derbheit. der neugebildeten Elemente, so müssten wir bei den Choroidealtumoren Verschiedenheiten finden, je nachdem der Ausgangspunkt der Neubildung mehr in dem äusseren gefässarmen Stroma, der Haller'schen und Suprachoroidealschicht, oder mehr in den innern Lagen, der gefässreichen Choriocapillaris, gelegen ist. An und für sich sind die äusseren Schichten der Aderhaut gefässreich genug, jedoch verlaufen darin vorzüglich nur die grösseren Gefässstämme, welche aber für die Neubildung von Zellen in dem sie umgebenden Stroma ohne Belang sind, denn die Reichlichkeit der einem Gewebstheile zugeführten Nahrung hängt nicht von den durch ihn ziehenden grösseren Gefässstämmen ab (sonst müsste das Mediastinum der reichlichst ernährte Bezirk des ganzen Körpers sein), sondern von der Fülle der in ihm verbreiteten Capillaren. In der That, wenn wir unsere Fälle von Choroidealsarkomen durchsehen, bei welchen der vorzugsweise Ausgangspunkt der Entwicklung noch nachgewiesen werden konnte, so finden wir bei den derberen, spindelförmigen Formen den Ursprung in den äussern Choroideallagen, wie in Fall 9, 10 und 11, wovon *Fig. 36* eine bestätigende Veranschaulichung liefert, bei den weicheren dagegen ging die Neubildung von der innersten Stromalage der Haller'schen Gefässschicht und von der Choriocapillaris aus, wie wir dieses im Fall 14 und 15 so ausgesprochen beobachteten. Hierher gehört auch grösstentheils der Fall 13, von welchem die auch für die Entwicklung der beiden andern Fälle gültige *Fig. 54* entnommen ist. Doch steht dieser Fall schon auf der Grenze. Es ist die innerste Stromalage und die anstossende Grenze der Choriocapillaris, in welcher die Ablagerung der Bildungszellen geschieht. Die pigmentirten Stromazellen werden schon in den wuchernden Zellenstrom mit aufgenommen,

während die äussern Lagen der Capillarschicht noch verhält-
nissmässig lange als unversehrte Decke von der Neubildung
emporgehoben werden. Der Gefässreichthum des Mutterbodens
ist hier ein mittlerer und so findet er sich auch in der Geschwulst, deren Elemente spindelförmig werden, aber klein
und zart bleiben, meist viel homogene Zwischensubstanz haben
(*Fig. 53*) und mit rundlichen Zellen an der Basis, der Peripherie und auch zum Theil im Innern untermischt sind. Auch
der Umfang einer Pigmentirung lässt diesen Fall, wie wir
sehen werden, als einen Uebergang zwischen beiden Formen
auffassen.

Mit Bezug auf die Gefässe des Mutterbodens haben
wir in Fall 14 und 15 ein sehr merkwürdiges Verhalten kennen gelernt, indem wir sahen, dass die Choroidealgefäss-
stämme, soweit sie zwischen ihrem Eintritt und der
Geschwulst, also im hinteren Choroidealabschnitt lagen, im Zustande der mechanischen Hyperämie waren.
Wie an dem betreffenden Orte p. 140 näher ausgeführt wurde,
comprimirte die Geschwulst Arterien sowohl als Venen, da beide
von dem hinteren Pole des Bulbus zum Aequator laufen. Am
Aequator und weiter vorn sitzende Geschwülste werden nach
der Sehnervenseite zu eine arterielle Stockung, nach der Cor-
nealseite zu eine venöse hervorbringen, indem die Arterien alle
vom Sehnerven gegen die Iris ziehen, die Venen sich aber von
beiden Seiten her nach den am Aequator den Augapfel durchbohrenden Wirbelgefässen wenden. Die Stauung in den vorn
gelegenen Venen wird auch nie den hohen Grad erreichen, als
die in den rückwärts gelegenen, weil erstere einen collateralen
Abzugsweg in dem Canalis Schlemmii besitzen. Diese mechanischen Verhältnisse der Hemmung des choroidealen Blutstroms
sind eigenthümlicher Art, weil die Stromrichtung in den Gefässen hierselbst auch eigenthümlich ist, indem nicht, wie
gewöhnlich, das Blut auf denselben Wegen zurückkehrt, auf
welchen es einfliesst. Ob dadurch nicht auch bei andern Prozessen besondere Erscheinungen hervorgerufen werden, scheint
mir des Nachdenkens werth zu sein.

In der Nachbarschaft der pyämischen Infarkte fiel mir bei einer früheren Untersuchung eine ähnliche Blutstauung auf, doch ist dies bei den pyämischen Infarkten im Allgemeinen gewöhnlich, und ich habe nicht beachtet, ob die Stauung, wie hier, blos nach der Sehnervenseite zu vorkam.

4) Pigment. Die Pigmentirung der Choroidealsarkome ist überwiegend bedingt durch Ablagerung eines braunen, zuweilen braunschwarzen Farbstoffs in die Zellen. Derselbe ist häufig diffus und färbt den Zellkörper mehr oder minder gleichmässig, oder einzelne Portionen des Inhalts stärker als die andern. Daraus treten dann jene zerklüfteten Inhaltsmassen, von welchen schon öfters die Rede war, deutlich hervor. Ebenso oder wohl noch häufiger findet man den Farbstoff in braunen Körnchen auftreten, welche denen der Pigmentzellen der Aderhaut gleichen. Diese Körnchen sind im Zelleninhalt, dem Protoplasma, ein- gebettet, meist in der Weise, dass die Zone um den Kern am dichtesten davon durchsetzt ist. Zuweilen findet man auch nur eine Seite der Zelle pigmentirt, oder aber das ganze Proto- plasma vom Kern bis zum Rand gleichmässig davon erfüllt. Der braune Farbstoff ist autochthon, das heisst ein Erzeugniss der Geschwulstelemente selbst und seine Entstehung wird von Virchow der metabolischen Thätigkeit der Zelle zugeschrieben. Die Zellen mit grösseren Farbstoffklümpchen (*Fig. 44. b*) sind als Umwandlungen blutkörperchenhaltiger Zellen aufzufassen. In manchen Fällen sind fast alle Zellen der Geschwulst mit Farb- stoff erfüllt und dann sieht dieselbe tiefschwarz aus, meistens indessen ist nur eine gewisse Anzahl pigmentirter Zellen in die ungefärbten eingebettet.

Man sieht, dass bereits die jüngsten Zellenformen mit noch unbestimmtem Charakter pigmentirt sind (*Fig. 56*). Der Farb- stoff erscheint darin dann bei gewöhnlichen Vergrösserungen diffus, werden die Zellen grösser, so vermehrt er sich gleich- zeitig und wird immer mehr körnig. Ob ursprünglich weisse Zellen, wenn sie einmal vollkommen ausgebildet sind, noch pigmentirt werden, ist mir nicht deutlich geworden, indem ich bei den gefärbten Sarkomen immer schon die jungen

Elemente in der Bildungsschicht pigmenthaltig angetroffen habe. Neben diesem autochthonen, an die Zellen gebundenen, braunen, körnigen, kommt auch noch zufälliger amorpher und in Klumpen und Schollen zusammengeballter Farbstoff in den Sarkomen vor, welcher als metamorphosirter Blutfarbstoff aufzufassen ist. Er sieht in der Regel nicht braun aus, sondern Anfangs röthlich und gelblich, später schwarz. Er ist bei weitem weniger gewöhnlich und massenhaft als der an die Zellen gebundene und kommt in den weissen rundzelligen Geschwülsten, wegen ihres grösseren Gefässreichthums, häufiger vor, als in den eigentlichen Melanosarkomen.

5) Produkte regressiver Metamorphose. Darunter ist vorzüglich das Fett zu erwähnen, welches in feinen Körnchen, ähnlich wie der Farbstoff, im Innern der Zellen angehäuft ist. Zuerst findet man es spärlich und diskret im Zellenprotoplasma, dann häuft es sich, erfüllt die ganze Zelle mit Verdrängung und Auflösung des Kernes unter der Form der überall auftretenden Fettkörnchenzellen, so lange der Kern noch vorhanden ist, oder der Fettkörnchenhaufen, wenn die ganze Zelle ein Agglomerat von Fettmolekülen darstellt. Dann kommen die Fettkörnchen auch zerstreut in der Zwischensubstanz vor und sind nicht selten zu grössern Nestern zusammengehäuft.

Ausser dem Fett findet man Zellentrümmer als unregelmässige Körner und Faserschollen in zerfallenden Geschwulstpartieen, welche dann zusammen und häufig mit Blutresten vermischt einen weichen, zerfliessenden Brei oder eine eingedickte käsige Masse darstellen. Auf der Oberfläche erleiden diese Bestandtheile durch die Vertrocknung und Beimischung mit atmosphärischen Stoffen noch die verschiedensten Veränderungen, die als nekrotischer, jauchiger, eitriger Zerfall und dergleichen bekannt sind. Die flüssigen und vertrockneten Produkte der Verschwärung näher zu verfolgen hat an diesem Ort keinen Werth.

Verkalkung, Verknöcherung und Amyloidentartung habe ich bei den beschriebenen Sarkomfällen nicht beobachtet, sie kommen im Allgemeinen gewiss auch ziemlich selten beim Choroidealsarkom vor, während beim Gliom gerade die bindegewebig entartete und atrophirende Choroides zum Lieblingssitz der Kalkinkrustation wird, oder um bei unserer eigenen Erfahrung stehen zu bleiben, die verkalkenden Gliomnester fanden sich entweder im Choroidealgewebe eingebettet oder doch in dessen unmittelbarer Nachbarschaft.

Mackenzie (Treatise on Diseases of the Eye. 4th ed. p. 731) erzählt folgenden merkwürdigen Befund in einem wegen Melanose exstirpirten Auge: „Die Sklera erschien vollständig, aber stark atrophirt, der natürliche Inhalt des Augapfels gänzlich zerstört, eine ziemlich dicke Knochenschaale innerhalb der Sklerotika am hinteren Abschnitt des Auges abgelagert; der Rest des Augenhohlraums mit dem melanotischen Tumor erfüllt. Zu einer gewissen Zeit trat der Sehnerv auf seinem Wege zur Netzhaut durch ein schmales Loch, welches in der Knochenlage gefunden wurde."

Neben dieser Beobachtung findet sich Verknöcherung im Innern sarkomatös entarteter Augen noch erwähnt in Stellwag's Lehrbuch der Augenheilkunde III. Aufl. p. 565.

Amyloidkugeln sind, so viel mir bekannt, in Choroidealtumoren noch nicht beobachtet worden, dagegen sah ich in manchen Präparaten der vorhergehenden Fälle kleinere oder grössere hyaline Kugeln im Sarkomgewebe eingebettet. Dieses war z. B. in Fall 14 an einigen Stellen gut ausgesprochen. Da indessen solche hyaline oder colloide Kugeln noch ziemlich vieldeutige Erscheinungen sind und ich sie überall nur spärlich vorfand, ohne dass sie irgend Etwas an dem Bau der Geschwulst änderten, so habe ich sie als etwas Unwesentliches angesehen und bin nicht näher darauf eingegangen; doch wollte ich sie hier, der Vollständigkeit wegen, nicht ganz unerwähnt lassen.

C. Arten des Choroidealsarkoms.

Die Anordnung dieser die Geschwülste zusammensetzenden Bestandtheile und das Vorwiegen der einen über die andern ist bestimmend für die Eintheilung. Diese kann nach ver-

schiedenen leitenden Prinzipien geschehen. Halten wir die
Zellen und deren Gestalt für das Wesentliche, so können
wir Rundzellen- und Spindelzellensarkome unterscheiden, und wenn beide Arten von Zellen in einer Geschwulst
reichlich vertreten sind, so nennen wir sie gemischte Rund-
und Spindelzellensarkome. Die Form der Zellen ist gewiss nicht ganz unwesentlich für die Beschaffenheit und Beurtheilung des Sarkoms, indem die spindelzelligen im Allgemeinen
derber, fester und langsamer wachsend sind als die rundzelligen.
Sie verharren auch längere Zeit an ihrer Ursprungsstelle,
ergreifen langsamer die Nachbargewebe und führen später zur
Generalisation. Indessen gelten diese Sätze doch nur bedingt,
und wir haben in unsern Fällen davon schlagende Ausnahmen
gesehen. So führte das Spindelzellensarkom Fall 10 (Hauberger)
früh (nach 1 Jahr) zu einem Disseminationsherd aussen auf der
Sklera und tödtete bald nachher durch Metastasen auf innere
Organe, während das Rundzellensarkom Fall 12 (Nauert) erst
nach 7jährigem Bestehen den Bulbus überschritt und dann
allerdings auch rasch Herde in der Nachbarschaft und in entfernten Körpertheilen setzte.

Nach der Grösse der geformten Elemente unterscheidet man klein- und grosszellige Choroidealsarkome
und diese haben wieder einen bedingten Einfluss auf die Beschaffenheit und Ausbreitung der Fremdbildung, indem in der
Regel die kleinzelligen schneller wachsen und sich rascher verallgemeinern als die grosszelligen.

Das Mengenverhältniss der Zellen zur Zwischensubstanz gibt einen praktisch nicht unwichtigen Eintheilungs-
grund ab, so wie es anatomisch zu bestimmt hervortretenden
Merkmalen führt. Ist nämlich die Intercellularsubstanz reichlich, so wird sie auch gewöhnlich faserig und das ganze Gewächs derb und widerstandsfähig, wächst auch in der Regel
langsam. Solche Geschwülste nähern sich den Fibromen, sowohl
in Bezug auf ihren Habitus als auch ihre relative Gutartigkeit.
— Ein grosser Reichthum der zelligen Elemente führt zu den
weicheren, medullären Formen, welche rascher wachsen und

eine grössere lokale und allgemeine Ansteckungsfähigkeit besitzen als die derben, fibromatösen Formen. Das vielzellige oder medulläre Sarkom wurde daher auch von jeher für sehr bösartig gehalten.

All diese verschiedenen Verhältnisse, welche nicht blos für die Choroidealsarkome, sondern für die Geschwülste im Allgemeinen gelten, sind besonders von Virchow eingehend und mit grossem Scharfsinn und überzeugender Klarheit erörtert und gewürdigt worden.

Betrachten wir den Bau unserer mitgetheilten Sarkomfälle näher, so können wir 4 Arten derselben unterscheiden, welche nicht nur anatomisch ausgezeichnet, sondern auch diagnostisch als solche an ihrem Auftreten im Lebenden bestimmbar sind, wenigstens Anhaltspunkte zu dieser Differentialdiagnose bieten, wovon später.

1) Das Melanosarkom, wovon die Fälle 8 bis 12 als Beispiele dienen. Das Auftreten von Pigment in grösseren Mengen ist so auffallend, dass man diese Form schon lange als etwas Besonderes betrachtete. Makroskopisch erscheinen diese Geschwülste selten gleichmässig schwarz in all ihren Theilen, sondern sind häufig gefleckt, sowohl an der Oberfläche, als auch im Innern (*Fig. 49*); nicht selten ist ihre Oberfläche, wie ihre innere Masse durchzogen von schwarzen Streifen, welche meistens nach der Mitte des Auges zu gerichtet erscheinen (*Fig. 34*), aber auch seitliche Ausläufer haben (*Fig. 33*). Das Melanosarkom ist wohl in der Mehrzahl der Fälle aus Spindelzellen aufgebaut, doch findet man auch die Rundzellen vorwiegend (Fall 12) und selbst ausschliesslich (Fall 11) vorhanden.

2) Das weisse, einfache Sarkom. Diese Fälle scheinen selten zu sein. In der Literatur ist kaum etwas davon bekannt, vermuthlich weil dieselben als Medullarkrebs oder Markschwamm beschrieben wurden. Hierher dürften die immerhin ziemlich seltenen Fälle dieser weichen Fremdbildungen gehören, welche bei Erwachsenen beobachtet wurden. Ein Fall z. B. von Jonathan Hutchinson in Ophthalmic. Hosp. Reports V. p. 90 Case III.

Ein charakteristisches Beispiel dazu liefert unser Fall 13,

der unter dem makroskopischen Bilde eines weissen, weichen Schwammgewächses sich als ein Spindelzellensarkom der Aderhaut erwies.

Ein ganz analoges Beispiel theilt v. Gräfe mit (Zur Diagnose des beginnenden intraocularen Krebses. ˉArch. f. Ophth. IV. 2. p. 218—229; p. 222 heisst es:) „Zwischen abgelöster Netzhaut und Aderhaut lagerte gelblich seröse Flüssigkeit, die äussere Fläche der Aderhaut liegt der Sklera überall an. In der Aderhaut eingebettet und zwar hart an der äusseren Grenze des Optikus liegt eine scharf abgegrenzte Geschwulst von 17 Mm. Länge, 15 Mm. Breite und 9 Mm. Dicke. Die Innenfläche derselben, von der Pigmentschicht und inneren Gefässlage der Choroides umwandet, ist . . . . durch eine Exsudatlage mit der . . . . Netzhaut verwachsen. Nach aussen ist die Geschwulst von der stark atrophischen Schicht der äussern Aderhautgefässe bedeckt und löst sich von der Sklera leicht ab, nur an einer ganz umschriebenen Stelle erscheint eine lockere Verwachsung. Die Geschwulst bietet beim Durchschnitt ein gleichmässiges, ziemlich weiches Gefüge, lässt keinen Saft ausdrücken, zeigt auch bei der mikroskopischen Untersuchung keinen areolären Bau, sondern besteht durchweg aus grosskernigen, meist nach zwei Richtungen ausgezogenen Zellen. Sie wird von Virchow für ein Sarkom erklärt."

Ob im weiteren Wachsthum diese' weissen Sarkome der Aderhaut noch gefärbt werden können, kann ich nicht entscheiden, doch scheint mir dies wahrscheinlich. Wir sahen, dass der Pigmentgehalt der Aderhautgeschwülste reichlicher ist, wenn deren Entwicklung in den stärker gefärbten äussern Lagen geschieht. Entsteht nun ein Fremdgebilde in der an sich pigmentarmen Choriocapillaris, so wird es wohl eine gewisse Menge von unpigmentirten neuen Elementen erzeugen können, dann aber dehnt es sich in die Nachbarschaft aus, die pigmentirten Elemente des Muttergewebes werden in Mitleidenschaft gezogen und geben auf diese oder jene Art die Anregung zur pigmentirten Neubildung.

In der That sehen wir auch in unserem 13. Falle (*Fig. 51*), dass an den Grenzen schon eine schwache Pigmentirung eintrat, die unzweideutig von derselben Natur war, wie in den vorhergehenden Fällen.

3) Das vaskuläre Sarkom. Wenn die Gefässe in einem Sarkom vorwiegend und bestimmend auf die Anordnung der Elemente werden, dann ist es passend die Geschwulst als eine vaskuläre zu bezeichnen. Sind, wie es häufig der Fall ist, die Gefässe nur klein, den Capillaren nahe stehend oder Capillaren im strengeren Wortsinn, dann bezeichnet man sie als teleangiektatische Geschwülste. Fall 14 liefert ein höchst charakteristisches Beispiel eines vaskulären Sarkoms, das man auch teleangiektatisch nennen kann, da eine grosse Menge der Gefässe den capillaren Charakter trägt. Der Bau bekam durch die schichtweise Auflagerung der Zellen auf die Aussenfläche der Gefässwände ein eigenthümliches cylinder- oder schlauchartiges Aussehen, so dass man die Form auch vaskuläres Cylinder- oder Schlauchsarkom nennen könnte (*Figg. 60, 62—66*). Solche gefässreiche Sarkome sind zuweilen erwähnt, aber nicht mit ausreichender Schärfe auf ihren feineren Bau untersucht worden. Hierher dürfte auch die Beobachtung gehören, welche J. W. Hulke in seinem Fall 7 als Medullary Cancer of the Choroid beschreibt (London Ophthalm. Hosp. Reports. Vol. IV. p. 82).

4) Das entzündliche Sarkom. Davon habe ich nur ein Beispiel gesehen, den Fall 15. Das ganze Krankheitsbild wich von dem gewöhnlichen des Sarkoms klinisch und auch anatomisch nicht unbedeutend ab. Der entzündliche, wahrscheinlich durch ein Trauma verursachte Anfang und Verlauf führte zu herdweiser Eiterbildung, wovon einer die Sklera in Mitleidenschaft zog, auftrieb und zu durchbrechen drohte. In der Neubildung selbst fand ich noch kleinere Eiterherde, und die Struktur des festeren Theiles des Gebildes zeigte so viel kleinere runde Zellen in einer sehr deutlich faserigen Grundsubstanz, dass sie die grösste Aehnlichkeit mit Granulationsgewebe hatte. Nebenbei kamen aber auch grössere runde Zellen mit grossen Kernen und deutlichen, glänzenden Kernkörperchen, sowie spindelförmige Zellen mit denselben scharfen

Kernen in solcher Menge vor, überall waren die zelligen Gebilde gegen die Intercellularsubstanz so vorherrschend und die
ganze Geschwulst war makroskopisch den knopfförmigen, ge-
stielten Sarkomen so ähnlich (ganz wie in den Fällen 13 und
14), dass ich dieselbe eher in die Reihe dieser, als zu irgend
welchen andern setzen kann. Immerhin bildet sie eine Uebergangsform und zwar mit Annäherung an die Fibrome. Sie
war sehr reich an Gefässen, jedoch wurde durch diese keine
bestimmende Eigenthümlichkeit des Baues der Neubildung erzeugt. Die Jugend des Patienten, die Abweichungen im Bau
und die besondere Art der Entwicklung bestimmen mich, diese
Neubildung von den gewöhnlichen Sarkomen abzutrennen und
als eigene Art aufzustellen.

Fernere Beobachtungen müssen zeigen, wie weit dazu eine
Berechtigung bestand. Dass ich unter entzündlichem Sarkom
nicht diejenigen Fälle verstehe, in welchen zum primären reinen
Sarkom während des Wachsthums glaukomatöse Entzündungserscheinungen hinzutreten, versteht sich von selbst. Die Entzündung muss das ursächliche Anfangsglied der Geschwulstbildung sein.

Cystische Räume finde ich erwähnt in einem von G.
Cowell (leider zu ungenügend) beschriebenen Fall (Ophthalm.
Hosp. Reports V. p. 189). Die Durchschnittsflächen der hasel-
nussgrossen Geschwulst zeigten mehrere verschieden grosse
Cysten, welche mit einer durchscheinenden Substanz gefüllt
waren. — Diese Angabe ist zu kurz, um ein Cystosarkom
als eine im Innern des Auges vorkommende Geschwulstart aufzustellen.

D. Entstehung und Entwicklung des Choroidealsarkoms.

Wir fanden in den vorhergehenden Fällen Beispiele von
beiden Entwicklungstypen krankhafter Geschwülste, dem der
embryonalen Neubildung und dem des physiologischen
Wachsthums.

Bei dem embryonalen Entwicklungstypus sahen wir vorzüglich an der Grenze des Muttergewebes und an der Peri-

pherie der Geschwulst reichliche Mengen von kleinen runden Zellen mit grossem Kern und schmalem oder schwer darstellbarem Protoplasmamantel auftreten, welche sich nach und nach in die eigenthümlichen Sarkomzellen umwandelten. Als typisches Beispiel davon haben wir Fall 13 kennen gelernt (s. *Figg. 54 und 55*). Aber auch im Innern der Geschwülste finden sich solche jungen Elemente mit noch indifferentem Charakter (Granulations-, Bildungs-, embryonale Zellen) nicht selten, namentlich in der Nähe kleinerer und grösserer Gefässe. Es ist nicht meine Aufgabe, deren Herkunft hier zu diskutiren. Sie mögen aus dem Blute stammen und nichts Anderes als die weissen, durch die Capillarwand hindurchgetretenen Blutkörperchen sein, oder sie mögen im lymphatischen Apparate oder im Bindegewebe, welche beide, wenn nicht identisch, doch nahe verwandt sind, erzeugt werden, sicher ist's, dass diese Elemente vorzugsweise als die Anfangsprodukte der geformten pathologischen Neubildung anzusehen sind. In unsern Fällen traten sie als leicht nachweisbare Mittelglieder zwischen dem anstossenden Muttergewebe und dem ausgebildeten Pseudoplasma auf.

In andern Fällen sahen wir aber auch die Geschwulst sich unmittelbar aus den hinteren Choroideallagen emporheben ohne jene Zwischenglieder der Granulationszellen, indem die vorhandenen spindelförmigen und ästigen Zellen eine unmittelbare Vermehrung erfuhren, welche die Geschwulst erzeugte (*Fig. 36*). Die Art der Zellenvermehrung ist oft genug dargestellt worden, und es bot auch keine Schwierigkeiten, sie in den vorliegenden Fällen wiederzufinden (*Fig. 42 u. a.*). Indessen ist die Frage, wie wichtig und wirksam diese lokale Zellvermehrung ist, durchaus noch nicht entschieden. So viel steht fest, dass in manchen Geschwülsten derartige Zellen ˙mit doppelten Kernen seltene Vorkommnisse sind, nach denen man suchen muss, in andern aber, z. B. in Fall 15, sind sie durchaus häufig, und zwar muss man vorzüglich die Stellen des Wachsthums, wo noch kleinere Elemente liegen, zu deren Beobachtung wählen, nicht die derben ausgebildeten oder schon rückschreitenden Geschwulstpartien. So erscheinen mir auch die Randtheile der Anschwellung, wo diese sich unmittelbar aus dem Muttergewebe heraushebt, welche ich als Typus einer rein hyperplastischen Wucherung öfters angeführt und gezeichnet habe (*Fig. 36*), nicht vollständig beweiskräftig zu sein, indem daselbst die Entwicklung der neuen Elemente schon abgelaufen sein kann, also die Beobachtung der Anfangsglieder derselben uns entzogen ist. Wir müssen die ganze Geschwulst untersuchen und wenn alle Theile derselben eine ähnliche Beschaffenheit der Elemente zeigen, so sind wir berechtigt ein Wachsthum durch einfache Hyperplasie nach dem Schema der Zellvermehrung anzunehmen. Dieses fand ich nun bei den vorhergehenden Untersuchungen nicht gewöhnlich, sondern es zeigten sich in der Regel neben solchen Stellen einfacher Hyperplasie andere mit Granulationszellen. So sehr diese letzteren durch die Forschungen der letzten Jahre bei den Neubildungen auch in den Vordergrund getreten sind, so kann ich den Satz doch nicht gelten lassen, dass alle neugebildeten Elemente einer Geschwulst von fern her zugewandert seien, denn an vielen Orten habe ich isolirt und in zart faserigem Gewebe Zellen mit mehreren Kernen gesehen, desgleichen an andern Orten neben solchen Zellen noch kleine Reihen und Nester junger Zellen, welche denselben Ursprung haben mussten, während kein Gefäss in der Nähe lag. Da ich zu diesen Beobachtungen feinste Schnitte und ein gutes Immersionssystem benutzte, so glaube ich vor Täuschungen sicher zu sein. Wenn ich nun auch annehme, dass die erste Zelle eines solchen kleinen Herdes dahin aus dem Blute ausgewandert ist (ebenso gut kann aber die Wanderung auch von dem nächstliegenden Zellenstock aus erfolgt sein), so wäre es doch ungereimt, annehmen zu wollen, dass ein Häufchen von Zellen immer denselben Weg der Wanderung genommen hätte und dass die Zellen daselbst nach der Dauer ihres Aufenthaltes verschiedene Entwicklungsphasen durchlaufen hätten. Einfacher ist's anzunehmen, dass eine entwicklungsfähige Zelle dahin gelangte und daselbst die Brut erzeugte. In den weichen Theilen der Geschwulst selbst findet man aber ganz dieselben Bilder, und sie haben mir die Ueberzeugung aufgedrungen, eine Vermehrung der eigenen Geschwulstelemente für existirend zu halten. Diese Vermehrung der eigenen Elemente würde noch unter den Typus des physiologischen Wachsthums fallen. Wir haben also klar ausgedrückt, beide Entwicklungstypen:

1) den durch Bildungszellen, welche aus dem Blut-oder Lymphgefässsystem an den Entstehungsort der Geschwulst gewandert sind und

2) den durch Vermehrung der Zellen des Mutter-gewebes und der eigenen Elemente der Ge-schwulst auf dem Wege der endogenen Kern- und Zellenbildung.

Die Dotterfurchung ist für letztere das bekannte physio-logische Vorbild, und auch die eingewanderten Bildungszellen müssen einmal irgendwo nach demselben Typus gebildet wor-den sein. Der Unterschied des Ursprungs der neuen Elemente der Geschwulst ist nur der, dass die einen innerhalb der Ge-schwulst oder deren Muttergewebe, die andern fern davon ent-standen sind. Ihre weitere Entwicklung führt sie zu den aus-gebildeten charakteristischen Elementen der Fremdbildung und weist ihnen ihre Stellen in der dieser eigenthümlichen Gewebs-anordnung zu.

Forschen wir nach den näheren Bedingungen, unter welchen sich in der Aderhaut bald ein Rundzellen-, bald ein Spindelzellensarkom, oder bald ein mela-notisches, bald ein ungefärbtes, gefässärmeres oder gefässreicheres Gewächs entwickelt, so vermag ich dar-über nur einige Andeutungen zu geben. Man geräth bei diesen Nachforschungen zu bald in's Nebelhafte und kommt so leicht auf Schlüsse im Kreise.

Dass die Spindelzellensarkome dichter und dauerhafter sind, langsamer wachsen und gewöhnlich weniger Gefässe haben als die Rundzellensarkome, habe ich bereits be-merkt, ebenso dass ich die erstgenannten Eigenschaften von der geringeren Nahrungszufuhr bei spärlicher Vaskularisation abhängig glaube; woher es aber kommt, dass dieses Sarkom ärmer; jenes reicher an Gefässen ist, weiss ich nicht.

Vielleicht steht das Alter des Patienten damit in Zusammenhang, denn wir finden gefässarme Formen häufiger bei
älteren Leuten. Involutionszustände treten bei älteren Leuten
an den Gefässen häufig und prägnant hervor, und diese mögen
bei gleichen veranlassenden Momenten (Reizen) weniger leicht
Gefässneubildungen gestatten als in jugendlichen Individuen.

Damit in Uebereinstimmung steht, dass wir im Alter überhaupt häufiger harte, skirrhöse Neubildungen, in der Jugend
mehr weichere, medulläre Formen beobachten. Der immer sehr
gefässreiche Markschwamm des Auges ist davon ein redendes
Beispiel.

Die Anwesenheit von Pigment habe ich an den Entstehungsort geknüpft, dessen Einfluss wir auch durchgehends
nachweisen können. Das vorhandene Pigment prädisponirt in
solcher Weise zur Pigmentirung der neuen Elemente, dass wir
melanotische Geschwülste primär nur an Orten auftreten sehen,
wo sich schon früher Pigment befand: in der Choroides, der
Episklera, der Lamina cribrosa, der Pia mater, der Haut. Dass
die secundären Knoten im Nachbargewebe und den entfernten
Organen nicht nur in Bezug auf Pigmentirung, sondern überhaupt in ihren wesentlichen Eigenschaften den Typus der primären Geschwulst mehr minder nachahmen, ist eine bekannte
Thatsache, die ganz besonders geeignet ist die Geschwulst-
infektion von lokalen Vorgängen ihren Ausgangspunkt nehmen
zu lassen, anstatt anzunehmen, dass eine schon vorhandene
Dyskrasie der allgemeinen Säftemasse der primären Geschwulst
vorausgehe. Wenn wir z. B. sehen, dass melanotische Tumoren
mit ausgesprochen infektiösen Eigenschaften sich primär nur
in physiologisch pigmentirten Organen entwickeln, so wäre es
ganz ungereimt anzunehmen, dass eine ursprüngliche Farbstoff-
entartung des Blutes sich nur die schon gefärbten Organe zum
Sitz der fremdartigen Ablagerung wählte.

Ueber die Entwicklung des entzündlichen Sarkoms
möchte ich mir noch ein paar Worte erlauben. Dass circum-
scripte Entzündungen zur Entstehung gutartiger Geschwülste
Veranlassung geben können, ist bekannt und gerade in der

Ophthalmopathologie findet sich dazu ein gewöhnliches und typisches Beispiel. Die Entzündung der Drüsen der Augenlider führt gewöhnlich zur Eiterung, dem Hordeolum Zeisianum und Meibomianum. Bei langsamerem Verlaufe sehen wir aber das neugebildete (Granulations-) Gewebe zu dauernden Elementen heranwachsen und fibromatöse Geschwülste (Chalazia und polypöse Excrescenzen) erzeugen, welche nach und nach zu recht ansehnlichen und persistirenden Knoten anschwellen können. Ferner kann man nicht läugnen, dass an verschiedenen Körperstellen Traumen die Veranlassung zu Sarkomen und Carcinomen abgegeben haben. Diese haben dann wohl immer ein entzündliches Anfangsstadium gehabt. So kann es kommen, dass umschriebene Choroidealentzündungen neben verschiedenen hyperplastischen Formen auch die sarkomatöse Neubildung erzeugen. Gewöhnlicher wird allerdings die dem normalen Gewebe näherliegende fibromatöse Wucherung sein. Doch kann sich aus und neben dieser auch das Sarkom, die nächste Uebergangsform zu den Zellengeschwülsten, entwickeln. Unsern Fall 15 möchte ich als eine solche Uebergangsform, ein Sarcoma fibromatosum bezeichnen.

Einen in Bezug auf seine Entwicklung sehr merkwürdigen Fall von melanotischem Spindelzellensarkom erzählt J. W. Hulke (Ophthalm. Hospit. Reports V. p. 181—184). Ein 68jähriger Mann hatte seit 10 Jahren Abnahme seines Gesichtes bemerkt. Man nannte es Amaurosis. Das Auge war 2—3 Jahre später wiederholt roth und schmerzhaft gewesen und schrumpfte dann langsam. Später trug er ein künstliches Auge. Der Fabrikant bemerkte ihm aber schon beim Ankauf, dass sein Auge stark mit Blut unterlaufen sei. Bald fing es an zu schwellen und aus demselben und der Augenhöhle wucherte ein krebsiges Gewächs, welches nach der Exstirpation sich als melanotisches Sarkom erwies. — Ob hier die Geschwulst schon den Anfang der Sehstörung bedingte, wage ich nicht zu entscheiden. Jedenfalls ist die nachträgliche Schrumpfung des Augapfels auffallend. Doch ist diese Annahme noch wahrscheinlicher, als dass sich aus dem durch Iridochoroiditis phthisisch gewordenen Auge nachträglich ein Melanosarkom entwickelte; denn die anfängliche Abnahme des Sehvermögens war 2—3 Jahre lang von keinen Reizerscheinungen am Auge begleitet. Es liegt mir am nächsten zu glauben, dass das erste Stadium der Tumorentwicklung das Sehvermögen durch Netzhautablösung und dergleichen störte und zu Iridochoroiditis mit temporärer Verkleinerung des Bulbus führte, bis der hernach rascher wachsende Tumor sich in gewöhnlicher Weise fortentwickelte.

E. Sitz und Ausbreitung des Choroidealsarkoms.

Am häufigsten tritt das Sarkom in der eigentlichen Aderhaut auf, ob mehr im hinteren oder vorderen Abschnitt, vermag ich nicht zu sagen. Der Ciliarkörper scheint übrigens auch nicht selten der Ausgangspunkt zu sein (Fall 9).

Dahin gehören zwei Fälle von v. Gräfe (Arch. f. Ophth. XI. 2 p. 233—237). Bei dem ersten entwickelte sich im vorderen Abschnitt des Ciliarkörpers eines 20jährigen Mädchens ein feinzelliges Spindelsarkom mit Anfang zur Melanose, breitete sich auf die anstossende Iris aus, wurde an deren peripherischem Theil in der vorderen Kammer sichtbar, indem es denselben von seiner Ciliarinsertion abzudrängen schien und erstreckte sich nach hinten nicht über die Grenzen des Ligamentum ciliare hinaus.

Der zweite Fall begann ähnlich bei einer 43jährigen Frau. Die Operation wurde lange verweigert, und erst ausgeführt nachdem die Geschwulst etwa die Hälfte des Bulbus ausfüllte. Virchow fand bei der Untersuchung „im subretinalen Abschnitt der Geschwulst grosse Zellenhaufen in drüsiger Anordnung, vielfach fettig degenerirt, mit braunem und schwarzem Pigment durchsprengt. In dem mehr sklerotikalen Theil weniger alveoläre, mehr sarkomatöse Anordnung." Dieser kurzen Beschreibung ist die Diagnose Sarcoma carcinomatosum melanodes beigefügt.

Ferner gehört hierher ein Fall von G. Cowell (Ophthalm. Hosp. Reports V. p. 188—190), in welchem ein schwach melanotisches Sarkom im Ciliarkörper seinen wesentlichen Sitz hatte und als kleiner Tumor sich in den peripherischen Irisabschnitt fortsetzte.

Ein anderer Fall wird mitgetheilt von Warren Tay (Ophthalmic Hosp. Reports V. p. 230), in welchem die Geschwulst sich weiter in der vordern Kammer ausbreitete, die Hornhaut berührte und die Pupille verlegte.

Fälle von primärem Irissarkom sind meinem Gedächtniss nicht gegenwärtig. Stellwag (Lehrbuch der Augenheilkunde III. Aufl. p. 562) stellt in einer Abbildung eine vom Ciliarkörper und peripherischen Iristheil ausgegangene und die Hornhaut durchbrechende weisse, weiche Geschwulst dar. Den daselbst citirten Fall von Dixon habe ich in der Originalmittheilung (Medical Times 1863, May 16. p. 507) nachgeschlagen und finde im Wesentlichen Folgendes: 12jähriger gesunder Knabe, geringe circumcorneale Röthe des rechten Auges, geringe Schmerzen. Die vordere Kammer grösstentheils ausgefüllt von einer höckerigen, gelbröthlichen Masse mit Gefässen, wie man sie in den Auflagerungen bei schwerer syphilitischer Iritis sieht. $5/6$ der Iris wurden von der Anschwellung eingenommen. Das Uebel begann 3 Monate früher, die Ablagerung wuchs langsam, bis sie fast die ganze vordere Kammer füllte. Dann stellte sich plötzlich beträchtliche Röthe des Auges ein, die Hornhaut wurde trüb, die anstossende Sklera ausgebuchtet, wie wenn das Gewächs durchbrechen wollte. Die nächstliegende Hornhautpartie erschien infiltrirt und erweicht. Dixon nahm das Auge heraus. Die Geschwulst schien sich in den äusseren Lagen des Ciliarkörpers entwickelt zu haben, war von da auf die Iris übergegangen und hatte die Sklera perforirt, so dass sie nur von Bindehaut bedeckt erschien. „Mikroskopisch untersucht zeigte die ganze Masse Fasern durchsetzt von zusammengesetzten Zellen in verschiedenen Entwicklungsstadien."

Dixon bezeichnet diesen Fall als Encephaloid, Stellwag führt ihn unter den Sarkomen auf und fügte an, dass es sich in solchen Fällen auch um Granulome handeln könne. Die Dixon'sche Beobachtung ist weder für Gliom noch für Sarkom beweisend. Es war ein entzündlicher Tumor, der als Granulationsgeschwulst dem Zerfall oder auch der Fortentwicklung zum Fibrom oder Sarkom entgegengehen konnte. Genauere Untersuchungen und Verlauf können dabei allein entscheiden. Von den einzelnen Schichten der Aderhaut sahen wir sowohl die äussere (Suprachoroidea und Haller'sche Gefässschicht) als auch die innere Bindegewebslage (Choriocapillaris) die erste Entwicklungsstätte dieser Neubildung abgeben. Ob das Sarkom auch primär im Sehnerven entsteht, ist mir nicht bekannt. Nur in der ersten Zeit bleibt die Anfangs ergriffene Choroidealschicht der Sitz der Wucherung, sehr bald werden die benachbarten Lagen des Stromas mit in die Wucherung hineingezogen. Zuerst entsteht eine knopfförmige Erhebung, welche von den innern Choroideallagen, Glashaut und Pigmentepithel, lange überkleidet bleibt. Sind die äusseren Schichten der Ausgangspunkt, so findet man auch noch lange die Choriocapillaris als Decke der fremden Elemente.

Noch ehe Glashaut und Epithel durchbrochen worden, pflegen häufig Nachbarknoten aufzutreten, die über die Brücke des Ciliarkörpers zur Iris gelangen und an deren peripherischem Abschnitt in der vorderen Kammer zum Vorschein kommen (Fall 9. *Figg. 26, 27* und *28*). Im Ciliarkörper entwickelt sich das Fremdgebilde wieder zuerst in dem bindegewebigen Stroma der Fortsätze und greift dann von allen Seiten auf den Ciliarmuskel über, bis dessen Elemente ganz von Sarkomgewebe ersetzt sind (*Figg. 32* und *37*).

Die Glashaut der Choroidea und die Pigmentepithelschicht werden im weiteren Wachsthum der Geschwulst durchbrochen und zerstört. Die Netzhaut überkleidet den Tumor von Anfang und verwächst gewöhnlich locker mit ihm, während sie in ihrem übrigen Abschnitte meistens schon frühzeitig abgelöst wird (*Figg. 28, 33, 40* und *50*). Seltener ist es, dass sie gleich der Pigmentepithelschicht von dem Tumor durchbrochen und überlagert wird (Fall 14. *Figg. 58* und *60*). Dieser wächst knopfförmig in den Glaskörperraum hinein, indem er gewöhnlich nahe seiner Basis eine Einschnürung erfährt, wodurch die ganze Bildung die Gestalt eines Pilzes oder Schwammes anzunehmen pflegt, wovon ihr alter Name Fungus hergeleitet ist. Zwischen der abgelösten Netzhaut und der gesunden, atrophirenden oder bindegewebig degenerirenden, nicht vom Pseudoplasma ergriffenen Aderhautpartie sammelt sich serös-albuminöse und häufig auch blutige Flüssigkeit an (Dor's Fall, Arch. f. Ophthalmol. Bd. VI, 2, p. 244; u. A.). Beides ist durch die mechanische Blutstauung in dem zwischen Tumor und Sehnerven gelegenen Aderhautabschnitt zu erklären, welche wir besonders. in Fall 14 *nachgewiesen haben (*Figg. 59. ge* und *60. ch*). Je mehr die Geschwulst in den Glaskörperraum hineinwächst, desto mehr werden Iris und Linse nach vorn gedrängt und zuletzt an die Hornhaut angedrückt. . Während dessen treten auch die Erscheinungen der Vermehrung des intraocularen Drucks und glaukomatöser Entzündung hervor; der Augapfel wird vergrössert und zuletzt an irgend einer Stelle durchbrochen, worauf das Fremdgebilde im Orbitalzellgewebe unter der Bindehaut weiter wuchert. Meistens indessen entstehen schon vor dem Auftreten glaukomatöser Entzündungserscheinungen episklerale und orbitale secundäre Knoten. Das Sarkom verwächst innig mit den innern Lagen der Sklera, dringt zuerst in geschlängelten mikroskopischen (*Figg. 38* und *39*) und dann in makroskopischen Gängen durch die Sklera, bildet hier kleine runde Knoten, welche rasch in das Orbitalfettgewebe hineinwachsen (*Fig. 41. ex*). Der perforirte Bulbus wird durch diese wuchernden Massen zusammengedrückt, missstaltet und häufig so zur Seite geschoben, dass er sich in der Augenhöhle unter den Lidern verbirgt. Diese selbst werden ausgedehnt, von geschlängelten bläulichen Gefässen durchzogen und ihr Schluss durch aus der Spalte hervordrängende, gewöhnlich lappige Geschwulstmassen verhindert. Endlich wird die Bindehaut durchbrochen und eine freie Geschwürsfläche mit ihren Abscheidungsprodukten kommt zu Tage. Diese Ulceration tritt schon viel früher ein, im Falle der Durchbruch durch die Hornhaut erfolgte.

Von dem Bulbus werden sämmtliche Häute zerstört. Am längsten leistet die Sklera Widerstand, die man in den grössten

Tumoren noch nachweisen kann. Schon früh dringt indessen die Fremdbildung in den Sehnervenstamm ein und pflanzt sich längs desselben fort. In gleicher Weise werden nach und nach sämmtliche Gebilde der Orbita ergriffen, worauf das zerstörende Gewächs auf die Weich- und Skelettheile des Gesichtes übergreift und die schauerlichsten Zerstörungen anrichtet.

Gewöhnlich erreichen diese indessen nicht jenen hohen Grad, wie wir es zuweilen bei Carcinomen und namentlich Cancroiden der Aussentheile des Auges zu sehen pflegen, indem früher schon durch Uebertritt in den Schädel und Metastasen in wichtigen parenchymatösen Organen dem Leben ein Ziel gesetzt wird. Unter den Metastasen sind am ersten, gewöhnlichsten und ausgebildetsten diejenigen der Leber beobachtet worden. In deren Gewebe entwickeln sich zahlreiche isolirte Knoten, welche später zusammenfliessen, erweichen, Höhlen bilden und das Organ enorm vergrössern (Fall 12). Die Folgen sind Hydrops ascites und Anasarca. Ausserdem entwickeln sich dann metastatische Sarkomknoten in der Lunge, der Pleura, dem Peritoneum, der Niere, Milz, dem Magen, Gehirn u. s. w., die indessen seltener zu grosser Ausdehnung gelangen, indem gewöhnlich schon die Störungen in der Leber den Kranken unter dem Bilde der Krebskachexie und der Wassersucht hinraffen (Fall 9, 11 und 13). Die nähere Beschaffenheit der Metastasen in Leber, Lunge und Gehirn ist bei Fall 12 p. 122 u. f. angegeben.

II. Klinisches Bild des Choroidealsarkoms.

A. Symptome und Verlauf des Aderhautsarkoms.

Die Erscheinungen der Erkrankung, deren anatomische Grundlagen wir in dem Vorhergehenden ausführlich erörtert haben, lassen sich in ihrer Aufeinanderfolge zweckmässig in 4 Stadien eintheilen:

1. Stadium. Entstehung des primären choroidealen Geschwulstknotens und anfängliches Wachsthum ohne nachweisbare Reizungserscheinungen am Auge.

Die funktionellen Störungen bleiben im Anfangsstadium der Entwicklung dem Patienten gewöhnlich verborgen. Nur wenn die Gegend des gelben Flecks einmal der Entstehungsort eines Choroidealtumors werden sollte, so müssten schon gleich Anfangs Sehstörungen bemerkt werden und zwar Reizerscheinungen der Netzhaut, Amblyopie, Metarmorphopsie und Hyperopie, denn die Funktion der Stäbchenschicht ist ebenso von der Integrität der Aderhaut als von derjenigen der Netzhaut abhängig. Sehen wir doch bei unbedeutenden congestiven und entzündlichen Veränderungen der hinter dem gelben Fleck gelegenen Aderhaut die Sehschärfe oft ganz unverhältnissmässig stark verringert werden. Das Auftreten der Metamorphopsie und Hyperopie ist aber ein nothwendiges Postulat der Lageveränderung der Netzhaut. Das erste, worüber die Patienten klagen, sind Sehfelddefekte und Verminderung der Sehschärfe. Sie bemerken, indem sie zufällig das andere Auge zuhalten, dass ein Vorhang einen Theil ihres Sehfeldes deckt. Häufig indessen wird dieser auch übersehen und die Patienten geben eine Abnahme ihres Gesichtes an, und wenn sie dieselbe prüfen, so erweist sich nebenbei das Fehlen eines Abschnittes im Sehfelde (Fall 14). Beide Symptome nehmen gewöhnlich gleichzeitig zu: je weiter das Sehfeld beschränkt wird, desto mehr sinkt auch die Sehschärfe und zuletzt tritt vollständige Erblindung ein. Manchmal geschieht dieses durch rasch auftretende Netzhautablösung plötzlich. Zuweilen ist es auch vorgekommen, dass die ganz reizlos eintretende Blindheit von dem Patienten erst dann entdeckt wird, wenn sie schon völlig ausgebildet ist.

Selten hat der Arzt Gelegenheit eine physikalische Untersuchung im Anfangsstadium des Uebels, ehe noch Netzhautablösung hinzugetreten ist, zu machen. In Fall 14 war dieses möglich. Es zeigt sich in der Tiefe des Augengrundes eine kugelförmige Erhebung, deren Lage vor der hinteren Brennebene des Auges mit Hülfe der Untersuchung im aufrechten Bilde aus der Brechkraft des stärksten positiven Hülfsglases bestimmt werden kann, mit welchem man den Gipfel der Geschwulst noch deutlich sieht. Ebenso erhält man durch den

binokularen Augenspiegel deutliche Reliefanschauungen des
Knotens. Die diesen deckende Netzhaut ist als solchè an ihrer
eigenthümlichen Gefässverzweigung noch zu erkennen, und wenn
es sich um ein gefässreiches Sarkom handelt, so sieht man
darunter noch ein zweites unregelmässiges Gefäss-
system, welches der Netzhaut nicht mehr angehören kann,
sondern in der Oberfläche des Tumors gelegen sein muss, wie
es Bowman in einem Falle gesehen hat. (Mitgetheilt von
J. W. Hulke in Ophthalmic Hospital Reports. London. Vol. IV.
p. 82): „Ein tief sitzender glänzender Widerschein wurde bemerkt, welcher von einer fest aussehenden runden in den Glaskörper vorspringenden Geschwulst herrührte, dessen Innenfläche
fast bis zur hinteren Linsenkapsel reichte. Bei schiefer Beleuchtung unterschied man zwei Systeme von Gefässen auf
seiner Oberfläche — das eine zart und baumförmig, der Retina
angehörig, schlang sich um den Rand des erhabneren Knotens
und entzog sich dem Blick, das andere bestand aus grösseren
Gefässen, welche hinter den Retinalgefässen an verschiedenen
Punkten auf der Geschwulstoberfläche, ohne regelmässige Anordnung, auftauchten."

Ist die Netzhaut von dem Tumor überlagert, wie
wir dieses in Fall 14 gesehen haben, so bemerkt man auf
dessen Oberfläche nur die demselben angehörigen unregelmässig verzweigten Gefässe nebst hämorrhagischen Flecken. Dabei kann man dann zugleich auch die
Farbe. und Beschaffenheit der Oberfläche, ob weiss, gefleckt
oder grau und schwarz mit dem Augenspiegel oder schiefer
Beleuchtung wahrnehmen und dieselbe zur Bestimmung der Art
des Tumors verwerthen. Ist der Glaskörper hinreichend durchsichtig, so muss man den Augengrund mit seinen Einzelnheiten
beobachten und diese an dem Geschwulstrande plötzlich auf-
hören sehen. Retinalblutungen mit ihren Folgen verdunkeln
den Augengrund in verschiedenem Grade gar nicht selten
(Fall 14).

Wird die Netzhaut abgelöst und trübt sich zu gleicher Zeit
die Flüssigkeit im Glaskörperraum, so bleiben rückwärts sitzende

Tumoren unserm Blicke meist verborgen. Handelt es sich um vollständig erblindete Augen, so gewährt die intensive Beleuchtung mit direktem Sonnenlicht, welches man durch eine kleine Oeffnung in ein dunkles Zimmer fallen lässt und mittels eines Augenspiegels oder einer Convexlinse in's Auge wirft (wobei man natürlich die Wärme der concentrirten Sonnenstrahlen nicht vergessen darf), zuweilen noch einen Umriss der Geschwulst. Sitzt diese in den vorderen Partien der Aderhaut, so ist ihre Wahrnehmung selbst durch die abgelöste Netzhaut hindurch nicht schwierig (Fall 10). Noch leichter ist dieses, wenn dieselbe vom Ciliarkörper ausgeht (Fall 9), wo 'nur die Membrana limitans retinae, abgesehen von häufig gleichzeitig vorkommenden Glaskörper- und Linsentrübungen, sie deckt, und hat sie sich vollends bis in die Iris ausgedehnt, so sieht man sie schon mit blossem Auge als rundlichen Vorsprung in die vordere Kammer ragen (Fall 8).

Da schon in diesem ersten, reizfreien Stadium mikroskopische Gänge des Fremdgebildes durch die Sklera und secundäre Knoten an der Aussenfläche derselben vorkommen (Fall 9 und 10), so unterlasse man nie die Sklera genau zu untersuchen und achte darauf, ob nicht eine Vortreibung des Augapfels oder Hemmungen seiner Beweglichkeit stattfinden.

2. Stadium. Auftreten von Entzündungserscheinungen am Augapfel unter dem Bilde des Glaukoms.

Diese bestehen in Injektion der Episkleral- und Bindehautgefässe, Vermehrung des intraocularen Drucks, Ciliarneurose etc.

Die Gefässinjektion zeigt sich gewöhnlich im Auftreten von stärker geschlängelten und dilatirten gröberen Stämmen auf der Sklera in ähnlicher Weise, wie wir dieses beim Glaukom bemerken. Die Ursache davon mag in der Compression der hinteren Abflüsse des Venenblutes durch die Wirbelgefässe gelegen sein. Wenn die Sklera sich an dem Prozesse lebhafter betheiligt durch Erweichung oder Ektasie ihres Gewebes, so finden wir die Injektion an der Umgebung dieser Stelle stärker. Nicht selten sieht man indessen auch die den Entzündungen

des vorderen Gefässhautabschnittes zukommende tiefe, rosen-
farbige Röthe um den Hornhautrand und selbst Bindehaut-
injektion und Schwellung auftreten.

Die Ciliarneurose äussert sich als Gefühl von Spannung
und Schwere des Augapfels, als verschieden heftiger Schmerz
im Auge und dessen Umgebung, Stirn, Schläfe und Wange,
mitunter auf den ganzen Kopf ausstrahlend. Die Schmerzen
sind mitunter kaum nennenswerth, mitunter aber auch äusserst
heftig, kommen anfallsweise oder sind dauernd. Ihre Ursache
scheint weniger in der spezifischen Natur des Fremgebildes zu
liegen als in der ocularen Spannung, indem wir sie beim reinen
Glaukom mit ganz denselben Nüancen je nach der Heftigkeit
der Grundkrankheit, namentlich der Spannungsvermehrung, vorkommen sehen.

Die Zunahme des intraocularen Drucks geschieht in
der Regel allmälig, doch sind auch Fälle bekannt, wo sie
rasch auftrat und nebst den Entzündungserscheinungen wieder
nachliess und verschwand, um nach einer Zeit in neuen An-
fällen zurückzukehren. Jonathan Hutchinson hat noch kürzlich zwei Fälle bekannt gemacht (Ophthalm. Hosp. Reports V.
p. 88—93), in welchen Abnahme des Gesichts und Netzhautablösung schmerzlos und reizlos über ein Jahr bestanden hatten,
worauf plötzlich die Erscheinungen eines ganz akuten Glaukoms
auftraten. Die Höhe der Spannungsvermehrung ist allen möglichen Schwankungen unterworfen.

Ausser den genannten Erscheinungen bemerkt man [in
dieser Periode ferner:

eine Erweiterung und Starrheit der Pupille, welche
wieder ganz der Glaukompupille gleicht.

Missfarbige Schwellung der Iris.

Das Irisgewebe erhält durch Beimischung von Oedem, vermehrten Blutgehalt und wahrscheinlich auch zahlreicheres Auftreten von lymphoiden Zellen in dasselbe ein gedunsenes, verfärbtes, schmutziges Aussehen.

Vortreiben der Iris und Linse gegen die Hornhaut,
Diffuse Trübung des Kammerwassers und

Sensibilitätsverminderung ohne und mit Trübungen der Hornhaut.

Alles dieses sind Erscheinungen, welche der intraoculare Tumor mit dem Glaukom gemein hat, und deshalb hält man dieses Stadium auch charakterisirt durch das Auftreten glaukomatöser Erscheinungen.

3. Stadium. Uebergreifen der Afterbildung auf die Umgebung des Augapfels.

Kleinere episklerale Knoten, herrührend von mikroskopischen Gängen durch die Sklera, sind in den beiden ersten Stadien zuweilen zu beobachten, deshalb die einzelnen Perioden klinisch nicht immer abzugrenzen. Eine wesentlich andere Phase nimmt die Erkrankung in diesem dritten Stadium an. Der Augapfel wird an irgend einer Stelle der Hornhaut oder Sklera durchbrochen, seine Inhaltsmasse entleert sich theilweise, dadurch schrumpft und runzelt sich die Corneoskleralkapsel, das Aftergebilde breitet sich in der Orbita aus, treibt den Augapfel nach vorn und gewöhnlich auch zur Seite, so dass man ihn häufig unter den Lidern zu suchen hat; diese sind prall gespannt, geröthet und geschwollen, durch ihre Spalte drängt sich das höckerige, Anfangs noch von Conjunktiva bedeckte Fremdgebilde, als meist röthliche oder bläulich grauschwarze fleckige Geschwulst hervor, verschieden je nach seinem wechselnden Gehalt an farblosen und pigmentirten Elementen und an Blutgefässen. Darauf wird die Bindehaut durchbrochen und eine Geschwürsfläche bildet sich, welche Saft absondert, nekrotische und erweichte Theile abstösst, dadurch sehr übel riecht, zuweilen blutet, dann sich flächenweise mit trocknen Krusten bedeckt, welche sich wieder abstossen und die unter ihnen angesammelten zerfallenen Massen frei zu Tage treten lassen. Dabei greift die Aftermasse immer weiter um sich, zerstört die nächstliegende Haut, die Knochen der Orbita, drückt die Nase zur Seite, zerstört sie mehr oder minder und bietet als verschieden grosses, stärker wucherndes als zerfallendes Gewächs einen entsetzlichen Anblick dar.

Durch die Fissura orbitalis superior und mit dem entarteten Sehnerven durch das Foramen opticum dringt es in die Schädelhöhle, ergreift das Chiasma und verbreitet sich auf der Basis Cranii. Die dabei vorkommenden cerebralen Störungen sind oft im Verhältniss zur Grösse der intracraniellen Ablagerung sehr wenig hervortretend.

Im Fall 12 sahen wir das Chiasma nn. optt. von dem Melanosarkom grossentheils durchsetzt, wiewohl kurze Zeit vorher die Sehfunktion des andern Auges noch nicht merklich gelitten hatte. Dass diese indessen beim Fortschreiten des Uebels gänzlich aufgehoben wird, beweist der einschlägliche von Landsberg mitgetheilte Fall (Arch. f. Ophth. XI. 1. p. 58—68).

4. Stadium. Generalisation durch Metastasen auf entferntere Organe.

Diese treten in der Regel erst auf, nachdem die Nachbarschaft des Augapfels mehr oder minder ergriffen ist. Zuweilen (Fall 8) kommen sie im zweiten Stadium des Uebels vor, so dass die ausgiebige Exstirpation die lokalen Keime entfernt, aber gegen die Weiterentwicklung der Metastasen nicht schützt. Darunter finden wir meistens am frühesten und grössten die Leber leidend. Oedem der Beine, Ascites, Anschwellungen der Oberbauchgegend, in welcher man die knotige vergrösserte Leber deutlich durchfühlt, sind die Symptome der Lebersarkommetastasen. Dann tritt Husten mit zuweilen blutigem Auswurf und Beklemmung als Zeichen der Ablagerung in den Lungen auf. Selten kann man dieselbe perkutorisch nachweisen. Wird auch der Magen ergriffen (Fall 8), so treten Verdauungsstörungen auf: Appetitlosigkeit, Ekel vor Speisen, Erbrechen von Speisen, schleimigen und chocoladenartigen Massen, aus denen allein man nicht auf melanotische Afterbildungen schliessen kann, da bei Blutungen ähnliche Massen erbrochen werden. Die Knoten in der Pleura, dem Peritoneum, der Milz, der Niere u. s. w. machen mit Ausnahme der letzteren keine so hervortretenden Erscheinungen. Unter gelblicher Verfärbung der Haut magert der Kranke ab und erliegt dem immer steigenden Verfall der Kräfte.

Die Dauer der einzelnen Stadien und der ganzen
Krankheit ist äusserst verschieden. Im 12. Fall hatte
der Patient schon 7 Jahre vor dem Auftreten von Reizerscheinungen die bald in Blindheit übergehende Abnahme seines Gesichtes bemerkt. In andern Fällen war dieses erst seit Monaten
der Fall. Indessen scheint es, dass im Anfang die Entwicklung
des Choroidealsarkoms meistens eine langsame ist und das erste
Stadium sich gewöhnlich über Jahre ausdehnt.

Bei den weichen, gefässreichen Formen (Fall 12 bis 15) ist
das Wachsthum ein schnelleres, und das erste Stadium pflegt
nur eine Dauer von 3 bis 12 Monaten zu haben. Wenn einmal
glaukomatöse Erscheinungen eingetreten sind, so erliegt der
Kranke gewöhnlich innerhalb des ersten Jahres (Fall 8, 12):
Doch kommen auch Fälle vor, in welchen das zweite Stadium
sich Jahre lang erhält. Ein solches Beispiel von aussergewöhnlich langsamem Verlauf erzählt v. Gräfe (Arch. f. Ophth. X. 1.
p. 179 u. f.), in welchem das erste reizfreie Stadium einer melanotischen Geschwulst der Aderhaut 7 Jahre gedauert habe,
dann sei Spannungsvermehrung mit Reizerscheinungen am Auge
6 Jahre lang beobachtet worden und der dann enukleirte Augapfel zeigte sich im Innern bei weitem nicht von der Fremdbildung ausgefüllt. Die Lebensdauer des Patienten darf, wenn
einmal die Nachbartheile des Augapfels ergriffen sind, wohl
kaum um 1 bis 2 Jahre verlängert angenommen werden, und
wenn einmal Metastasen nachweisbar sind, so ist der tödtliche
Ausgang in den nächsten Monaten zu erwarten.

Im Allgemeinen scheint der Verlauf zwischen 2 und 4
Jahren zu liegen und nur selten sich beträchtlich länger aus-
zudehnen (Fall 12, v. Gräfe's vorhin citirter Fall).

Die einzelnen Stadien scheinen eine fortlaufend
kürzere Dauer zu haben, so dass das erste das längste,
das letzte das kürzeste ist.

B. Diagnose des Choroidealsarkoms.

Leicht und unzweifelhaft ist die Bestimmung des Uebels
im dritten Stadium, wenn Geschwülste dem Augapfel un-

beweglich aufsitzen und sich mit ihm bewegen. Von episkleralen Sarkomen und andern, namentlich carcinomatösen Tumoren, kann man sie dadurch unterscheiden, dass bei letzteren
das Innere des Auges gesund ist. Ist dieses jedoch nicht der
Fall, der Augengrund durch Netzhautablösung verdeckt oder gar
der Augapfel schon missstaltet, vergrössert oder geschrumpft, so
ist die Geschwulst höchstwahrscheinlich ein secundärer Knoten
und bei Erhebung der Anamnese kann gar kein Zweifel bleiben.
Wenn nämlich ein extraocularer Tumor in seinem Wachsthum
den Augapfel selbst ergreift und verändert, so kommt er gewiss
immer schon zu einer Zeit zur Anschauung, in welcher das
Auge und Sehvermögen noch intakt sind, während bei um-
gekehrtem. Fortschritt der Patient früher erblindet als sich
eine Geschwulst am Auge zeigt.

Auch die tiefgelegenen Orbitalgeschwülste und diejenigen
des Sehnerven äussern sich zuvor, indem sie den Augapfel
nach vorn treiben und nicht selten die Erscheinungen der
Neuroretinitis bei der Augenspiegeluntersuchung kundgeben,
welche namentlich bei Sehnervengeschwülsten nie fehlen dürften.

Im 2. Stadium ist die Diagnose eines choroidealen Tumors schon schwieriger, aber auch meistens noch mit Sicherheit zu stellen. v. Gräfe (Zur Diagnose des beginnenden
intraocularen Krebses, Arch. f. Ophth. IV. 2. p. 218 u. f.) hat
das Verdienst, schon im Jahre 1858 besonders darauf aufmerksam gemacht zu haben, dass ein Tumor anzunehmen sei,
wenn gleichzeitig mit Netzhautablösung Vermehrung
des intraocularen Drucks und Ciliarneurose auftreten.

Später (Arch. f. Ophth. XI. 2. p. 237) theilte er mit, dass
ausnahmsweise zuweilen die Geschwulstbildung eine Zeit lang
Spannungsverminderung des Auges erzeuge, wenn sie nämlich
bei noch geringem Volumen plastische innere, Phthisis bulbi
einleitende, Entzündungen anrege. Das daselbst angeführte Beispiel führe ich seiner Wichtigkeit wegen an: „Ein Mann war
an einem verkleinerten linken Auge von heftigen Schmerzen
befallen. Anamnestisch war Nichts zu eruiren, als dass nach
vorausgegangener mehrmonatlicher Sehstörung seit einem halben

Jahre heftige Entzündungen aufgetreten waren, welche den gegenwärtigen Zustand herbeigeführt hatten. Die Untersuchung erwies ein mässig atrophisches, in der vorderen Hälfte stark abgeflachtes Auge, cataracta accreta, grosse Schmerzhaftigkeit bei der Betastung. Ich konnte hiernach Nichts diagnostiziren, als Choroiditis, vermuthlich nach vorausgegangener Netzhautablösung, vielleicht nach Cysticerkus. Bei der Eröffnung des enukleirten Auges fanden wir ein melanotisches Aderhautsarkom, welches ungefähr die Hälfte des Bulbus ausfüllte, und geschrumpfte Produkte consekutiver Choroiditis."

Kommen zur Drucksteigerung bei vorhandener Netzhautablösung noch andere glaukomatöse Erscheinungen: Vortreiben der Iris, Vaskularisation der Sklera, Vergrösserung des Augapfels und dergleichen hinzu, so wird die Diagnose immer unzweifelhafter. Es kann sich dann nur um zwei Dinge handeln: Tumor oder Glaukom, und in der That ist eine Verwechselung beider im letztenn Dezennium oft genug gemacht worden. Beim Glaukom kommt Netzhautablösung freilich nicht vor, aber sowohl in der reinen, als in der durch Tumoren bedingten glaukomatösen Entzündung kann die Pupille so trüb sein, dass wir den Augengrund nicht sehen, also die An- oder Abwesenheit einer Netzhautablösung nicht feststellen können. Indessen wird die Anamnese dann meistens gute Anhaltspunkte geben.

Ist die Krankheit akut aufgetreten und das Sehfeld nicht eingeschränkt, so liegt keine Geschwulst vor. Hat der Patient aber eine Verdunkelung des Sehfeldes von einer Seite her beobachtet, so kann dieses, ausser von einem Tumor, bedingt sein durch chronisches Glaukom, Embolie eines Retinalgefässes oder einer Ciliararterie, Hämorrhagien aus Netzhaut- und Aderhautgefässen, Cysticerkus und Netzhautablösung.

Alle diese Zustände lassen sich ophthalmoskopisch, funktionell und anamnestisch diagnostiziren. Ist einer derselben vorausgegangen und es treten später glaukomatöse Erscheinungen hinzu, so handelt es sich nur in dem Fall der Netzhautablösung um einen Tumor, bei den andern aber um reines Glaukom.

Leider sind manche Patienten so schlechte Selbstbeobachter, dass sie uns über den früheren Zustand ihres Leidens nichts anderes angeben als die mehr oder minder rasche Verdunkelung ihres Gesichts. Kommt nun ein solcher Kranker zu uns mit Spannungsvermehrung seines erblindeten und im Innern verdunkelten Augapfels, so ist es oft unmöglich zu bestimmen, ob ein Tumor oder eine glaukomatöse Iridochoroiditis vorliegt. Bis in die neueste Zeit sind hierbei von den erfahrensten Augenärzten diagnostische Fehler gemacht worden. Meistens wird dann die Iridektomie zur Beseitigung der Schmerzen ausgeführt. Diese hat auch häufig den Erfolg, dass sie die brechenden Medien wieder klärt, indem sie für kurze Zeit die glaukomatöse Entzündung bessert. Dann ist man zuweilen im Stande, die Netzhautablösung und durch dieselbe den Tumor zu diagnostiziren, wie dieses v. Gräfe in einem Fall gethan. Häufig ist dieses aber auch dann nicht der Fall und kürzere oder längere Zeit danach tritt der Tumor als solcher in der vorderen Kammer oder nach Perforation der Augenkapsel unzweideutig zum Vorschein. Solche Fälle brachten sogar Herrn Critchett auf die unhaltbare Annahme, dass der glaukomatöse Prozess die Ursache zur Geschwulstbildung abgeben könne.

Da die Unterscheidung der beiden genannten Zustände ausserordentlich schwierig und in manchen Fällen wohl auch bei unsern jetzigen diagnostischen Hülfsmitteln unmöglich ist, so weiss ich mir keinen andern Rath, als diese Hülfsmittel recht sorgfältig zu gebrauchen und so oft und genau als möglich zu untersuchen, um die Fälle von unmöglicher Diagnosenstellung auf die niedrigste Quote herabzudrücken. Wenn die üblichen Beleuchtungsmittel nicht ausreichen, so dürfte man mit Vortheil das direkte Sonnenlicht dazu verwenden. Möglich ist's, dass man mit Hülfe desselben, sei es durch die Pupille, sei es durch die Sklera, eine dunklere Partie als Tumor ansichtig machen kann, die uns sonst verborgen blieb.

B. Travers (On the Local Diseases, termed Malignant; Med. Chir. Transactions, XV. Vol. I. part p. 239) empfiehlt in

zweifelhaften Fällen von Tumoren und tiefsitzender, desorgani-
sirender Entzündung des Augapfels eine Probeincision in den
letzteren. Bei bösartigen Geschwülsten bleibt der Bulbus fest
und auf den Einschnitt entleert sich wenig Blut oder schwarzes
Pigment; wenn aber eine missfärbige Flüssigkeit hervorkommt
und der Augapfel collabirt, so ist die Krankheit nicht bösartig
In diesem Fall macht er zur Vollendung der Heilung einen
tiefen Querschnitt vom äussern zum innern Canthus durch den
Augapfel, um dessen ganzen Inhalt zu entleeren und ihn zum
Zusammensinken zu bringen.

Am schwierigsten ist die Differential-Diagnose der
Choroidealtumoren im ersten Stadium. Verwechslungen
können stattfinden mit einfach serösen und hämorrhagischen
Netzhautablösungen, Cysticerkus, Netzhautgeschwülsten, Ablösungen der Aderhaut von der Sklera und Ablösungen der Membrana hyaloidea von der Netzhaut.

Diagnose zwischen Choroidealgeschwülsten und
einfach serösen und hämorrhagischen Netzhautablösungen. v. Gräfe sagt (Arch. f. Ophth. XI. 2 p. 238):

„Hinsichtlich der ersten Entwicklung der Aderhautsarkome
bin ich immer mehr zu der Ueberzeugung gelangt, dass das
frühzeitige Auftreten seröser Netzhautentzündung die Regel
bildet. Abgesehen von den Tumoren der Ciliarkörpergegend
wird es hiernach kaum gelingen, die ersten Anfänge eines Ader-
hautsarkoms ophthalmoskopisch zu constatiren. Wir werden
vielmehr am Beginn des Uebels eine einfache Netzhautablösung
vor uns haben, nur allenfalls aus dem Fehlen der gewöhnlichen
Ursachen für dieselbe (Sklerectasien, Glaskörperleiden, entzündliche Prozesse, hämorrhagische Ergüsse, Skleralnarben) hier und
da entfernten Verdacht schöpfen, aber von einer bestimmteren
Erkenntniss wird in diesem Stadium nicht die Rede sein. Erst
wenn bei vorrückendem Gewächs die subretinale Flüssigkeit
mehr und mehr verdrängt wird und die Geschwulstmasse wieder
an die Netzhaut herantritt, kommen verdächtige, starre Buckel'
zuweilen selbst von pigmentirter Farbe zum Vorschein, aus
deren Erscheinen neben flottirenden Netzhautabschnitten uns

die betreffende Vermuthung erwächst, deren Wahrscheinlichkeit
um so mehr steigt, wenn mit dem Vorrücken jener Buckel der
Augendruck sich progressiv steigert."

Es ist nicht möglich, die bisherigen, für die Diagnostik
und Therapie (denn in diesem Stadium kann sie noch lebens-
rettend sein) so trostlosen Wahrnehmungen klarer und bündiger
auszusprechen. Unser Bestreben muss in Zukunft sein, in diesen
Fällen den Tumor durch die abgelöste Netzhaut hindurch sichtbar zu machen und zu dem Zweck empfahl ich bereits wiederholt die Anwendung des direkten Sonnenlichts im dunkeln
Zimmer. Ferner wird eine sorgfältigere Analyse der Fälle
vorzunehmen sein, um zu finden, ob denn wirklich im frühesten
Anfangsstadium des Sarkoms die Netzhautablösung die Regel
sei. Fehlend fanden wir sie in Fall 8, wo sogar schon grosse
Knoten in allen drei Aderhautabschnitten vorhanden waren
(Siehe *Fig. 28.* und pag. 90). Ebenso war die Netzhaut anliegend in Fall 14; über dessen Verwerthung ich sogleich reden
werde. Fall 11 und 12 kamen in einem späteren Stadium zur
Beobachtung. In Fall 9, 10 und 13 war Netzhautablösung vorhanden, durch dieselbe hindurch liess sich aber in zweien der
Tumor sichtbar machen, wie das in den früher angeführten
Fällen von v. Gräfe und Bowman-Hulke geschah. Es war
also in fünf der mitgetheilten Fälle zwei Mal die Netzhaut anliegend und nur in einem, dem Walter'schen, verhinderte die
Ablösung die Diagnose des Tumors. Ist diese Zahl auch klein
gegenüber der grossen Erfahrung v. Gräfe's, so beweist sie
doch, dass in gar manchen Fällen eine frühzeitige Diagnose des
Choroidealsarkoms möglich ist. So wie es aber bei den vorderen von Netzhaut bedeckten Sarkomen möglich gewesen ist.
unter dem Netzhautgefässnetz noch ein anderes, unregelmässiges,
oder schwarze Streifen und Buckel zu erkennen, so wird man
wohl auch im Stande sein, solche Vorkommnisse bei weiter
hinten gelegenen Tumoren zu verwerthen.

Mit dem ersten Stadium des Cysticerkus wird man den
Tumor nicht verwechseln, weil man an der Form der Blase,
den Bewegungen und der eigenthümlichen Gestalt des Thieres

dieses erkennt. In späteren Stadien, wenn dasselbe abgestorben, die Ablösung der Netzhaut, sowie die Trübung der brechenden Medien stärker geworden sind, schützt die meist eingetretene Verminderung der Augapfelspannung vor Irrthümern.

Ueber die Unterschiede des Netzhautglioms und anderer damit zu verwechselnden Erkrankungen habe ich oben, bei Besprechung der Differential-Diagnose des Glioms, geredet. Nur auf einen Fall v. Gräfe's (Arch. f. Ophth. XII. 2. p. 239—242) muss ich hier näher eingehen, welcher als Gliom oder Gliosarkom der Netzhaut gedeutet wurde, aber ein vollkommenes Analogon zu Fall 14 darstellt. Da das Auge erst später zur Enukleation gelangte, so dient diese höchst interessante Beobachtung zugleich als Ergänzung der Beschreibung des von mir aufgestellten weissen, vaskulären Choroidealsarkoms. Die ophthalmoskopische Untersuchung, welche ganz mit der von Fall 14 übereinstimmt, wird durch den anatomischen Befund und die Zeichnungen 57 bis 60 meines Falles in jeder Hinsicht befriedigend aufgeklärt. v. Gräfe erzählt im Wesentlichen Folgendes: „Ein 30jähriger Mann klagte seit einigen Monaten über Sehstörung seines Auges unter dem Charakter glaukomatöser Anfälle: periodische Verdunkelungen des Sehfeldes mit Regenbogensehen, Härte des Bulbus, Erweiterung der Pupille, Verengung der vorderen Kammer, Trübung der brechenden Medien, so dass der Augengrund nicht zu sehen. In der Remission Verschwinden dieser Erscheinungen und brechende Medien klar. Ich constatirte eine sehr auffällige bläulich-weisse Intumescenz im Augengrunde zwischen dem Nerv. opticus und dem nasalen Aequator, von reichlich drei Papillendurchmessern Breite, ungleichmässiger Oberfläche; sie erhob sich zu einer Kuppe von ungefähr $1\frac{1}{2}'''$ (durch Verschiebungen ihres Bildes zum Augenhintergrund geschätzt). Die Netzhautgefässe waren an den weniger prominenten Theilen noch sichtbar, obwohl streckenweise durch vor ihnen liegende Gewebs-Trübung verschleiert, während in der Nähe der Kuppe jedwede Vaskularisation fehlte; auch schien hier die sonst scharf abgeschlossene Oberfläche etwas unbestimmt, als wenn kleine Ausläufer über die innere

Netzhautfläche in den Glaskörper hineinragten. Die Masse erschien undurchsichtig und warf einen intensiven Reflex zurück, ohne irgendwo das eigenthümlich Leuchtende der in der Netzhaut vorkommenden Fettkörnchenaggregate [Verf. denkt an den metallischen Glanz gliomatöser Netzhäute, wo die Zellen häufig fettig entartet sind. Ref.] zu präsentiren. In Nachbarschaft dieser grösseren Plaques befanden sich eingesprengte kleinere weissliche Herde von kaum merkbarer Schwellung ebenfalls deutlich in der Netzhaut, wie das Verhalten der Gefässe bewies; um alle diese Veränderungen herum wurden fleckförmige Aderhautveränderungen, theils Entfärbungen, theils abnorme Pigmentirungen constatirt."

All diese Erscheinungen erklären sich in Analogie mit dem anatomischen Befund in Fall 14 einfach. In der Aderhaut hatte sich ein weisses Sarkom entwickelt, die Netzhaut emporgehoben und in der Mitte durchbrochen (*Figg. 59* und *60*). Daher waren am Rande noch die Netzhautgefässe zu sehen. Im weiteren Verlauf blieben sich beide Fälle auch gleich.

„Zwei Monate später war das Sehfeld, welches anfänglich nur eine leichte Undeutlichkeit nach aussen gezeigt hatte, in einer eigenthümlichen Weise verengt. Einmal fehlte die ganze innere Hälfte, sodann stiess man ungefähr 30° nach aussen wieder auf einen sich mit halbkreisförmiger Grenzlinie scharf abgrenzenden Defekt. Ich meinte, dass die erstere Beschränkung von dem consekutiven Glaukom herrühre, während die letztere den lokalen Vorgängen im Augenhintergrunde entspräche. Patient zählte excentrisch nach aussen Finger auf $1\frac{1}{2}'$. Eine zur Erleichterung der vom Glaukom bedingten Schmerzen vorgenommene Iridektomie hatte eine Klärung der brechenden Medien zur Folge, so dass alle Details des Augengrundes genau controlirt werden konnten; die degenerirte Partie war weit grösser als anfänglich, mass wenigstens sechs Papillendurchmesser und hatte sämmtliche kleineren Herde bei dieser Ausdehnung verschlungen, so dass sie nunmehr ein Ganzes bildete, sich auf den ganzen Umfang der Degeneration erstreckte und sichtlich erhaben war. Bei guter Tagesbeleuch-

tung fing man an, in der entsprechenden Richtüng einen weiss-
lich-schillernden Reflex vom Augengrunde zu erhalten. In den
mittleren, prominentesten Abschnitten wurden keine Gefässe
wahrgenommen, gegen den Randtheil traten sie in so kurzen
Strecken hervor, dass man ihre Beziehungen zu den Netzhautgefässen schwer würdigen konnte, ihre Zahl und Vertheilung
sprachen indessen für Neubildung. Ueber die Entwicklung
des Netzhauttumors blieb jetzt kein Zweifel."

Die Beschreibung passt ganz auf den Zustand des Auges
von Fall 14 unmittelbar vor der Operation, so dass sie sich
auf den Befund dieses Bulbus beziehen könnte. *Fig. 57* gibt
eine Abbildung der Oberfläche, *Fig. 58* eine solche des Durchschnitts in natürlicher Grösse und die schwach vergrösserte
Durchschnittzeichnung *Fig. 60* zeigt, wie die Geschwulst seitlich die Netzhaut und Aderhaut überlagert.

Ist somit der v. Gräfe'sche Befund durch anatomische
Grundlagen gedeutet, so finden wir weitere Bestätigungen für
unsere Ansichten in dem ferneren Schicksal dieses Patienten,
welches uns Mooren und Iwanoff berichten (A. Mooren,
Ophthalmiatrische Beobachtungen. Berlin 1867. p. 35--40).
Das Auge wurde wegen unaufhörlicher Schmerzen später von
Mooren exstirpirt und Herrn Iwanoff zur anatomischen Untersuchung übergeben. Es war eine episklerale, haselnussgrosse
Geschwulst vorhanden und das ganze Innere des Auges wurde
von drei Geschwulstmassen ausgefüllt, wovon eine vom Stamm
des Optikus, die beiden andern aber von der Choroides ausgingen. Sie hatten diese durchbrochen und in ihrem Wachsthum überlagert, sowie die Reste des Glaskörpers und die Retina dicht an die Sklera gedrängt. Ihrem Baue nach war die
Afterbildung ein sehr gefässreiches ungefärbtes Rundzellensarkom, also ganz identisch mit Fall 14. Das Verhalten der Gefässe zu den Zellen ist nicht näher angegeben, blos dass die
Adventitia derselben stellenweise verdickt und mit Kernen
durchsetzt gewesen sei.

In dem zweiten p. 242 und 243 an demselben Orte mitgetheilten
Falle beobachtete v. Gräfe die Entwicklung eines ungefärbten

Tumors im Augengrund aus einer Anzahl kleiner, später zusammenfliessender Knötchen. Das Aussehen des Tumors war
bei der letzten Untersuchung ähnlich wie in den früheren Stadien des vorigen Falles.

Ich bin deshalb so ausführlich auf diese Fälle eingegangen,
weil es wohl bis jetzt die einzigen sind, in welchen so frühe
ophthalmoskopische Untersuchungen von Geschwülsten des Augenhintergrundes gemacht wurden. Sie als ungefärbte Sarkome
der Aderhaut mit Perforation und Ueberlagerung der überall
der Choroides anliegend bleibenden Netzhaut auffassen zu müssen,
ist das Ergebniss der anatomischen Untersuchung des Auges in
Fall 14, von welcher der Befund des Gräfe-Mooren-Iwanoff'-
schen Falles bestätigt und in seinem Anfangsstadium ergänzt wird.

Statt weiterer Angaben über Differential-Diagnose der
Netzhaut- und Aderhauttumoren beziehe ich mich auf das Vor-
hergehende.

Ich habe jetzt noch zweier Fälle zu gedenken, in
welchen ich irrthümlich die Diagnose auf Aderhautsarkom gestellt hatte. Dass sie zugleich zu den ophthalmo-
logischen Seltenheiten — wenigstens in Bezug auf unsere
Kenntnisse darüber — gehören, wird eine eingehendere Mittheilung derselben rechtfertigen. Der erste möge als Illustration dienen zur Differentialdiagnose zwischen Choroidealtumoren und Ablösungen der Aderhaut von der
Sklera.

SECHZEHNTER FALL.

Ablösung des Ciliarkörpers und der anstossenden Aderhautpartie
von der Sklera.

Daniel Grub v. Niedermohr in der Pfalz, 46 Jahre alt, kam
am 10. Nov. 1867 zu mir mit der Klage, dass er nie sehr scharfe
Augen gehabt habe. Auf dem rechten sei das Gesicht schon
seit 20 Jahren geringer gewesen, doch habe er damit noch

grössere Gegenstände über die Strasse erkennen können, bis vor einem halben Jahre sich ein weisser Fleck in der Pupille gebildet und das Gesicht rasch abgenommen habe. *Stat. praes.* Linker Augapfel in Aussehen, Spannung und Beweglichkeit normal; ebenso vordere Kammer, Iris und Pupille. Linse am Aequator und hinteren Pol getrübt. Augengrund dadurch etwas verschleiert, aber noch in seinen, nichts Abnormes zeigenden Einzelnheiten zu sehen. Sehfeld vollständig, Sehschärfe $= \frac{1}{16}$.

Rechter Augapfel in Spannung, Beweglichkeit und äusserem Aussehen gleichfalls normal; vordere Kammer aber in der innern Hälfte durch leichte Vortreibung der schlotternden Iris verengert. Pupille mittelweit, beweglich. Linse getrübt, in beiden Rindenschichten am dichtesten, an der vorderen ungleichförmig mit weissen Fleckchen; Kern noch halb durchsichtig. Linse nach innen verschoben. Bei erweiterter Pupille wird der äussere Linsenrand sichtbar und jenseits desselben noch ein schmaler sichelförmiger Ring, welcher durch den Augenspiegel roth erscheint, aber keine Einzelnheiten im Auge erkennen lässt. Patient zählt bei erweiterter Pupille Finger auf $\frac{3}{4}$ Fuss. Das Sehfeld zeigt sich in allen Richtungen erhalten, wiewohl nach aussen der Schein eines Lichtes nur mühsam wahrgenommen wird. Die Prognose für eine Extraktion des Staares wurde mit Bezug die zu erzielende Sehschärfe nicht sehr günstig gestellt, aber doch die Operation des Versuchs würdig erklärt, da namentlich das andere Auge auch angefangen hatte, stark krank zu werden.

Nach dem in gewöhnlicher Weise mit dem schmalen Gräfe'schen Messer vollzogenen Schnitt im oberen Limbus sclerae floss eine beträchtliche Menge Wassers aus, welches mehr war, als die vordere Kammer halten konnte. Die Iris prolabirte nicht, wurde deshalb mit dem Tyrell'schen stumpfen Häkchen hervorgezogen und abgeschnitten. Darauf führte ich einen grossen Löffel hinter die Linse und extrahirte sie sammt der Kapsel ohne Schwierigkeit, jedoch mit weiterem Verlust von ganz wässerigem Glaskörper. Die Hornhaut sank trichterförmig ein, sonst war aber an dem Operationsverlauf keine abnorme Erscheinung, Blutung u. dgl. aufgetreten. Er war demnach nur mit so vielen Zufällen verbunden, als man unter den gegebenen Umständen: Linsenluxation und Glaskörperverflüssigung, vielleicht Netzhautablösung, erwarten musste.

Patient hatte keine Beschwerden am ersten Tag und in der ersten Nacht, ebenso wenig in der Folgezeit. Als aber am nächsten Morgen der Verband gewechselt wurde, war ich erstaunt, in dem Auge eine colossal grosse Luftblase zu finden, welche die ganze vordere Kammer ausfüllte und auch noch durch den erweiterten Pupillarraum hindurch in den hinteren Augenraum reichte. Sie wurde daran erkannt, dass ihr Rand sich bei Bewegungen des Patienten bewegte, wobei sie immer die höchste Stelle im Auge annahm. Neigte der Patient den Kopf nach vorn, so füllte sich der untere Abschnitt der vorderen Kammer augenblicklich mit klarer Flüssigkeit, während die Luftblase entsprechend tiefer in den oberen Glaskörperraum zurückwich. Ich dachte daran, die Luft mit einer Pravaz'schen Spritze herauszuziehen, da sie sich aber vollkommen reizlos verhielt und die Extraktionswunde so gut verheilt war, wollte ich damit wenigstens noch etwas zuwarten. Am Abend dieses Tages derselbe Zustand; am darauffolgenden Morgen hatte die Luftblase sich unzweifelhaft verkleinert und dieses geschah mit jedem Tag immer mehr, bis sie nach 8 Tagen vollständig verschwunden war.

Von der verheilten Schnittwunde aus war leichte streifige Trübung im Hornhautparenchym eingetreten, wie man sie in verschiedenen Graden so gewöhnlich sieht. Das Sehvermögen ging nicht über quantitative Lichtempfindung hinaus. Der Augengrund erschien bei der Augenspiegelprüfung schmutzig roth und zwar, wie man sich bei schiefer Beleuchtung überzeugen konnte, durch in den Glaskörper ausgetretenes Blut.

Patient wurde 13 Tage nach der Operation entlassen. Er sah Bewegungen der Hand und hatte noch viele streifige Glaskörpertrübungen ohne nachweisbare Netzhautablösung.

Am 29. Dez. 1867, also 5 Wochen später kam er wieder

und gab Folgendes an: In den ersten 8 Tagen nach seiner Entlassung wurde das Auge ein wenig heller, er konnte damit aber doch keine Gegenstände erkennen. Jetzt vor 4 Wochen bemerkte er eines Abends, dass aus dem Auge sehr viel klare Flüssigkeit auslief, welche wie Wasser über die Backe herunterrollte. Er hatte dabei gar keine Schmerzen, konnte aber die Nacht kaum schlafen und bemerkte so, dass aus dem Auge noch 10 bis 12 Stunden lang Wasser ausfloss. Darauf nahm seine Lichtempfindung immer mehr ab, bis sie nach 3 Wochen ganz verschwunden war. 8 Tage nachher kam er dann wieder zu mir und bot folgenden Zustand. Der Augapfel ist fast frei von Röthe, nur oben ziehen etwas mehr Gefässe über die Sklera; er ist offenbar verkleinert und sehr weich ($-T_2$ Bowman), auf Druck, im oberen Skleraltheile schmerzhaft. Vordere Kammer wieder hergestellt. Die Extraktionswunde gut vernarbt, bis auf eine centrale Stelle, die glasig und leicht eingezogen erscheint. Hornhaut noch leicht streifig, vordere Kammer klar, in der Pupillarebene ein sehr zarter, blauweisslicher, schmaler Streifen. Bei schiefer Beleuchtung und auch schon bei günstig einfallendem Tageslicht sieht man dicht hinter der Pupillarebene im Glaskörperraume 3 bräunliche, halbkugelförmige Geschwülste von sammetartiger Oberfläche (*Fig. 68. tu*); sie sitzen sämmtlich in der Ciliarregion, berühren sich mit ihren Rändern und verdeckenden obern und innern Theil des Glaskörpers vollständig. Der untere und äussere Abschnitt des hintern Augenraumes ist von einer weisslichtrüben, hautartigen Masse gefüllt; auf der untersten der 3 Geschwülste liegt parallel zur Hornhautbasis ein weisser, häutiger Streifen; die mittlere der Geschwülste geht mit ihrer vorderen Grenze bis zu den Firsten der Ciliarfortsätze, die sie etwas vorwärts verschoben zu haben scheint, denn man sieht dieselben deutlich hinter dem oberen Cornealrande und ihre Fortsetzung verliert sich in der Oberfläche der Anschwellung. Gefässe oder irgend eine hervorstechende Zeichnung werden auf keiner der Geschwülste, ebensowenig auf andern Stellen des Augenhintergrundes bemerkt. Das Sehvermögen ist völlig erloschen.

Die Diagnose wurde auf die Wahrscheinlichkeit eines melanotischen Choroidealsarkoms gestellt und zwar, weil man
die kugelförmigen Knoten von schmutzig brauner Farbe
direkt sehen konnte. Auffallend erschien dabei allerdings
der Umstand, dass der Patient schon über 20 Jahre auf diesem
Auge schlecht sah. Ist dieses der Anfang seiner Erkrankung
gewesen, so kann es kein Sarkom gewesen sein, da hiervon kein
Beispiel so langsamer Entwicklung bekannt ist. Ferner sprach
die grosse Weichheit des Bulbus dagegen. Nur ein einziges
Mal wird angegeben (v. Gräfe, S. oben p. 186.), dass im Anfangsstadium der Entwicklung eines intrabulbären Tumors die
Spannung des Auges vermindert gewesen sei, aber in viel geringerem Grade. Die im Heilverlauf der Extraktion aufgetre-
tene Blutung in den Glaskörper liess mich an ergossene Blut-
massen denken, welche in irgend einer Form abgekapselt im Bulbus lägen. Wenn nun auch solche Blutungen nach der Extraktion mit der Kapsel durchaus nichts Seltenes sind (Siehe die
Abhandlung meines Assistenzarztes Dr. Bergmann: Ueber die
Extraktion des grauen Staares mit der Kapsel. Arch. f. Ophth.
XIII. p. 383—397), so pflegen dieselben doch bald aufgesogen
zu werden und das Innere des Auges wird wieder klar und das
Gesicht meistens befriedigend gut.

Trotz diesen gegen die Anwesenheit von Geschwülsten spre-
chenden Erscheinungen, war das direkte Aussehen der kugelförmigen, schmutzigbraunen Erhebungen im Ciliarkörper so ähnlich
dem der Ciliarkörpersarkome, dass die Wahrscheinlichkeit für
diese mir viel grösser erschien, als für irgend etwas Anderes.

Damit waren auch die Prognose und Indikationen sehr
kritischer Natur. Zu warten bis die Diagnose eines Sarkoms
durch das Auftreten von Schmerz und Drucksteigerung sicherer
geworden wäre, hätte in demselben Grade auch die Prognose
quoad vitam ungünstiger gemacht.

Da das Auge hier als Sehorgan unrettbar verloren war,
indem auch die letzten Spuren von Lichtempfindung bereits erloschen, so würde eine falsche Diagnose nur die Entfernung
eines unbrauchbaren Augapfels zur Folge gehabt haben, wäh-

rend die Unterlassung der Exstirpation des mit Wahrscheinlichkeit angenommenen Sarkoms das Leben in der unzweifel-
haftesten Weise beeinträchtigt hätte, wenn die Diagnose sich
bestätigte. Diese Gefahr bei Unterlassung der Operation auf
der einen, die Unschädlichkeit bei Ausführung derselben auf
der andern Seite, bestimmte mich denn auch ohne Schwanken
zum Handeln. Da auch der Patient damit einverstanden war,
so enucleirte ich das Auge am 31. Dec. 1867.

Anatomische Untersuchung des enucleirten Augapfels.

Mittels eines durch die Mitte des Coloboms gehenden Me-
ridionalschnittes halbirte ich den Bulbus. Seröse Flüssigkeit,
ganz leicht blutig gefärbt, floss aus und damit waren auch
sämmtliche Feuchtigkeiten des Augapfels entleert, indem der
Glaskörper vollkommen wässerig war. Die Fläche des Meri-
dionalschnitts, durch welchen der Bulbus halbirt worden war,
mass 21,5 Mm von vorn nach hinten und 20,5 Mm von rechts
nach links. Der Augapfel war also in all seinen Durchmessern
um ungefähr 3 Mm verkleinert.

Von Sarkom- oder andern Geschwülsten war Nichts zu
entdecken, wohl aber eine sehr merkwürdige Ablösung des
Ciliarkörpers und vordern Abschnittes der Aderhaut
von der Sklera, wodurch jene halbkugelförmigen Erhebungen
hervorgerufen worden waren. Die Sklera war in der Ciliarregion
verdünnt, in der Aequatorialgegend (*Fig. 69. scl*) aber beträchtlich verdickt. Ihre Gewebe überall derb und sehnig weiss. Die
Iris (*ir*) war normal, die Aderhaut (*ch*) lag im hinteren Bulbusabschnitt der Sklera an und sah gesund aus. Sie war in ihrem
vorderen Abschnitt, sowie der ganze Ciliarkörper (*s.ch*), von der
Sklera abgelöst, so dass sich hier ein ringförmiger von klarer
Flüssigkeit gefüllter Raum (*r, r*) zwischen beiden befand, dessen
Höhe 8 Mm und dessen Breite 4 bis 5 Mm betrug. Der so ein-
gestülpte Ciliarkörper hatte jene im Leben für sarkomatöse Geschwülste gehaltenen buckelförmigen Vorsprünge erzeugt. Er
war an einigen Stellen mit grauweissen, häutigen Fleckchen bedeckt, die wohl Entzündungsprodukte sein mochten.

Die Netzhaut (*re, re₁*) war nicht von der Aderhaut abgelöst, hatte auch ihre Ansätze am Sehnerven und der Ora serrata bewahrt. Ich habe vorläufig das sehr demonstrative Präparat, wovon *Fig. 69* die beiden auseinandergeschlagenen Hälften darstellt, durch eine genauere Untersuchung nicht angreifen wollen. Ich will nur noch bemerken, dass der Ciliarkörper (*c.c*) mit abgelöst und die Innenfläche der Sklera (*r*), soweit sie von der abgelösten Aderhaut unbedeckt lag, vollkommen glatt und weiss war. Als Ursache dieser Ablösung des Ciliarkörpers und der anstossenden Aderhaut scheint mir jene, gewiss chronische, Verdickung der Sklera betrachtet werden zu müssen, wozu vielleicht eine, auf die gewaltsame Entfernung des Krystalls folgende, plastische Entzündung auf der Oberfläche der Ciliarfortsätze als begünstigendes Moment hinzutrat. War einmal seröses Exsudat zwischen Ciliarkörper und Sklera ergossen, so konnte dieses eine Lockerung und Verdünnung zur Folge haben, die indessen nicht beträchtlich erschien.

Für die Diagnose giebt dieser wohl nur ausnahmsweise vorkommende Fall den wichtigen Anhaltspunkt, dass man die Beschaffenheit der Oberfläche eines Buckels recht genau in's Auge fassen muss: je unähnlicher diese der Innenfläche der Gefässhaut ist, schmutzig grau oder gefleckt und kleinhöckerig aussieht, desto mehr wird man an eine Entartung, ein· Pseudoplasma, zu denken haben. Wenn sie dagegen dem Normalen gleicht, regelmässig braun und sammetartig aussieht, so denke man an eine einfache Ablösung.

Der nun folgende Fall möge als Illustration dienen zur Differentialdiagnose zwischen Choroidealsarkom und Ablösungen der Hyaloides von der Netzhaut.

SIEBZEHNTER FALL.

Ablösung der Membrana hyaloidea von der Netzhaut.

Frau Ruch von Strassburg spürte seit 2 Jahren eine allmäliche Abnahme ihres früher ganz gesunden, nicht kurzsichtigen Auges und seit einem Jahre sah sie damit fast gar nichts mehr. Dabei hatte sie keinerlei Schmerzen oder Beschwerden litt aber häufig an Kopfweh. Als sie sich vor drei Tagen zum ersten Male in meiner Klinik vorstellte, waren das äussere Aussehen, die Grösse, Spannung und Beweglichkeit beider Augen ganz gleich und vom Gesunden nicht abweichend. Beide Augen hatten normale vordere Kammern und Regenbogenhäute, normal weite und bewegliche Pupillen und ungefähr gleich weit vorgerückten Aequatorialstaar, welcher im linken Auge noch die klare Einsicht des nicht veränderten Augengrundes gestattete.

Im rechten Auge war scheinbar totale Ablösung der Netzhaut vorhanden. Man konnte das Innere des Auges nicht mehr roth beleuchten. Nach oben und aussen erschien es grau, nach unten und innen zu aber gelbgrau und weisslich. Mit schiefer Beleuchtung trat dieses in derselben Weise hervor und man erkannte dabei, dass die weissgelbe Masse bis dicht an die Linse heranragte, von der Ciliarkörpergegend ausging, unten am dichtesten und von einigen rothen Streifen und Flecken durchzogen war und nach einem scheinbaren Aufsteigen von 4 bis 5 Linien nach der Augenaxe zu mit verwischter Begrenzung endigte, dabei aber immer von Netzhaut bedeckt blieb. Um über die Natur dieser weissgelben, vom Ciliarkörper ausgehenden Masse klarere Aufschlüsse zu erhalten, untersuchte ich die Patientin in einem völlig verdunkelten Zimmer, in welches durch einen Heliostaten Sonnenlicht geworfen wurde, in direktem Sonnenlicht mit dem Augenspiegel und Fokalbeleuchtung. Die Patientin ertrug diese intensivere Beleuchtung ohne alle Beschwerden, da sie nur nach unten und aussen noch schwache Spuren von Lichtempfindung hatte. Das Ergebniss dieser Untersuchungsmethode war das gleiche, nur konnte die Undurchsichtigkeit der weissgelben Masse noch mehr bestätigt werden. Ich forschte sehr sorgfältig, ob darin nicht irgendwo eine graue oder schwarze Färbung vorhanden war, was die Diagnose eines Choroidealsarkoms gesichert haben würde; doch auch die intensivste Beleuchtung mit direktem Sonnenlicht zeigte davon keine Spur,

Die Diagnose blieb unsicher. Ich schwankte zwischen einem eitrig plastischen Prozesse und einem Choroidealsarkom. Für ersteres sprach das Aussehen und die unregelmässige Begrenzung, dagegen aber in hohem Grade die vollständig schmerz- und entzündungslose Entwicklung, welche es mir wahrscheinlich erscheinen liess, dass sich langsam ein weiches, weisses Ciliarsarkom bildete, worin mich noch das Vorkommen der Gefässe am dichtesten Theil der Masse bestärkte. Ich hielt also die Annahme eines Sarkoms für am wahrscheinlichsten und damit auch die Enukleation dieses Auges für gerechtfertigt in Anbetracht dessen, dass auch ein Fehler der Diagnose bei der schon wegen der Netzhautablösung unheilbaren Erblindung der Kranken höchstens einen leicht zu ertragenden kosmetischen Nachtheil bringen konnte. Welcher Natur auch der vorliegende Wucherungsprozess am Ciliarkörper sein mochte, er war immerhin entweder für den Organismus oder für das andere Auge gefahrdrohend, mochte er mehr zur Entzündung oder zur Neubildung neigen.

Das Auge wurde in Folge dessen enucleirt und gleich darauf durch einen Schnitt im vertikalen Meridian getrennt. Es floss eine wässerige, gelblich mit Blut gemischte Flüssigkeit aus.

Unter dem Mikroskop zeigte diese eine Beimischung von zahlreichen Blut- und Eiterkörperchen.

Die Netzhaut war scheinbar in ihrem ganzen Umfange abgelöst, hing jedoch am Sehnerven und der Ora serrata ringsum noch an. Durch den im Auge gebliebenen Glaskörper zogen sich im vorderen und namentlich im untern Abschnitt gelbe (eitrig aussehende) Flocken. Dieselben liessen sich mit der Pincette aufgreifen und in der sie umgebenden, zähen, noch klaren Glaskörperflüssigkeit auf dem Objectträger ausbreiten. Unter dem Mikroskop erwiesen sie sich als feinkörnige Massen zwischen ziemlich dicht beisammenliegenden Eiterkörperchen.

Das Auge wurde in Weingeist gelegt und mein Erstaunen war nicht gering, als ich mehrere Stunden danach die Netzhaut vollkommen unversehrt überall auf der Aderhaut anliegend fand. Sie war bei der frischen Eröffnung so durchsichtig gewesen, dass sie ganz übersehen wurde. Jene Membran aber, welche am Sehnerven und der Ora serrata festsass und den trichterförmigen, gelblich trüben Glaskörperraum umschloss, war nichts Anderes als die von der Netzhaut abgelöste Hyaloidea. Zwischen ihr und der Netzhaut hatte sich Flüssigkeit in derselben Weise angesammelt, wie gewöhnlich zwischen der abgelösten Netzhaut und Aderhaut.

Die mikroskopische Untersuchung wies eigenthümliche Verhältnisse nach, auf die ich hier nicht in's Einzelne eingehen kann. Die Hyaloidea stellte eine deutliche homogene Glashaut dar, an deren Innenfläche ovale kernhaltige Zellen mit zwei sehr langen und deutlichen doppelcontourirten Ausläufern in kleineren und grösseren Abständen von einander angehäuft waren. In die homogene Substanz traten sie, weniger dicht gruppirt, auch ein und man konnte deutlich verfolgen, dass die Ausläufer der einzelnen Zellen mit einander zusammenhingen. Seitliche Ausläufer sind mir an diesen lang gestreckten und breiten Spindelzellen nicht aufgefallen. Die äusserste, nach der Netzhaut sehende, Lage der Aderhaut war frei von geformten Elementen. Nach dem Glaskörper zu aber rückten die Spindelzellen immer näher an einander, berührten sich, wurden weiter nach innen immer kürzer und runder, bis sie zuletzt in Eiterzellen übergingen. Diese lagen zahlreich in einer feinkörnigen Gerinnungsmasse und bildeten an der Hyaloidea, dem untern und innern Abschnitt der Ciliargegend entsprechend, eine dicke Lage. Nach der Augenaxe zu und nach hinten waren die Eiterkörperchen immer spärlicher in die geronnene Glaskörperflüssigkeit eingebettet.

Das Ganze stellte demnach eine eitrig plastische Hyalitis dar, welche durch Contraktion der an der Innenwand der Hyaloidea liegenden Bindegewebszellen die Hyaloidea von der Netzhaut abgelöst hat.

Dieser Fall hat mich ungemein zur Vorsicht in der Diagnose ermahnt. Dass entzündliche Vorgänge im Glaskörper unverhältnissmässig geringe Reizerscheinungen geben, ist mir lange bekannt, dass sie aber ganz ohne

dieselben so bedeutende eitrig plastische Produkte
setzen und dabei die Hyaloidea in ihrem ganzen Umfange von der Netzhaut ablösen können, war mir neu.
Zu Verwechslungen mit andern Zuständen, und speziell
Tumoren, wird die Seltenheit dieses Vorkommnisses natürlich
auch selten Veranlassung geben. Von weissen Sarkomen unterscheidet sich die eitrige Hyalitis mit Abhebung der Hyaloidea
durch ihre diffuse Begrenztheit von gewöhnlicher Netzhautablösung durch die Sichtbarkeit der gelben Eiterherde und das
Fehlen einer Gefässverzweigung, welche der retinalen ähnlich ist.

C. Aetiologie der Choroidealsarkoms.

Ueber die veranlassenden Momente der Sarkombildung geben die vorliegenden Beobachtungen meiner eigenen
Erfahrung nur sehr geringe Anhaltepunkte. Bei dem Knaben
in Fall 15 ging ein Trauma voraus und dieses kann wohl den
Anstoss zu den hyperplastischen, entzündlichen Vorgängen gegeben haben, welche theilweise vergängliche Produkte, Eiterung,
theilweise aber auch ständige Gewebstheile erzeugten, nämlich
Bindegewebselemente im ausgesprochenen Uebergang zu der
eigenthümlichen Anordnung und Gestaltung der Sarkomgeschwulst.
Dass spontane Entzündungen im Innern des Auges,
namentlich Iridochoroiditis, gelegentlich auch einmal den
Anstoss zur Sarkombildung geben können, stelle ich durchaus
nicht in Abrede, wiewohl ich den früher citirten (p. 173) hierher zu passen scheinenden Fall von Hulke lieber anders deute.
Ich verweise indessen auf das p. 173 über die Entwicklung des
entzündlichen Sarkoms Gesagte.
Es ist bekannt, dass Traumen die Veranlassung zu Tu-
morenbildung der verschiedensten Art abgeben, deshalb will ich
hier das nicht wiederholen, was Andere und namentlich Virchow an verschiedenen Orten so lichtvoll dargestellt haben.
M. Landsberg (Arch. f. Ophth. XI. 1. p. 58) erzählt einen
Fall, wo in einem durch Schielen seit Kindheit amblyopischen,
aber sonst reizfreien Auge ein auffliegendes Stück Holz entzündliche Reizerscheinungen und Verlust des Sehvermögens zur

Folge hatte. Nachdem dieser Zustand länger als ein Jahr gedauert, nahm Dr. Schneller den stark gespannten Augapfel, in
welchem sich ein Tumor gebildet hatte, heraus (Siehe unten
Anhang p. 214.).

In allen andern Fällen wüsste ich ein direkt veranlassen-
des Moment nicht anzugeben.

Das Lebensalter hat einen entschiedenen Einfluss auf
die Sarkombildung. Mit der einzigen Ausnahme des aus Ent-
zündungsvorgängen herausgebildeten Sarkoms betrafen alle andern Fälle erwachsene Personen, von denen nur einer, das vaskuläre weisse Sarkom, in der mittleren, alle andern aber sich
in der vorgerückten und spätesten Lebensperiode entwickelten.
Auch diese Verhältnisse sind zu bekannt, als dass ich länger
dabei verweilen dürfte. Hervorheben will ich nur noch einmal
den grossen Gegensatz der Entwicklungsepoche des Retinalglioms zu dem Choroidealsarkom. Ob derselbe gilt für andere
von mir nicht beobachteten Formen retinaler und choroidealer
Tumoren, müssen fernere eingehendere und ausgedehntere Untersuchungen lehren.

Dass die Art der Choroidealgeschwülste, wie der Tumoren
überhaupt, in hohem Grade beeinflusst wird von der Beschaffenheit des Mutterbodens, geht für unsere Fälle schon aus den
früher gegeben Erörterungen hervor, nach welchen die in den
äusseren derberen, pigmentirteren, gefässärmeren Aderhautschichten auftretenden Sarkome härtere, gefässarme, pigmentirte
Formen, die in der Choriocapillaris beginnenden weichere, gefässreiche und ungefärbte Geschwülste erzeugten. Constitutio-
nelle Ursachen oder Disposition traten nicht hervor. Alle
Individuen waren gesund mit Ausnahme desjenigen der vier-
zehnten Beobachtung, wo durch langjährige ausgedehnte Rippen-
caries sich eine bedeutende körperliche Schwäche und Blut-
armuth ausgebildet hatte.

D. Prognose der Aderhautsarkome.

Das Sarkom im Allgemeinen ist eine früher oder später
den Tod herbeiführende Erkrankung; kein Fall spontaner Hei-

lung ist mit Sicherheit constatirt. Dieser Satz gilt von den Choroidealsarkomen ganz besonders, welche deshalb mit aller Entschiedenheit zu den bösartigen Gewächsen gerechnet werden müssen. Indessen stehen sie in Bezug auf den Grad ihrer Malignität nicht in erster Linie und den eigentlichen Carcinomen nach. Die Choroidealsarkome sind homöoplastische Geschwülste und deshalb schon gutartiger als die Carcinome. Dass die Spindelzellensarkome, die gefässarmen und derberen Formen überhaupt, namentlich je grösser ihr Gehalt an faseriger Zwischensubstanz ist, gutartiger sind als die stark gefässhaltigen, zellenreichen Formen, ist allgemein bekannt, und in der reichlicheren Nahrungszufuhr, also in den günstigeren Bedingungen zur raschen Vergrösserung dieser letzteren begründet. Ferner sind die kleinzelligen Sarkome, einerlei ob spindel- oder rundzellig, bösartiger als die grosszelligen.

Gehen wir unsere Fälle durch, so fanden wir in Fall 9 ein derbes melanotisches Spindelzellensarkom mit dem ersten Auftreten stecknadelkopfgrosser äusserer Herde bis jetzt, 3 Jahre nach der Operation, vollkommen geheilt, desgleichen ein weisses Spindelzellensarkom (Fall 13) und ein weisses Fibrosarkom (Fall 15), die beiden letzten noch streng intrabulbär. Diese drei Fälle dürfen, wenn wir optimistisch sein wollen, als dauernde Heilungen angesehen werden; sind wir aber noch so pessimistisch gestimmt, so hat die Operation das Leben der Patienten mindestens verlängert. Im 14. Fall starb der Patient an einer andern Erkrankung. Da indessen die Zeit nach der Operation erst ein halbes Jahr betrug, so kann man nicht sagen, dass hier die Operation das Leben verlängert hat. Sicher hätte sie aber die von dem Sarkom drohende Todesgefahr entweder beseitigt oder wenigstens hinausgeschoben.

Die übrigen vier Fälle starben innerhalb des ersten Jahres nach der Operation durch die Generalisation des Choroidealsarkoms.

Wollte man aus diesen 8 Fällen den Schluss ziehen, dass etwa die Hälfte der Choroidealsarkome durch Exstirpatio bulbi dauernd geheilt wird, so ist dieses für unsere heutige Praxis und noch viel mehr für diejenige der Vergangenheit ein viel zu günstiges Verhältniss. Sicher geht daraus wenigstens der Satz hervor, dass sich die Prognose der Choroidealsarkome durch die Kunsthülfe günstiger gestaltet, der Arzt also bei dieser Krankheit etwas nützen kann. Wie weit nun die Kunsthülfe die Prognose zu bessern im Stande ist, hängt einmal von der Natur des vorliegenden Falles, ganz besonders aber von dem Stadium der Entwicklung ab, in welchem die Geschwulst zur Operation kommt. Da derbe, gefässarme Spindelsarkome langsam wachsen, so ist dem Patienten, abgesehen von jeder Behandlung, eine längere Lebensfrist gegönnt; eine Heilung bringende Operation würde also das Leben um eine geringere Anzahl von Jahren verlängern, als wenn sie ein rasches wachsendes Geschwulstleiden beseitigt.

In Bezug auf den zweiten Punkt lässt sich behaupten, dass die Operation um so sicherer und länger hilft, je früher die Geschwulst entfernt wird. Geht man, nach Art der Mathematiker, bis an die Grenze dieses Satzes, so folgt daraus, dass die im frühesten Stadium der Geschwulstbildung vorgenommene Operation das Leiden sicher beseitigt und heilt. Diese Behauptung nun ist schon vor langer Zeit bis auf die Gegenwart vielfach angefochten und vertheidigt worden. Ob die Carcinome ein Anfangsstadium haben, in welchem sie noch rein örtliche Leiden sind, ist trotz der besten Autoritäten noch zweifelhaft. Dass aber die Sarkome im Anfang rein örtliche, also gutartige Uebel sind, ist viel weniger bestritten als bei den Carcinomen. Ich selbst neige mich entschieden dieser Ansicht zu, halte aber weitere Studien über diesen Punkt für unerlässlich. Solche Studien können an keinem andern Körpertheile beweiskräftiger unternommen werden als am Auge, weil hier die kleinsten Anfänge durch die Sehstörungen den Patienten veranlassen sogleich ärztliche Hülfe zu suchen. Ist unsere Diagnostik hinreichend ausgebildet, um diese Anfangsstadien zu erkennen, dann wird die Enucleatio bulbi das rationelle Heilverfahren sein und die totale Ausrottung der Fremdbildung hier um so gewisser und in um so zahlreicheren Fällen er-

möglichen, als die Sklera der Ausbreitung in die Nachbarschaft
einen wirksameren Damm entgegensetzt als das Nachbargewebe
der Geschwülste an irgend welcher andern Körperstelle. Unsere
Beurtheilung, ob eine Infektion des Nachbargewebes schon erfolgt sei oder nicht, wird am Auge auch weniger irren als
sonst, weil wir wegen der Kleinheit des Objekts im Stande
sind, die ganze Geschwulst mit ihrem umgebenden Gewebe in
mikroskopische Schnitte zu zerlegen. Finden wir weder Sarkomknoten auf der Aussenfläche der weissen Haut, noch mikroskopische Sarkomzellengänge in ihrem Querschnitte, so sind
wir vollkommen berechtigt anzunehmen, dass eine Ausbreitung
in die Nachbarschaft noch nicht stattgefunden hat.

Nun kann die allgemeine Infektion durch Lymph- und
Blutgefässe allerdings schon erfolgt sein, ehe die Ausbreitung
in die Nachbarschaft stattfindet; indessen scheint diese Reihenfolge der Erscheinungen nicht die gewöhnliche zu sein, überhaupt die Allgemeininfektion bei den meisten Sarkomen erst
in späten Epochen einzutreten.

Zur Beurtheilung dieser Fragen müssen wir klinische Beobachtungen über den weiteren Verlauf anatomisch genau unter-
suchter Fälle besitzen. Es scheint mir daher wünschenswerth,
wenn bei den Veröffentlichungen solcher Fälle die Adressen
der Patienten mit angegeben werden, damit Jeder, der sich
für den Gegenstand interessirt, über den Verlauf Erkundigungen
einziehen kann. Gehen wir unsere Fälle durch, so finden wir
in den vier Fällen von Heilung drei Mal das Leiden noch
rein intrabulbär (Fall 13, 14 und 15) und einmal (Fall 9) mikroskopische Gänge durch die Sklera und drei kleine stecknadelkopfgrosse, episklerale Knötchen, welche aber auch noch vollkommen isolirt waren.

Es kann auch in diesem Falle angenommen werden, dass
die Ausrottung eine totale gewesen ist und die allgemeine Infektion in allen vier Fällen, in welchen eine Dissemination in
die Nachbarschaft noch nicht stattgefunden hatte, auch noch
nicht erfolgt war. Beweisender noch als diese Fälle ist der
von Herrn Prof. Dor (Arch. für Ophthalmol. VI. 2. p. 244).

Der 56jährige Kranke hatte im Jahr 1858 zuerst einen schwarzen Theil des Sehfeldes seines rechten Auges beobachtet. Die Enucleation des Auges wurde Januar 1860 im Stadium glaukomatöser Entzündung gemacht. Der Augapfel war in seinen Dimensionen ein wenig vergrössert; die Geschwulst ein melanotisches, derbes Spindelzellensarkom der Aderhaut. Vor Kurzem schrieb mir Herr Prof. Dor, dass der Patient seitdem kein lokales Recidiv, keine Sehstörung am andern Auge bekommen habe und bis jetzt, 9 Jahre später, vollkommen gesund gewesen sei. In diesem Falle war also auch noch keine Ausbreitung in die Nachbarschaft erfolgt. — Weiter darf ich als günstige Beispiele zwei Fälle anführen, welche, gelegentlich einer Diskussion über diesen Gegenstand, Prof. O. Weber in der Med.-Naturhist. Gesellschaft zu Heidelberg mittheilte, nämlich dass von den beiden Fällen von Choroidealmelanose der eine Patient jetzt 13, der andere 20 Jahre nach der Operation sich noch ganz gesund fühlten.

Wenn ein pessimistischer Anhänger der Melanosenmalignität solche Fälle noch nicht als dauernde Heilungen bezeichnen will, so wird er doch zugeben können, dass durch die Exstirpation das Leben verlängert wurde.

v. Gräfe stellt die Prognose der melanotischen Geschwülste als gänzlich ungünstig dar. Er sagt (Arch. f. Ophth. X. 1. p. 176) darüber: „Ich selbst weiss mich, wenn ich meine sämmtlichen Erfahrungen überblicke, keines Falles zu entsinnen, wo nach noch so gründlichen Ausrottungen einer derartigen Geschwulst der Zustand scheinbarer Heilung sich länger als 4 Jahre erhalten hätte. In der Mehrzähl stellten sich Rückfälle theils örtlich, theils in andern Organen schon nach $\frac{1}{4}$, $\frac{1}{2}$ oder 1 Jahr ein."

Wenn wir die Erfolge der im ersten Stadium des Uebels vorgenommenen Operation als günstig im Allgemeinen bezeichnen müssen, so gilt dieses schon weniger im 2. Stadium, dem der glaukomatösen Entzündung vorgenommenen Exstirpation des Organs, weil in demselben die allgemeine Vergiftung durch Lymph- und Blutgefässe schon eher eingetreten sein kann. So erlag der Kranke unsers achten Falles 9 Monate nach der Operation an Metastasen auf innere Organe. Doch werden in diesem Stadium auch Operationen von dauernder Heilung ausgeführt, wie unser Fall 13 und der angeführte von Dor beweisen. Ist einmal das folgende Stadium, Ausbreitung in die Nachbarschaft, mit secundären episkleralen oder orbitalen Herden eingetreten, so wird das Uebel nur ausnahmsweise durch die Operation ausgerottet werden, wenn es sich, wie in Fall 9, noch um die ersten, isolirten Anfänge episkleraler Ablagerung handelt, welche noch vollständig mit entfernt werden können. Beispiele dazu sind die Fälle 10 und 11. In ersterem war noch keine glaukomatöse Reizung am Auge aufgetreten, aber der episklerale Tumor hatte schon beträchtliche Grösse erreicht und die allgemeine Infektion war zur Zeit der Operation bereits eingeleitet. Dass dieses der Fall war und die Vergiftung der Säftemasse nicht durch in der Orbita zurückgebliebene Geschwulstkeime später erst geschah, beweist der Umstand, dass kein orbitales Recidiv während 9 Monaten, welche der Patient noch lebte, bemerkbar wurde, weshalb man annehmen muss, dass Keime in der Nachbarschaft nicht zurückgelassen worden waren.

Ist einmal der Bulbus durchbrochen und sind Knoten in der Orbita vorhanden, so sinkt die Hoffnung dauernder Heilung auf ein Minimum. Möglich ist es, dass eine totale Exstirpation des ganzen Augenhöhleninhalts noch Heilung schafft, doch wird es unendlich viel wahrscheinlicher sein, dass die Geschwulstkeime durch die Gefässe schon in die Entfernung verschleppt worden sind.

Die Metastasen sind absolut tödtlich.

E. Behandlung des Choroidealsarkoms.

Die Behandlung des im Früheren so ausführlich besprochenen Leidens lässt sich in kurzen Worten angeben. Ist die Diagnose festgestellt, so darf man mit der Enucleation des Auges nicht zögern, während die Erkrankung noch intrabulbär ist. Dieselbe ist nicht nur im ersten Stadium, wenn noch keine Druckvermehrung und Reizerscheinungen aufgetreten sind, indizirt, sondern auch im zweiten, wenn bereits glaukomatöse Entzündung mit Spannung und selbst Ausdehnung der Augenkapsel vorhanden sind. Wie der Dor'sche und unser dreizehnter Fall beweisen, ist dann noch Heilung möglich.

Es ist zweckmässig, sogleich nach der Exstirpation den Augapfel genau zu untersuchen, namentlich das Sehnerven-Ende, denn zuweilen setzt sich die Fremdbildung noch eine kleine Strecke in denselben fort, worauf Jonath. Hutchinson (Ophthalm. Hosp. Rep. V. p. 88—93) besonders aufmerksam macht. Man muss in solchen Fällen dann noch ein grösseres Stück vom Sehnerven aus der Orbita herausschneiden. Man fühlt den Sehnerven leicht im Orbitalgewebe durch, fasst ihn dann mit einer breiten Pincette, zieht ihn nach vorn, übergibt die Pincette einem Assistenten, geht mit dem Zeigefinger der linken Hand fühlend in die Orbita und schneidet den Sehnerven, dessen Lage man so ermittelt hat, so weit hinten als möglich durch. Bei Sarkomen ist die Nothwendigkeit zu dieser Nachoperation seltener als bei Gliomen, wie wir gesehen haben.

Sind schon secundäre Herde in der Orbita oder lokale Recidive anwesend, so ist die totale Exstirpation des Orbitalinhalts angezeigt. Man kann dabei selbst Knochenstücke mitentfernen; denn wenn man den Patienten auch nicht mehr vom Tode errettet, so erspart man ihm doch die Widerwärtigkeiten, welche eine zerfallende, stinkende, häufig blutende Fremdbildung in seinem Gesichte hervorbringt, indem dieselbe nicht nur für den Patienten selbst, sondern auch für seine Umgebung ein abstossendes Bild des Schreckens und des Ekels darstellt.

Die Ausführung der totalen Exstirpation und des Orbitalinhaltes darf ich als bekannt voraussetzen. Hinzufügen will ich indessen, dass diese in früherer Zeit häufiger geübte Operation nicht ganz ohne Lebensgefahr ist. Indessen sind tödtliche Aus-

14*

gänge doch selten und man kann sogar die knöchernen Wände der Orbita, Behufs Zerstörung aller Fremdbildung, dreist mit dem Glüheisen bestreichen, ohne Gefahr für die Nachbarschaft, namentlich das Gehirn, fürchten zu müssen. J. W. Hulke (Ophthalm. Hosp. Reports V. p. 181) erzählt ferner, dass man während den letzten Jahren in den Londoner Krebskranken-Abtheilungen vielfache günstige Erfahrungen über die Anwendbarkeit der Chlorzinkpaste gemacht habe. 1 Theil Chlorzink wird mit 4 Theilen Mehl und hinreichend viel Opiumtinktur zu einer Paste von Honigconsistenz zusammengerieben. Dieselbe wird auf Charpie oder Leinwand gestrichen und damit die Augenhöhlenwand ausgekleidet. Nur geringe Entzündung im Gewebe unter dem Schorfe und unbedeutende allgemeine Reaktion folgten auf das Aetzmittel, dessen Anfangswirkung man leicht reguliren könne.

Die Behandlung bei einmal eingetretenen Metastasen ist rein symptomatisch und bedarf an dieser Stelle keiner näheren Besprechung.

ANHANG.

Notizen über anderweitige im Auge vorkommenden Geschwulstarten.

Da die vorliegenden Untersuchungen die Verarbeitung meines eigenen klinischen Materials darstellen und mir im Auge andere Geschwülste als die beschriebenen noch zu selten vorgekommen sind, so ist damit die Abhandlung beendigt. Der Vollständigkeit wegen will ich hier jedoch noch einiges Bemerkenswerthe aus der Literatur nachtragen und das Wenige meiner eigenen Erfahrung beifügen.

1) **Sarcoma carcinomatosum** wird als Mischform beschrieben von **Virchow** und **Landsberg**.

Virchow's Fall wird von v. **Gräfe** (Arch. f. Ophth. X. 1. p. 179—184) beschrieben. Er hatte die oben erwähnte Merkwürdigkeit eines aussergewöhnlich langsamen Verlaufs: 1. Stadium 7 Jahre, 2. (glaukomatöses) Stadium 6 Jahre. Die nach der Enucleation gefundene intraoculare choroideale Geschwulst füllte den Bulbus lange nicht ganz aus, wurde von v. **Recklinghausen** als ein Sarkom, von **Virchow** in einer späteren controlirenden Untersuchung als ein Sarcoma carcinomatosum beschrieben. „In jenem Tumor sind allerdings grosse Partien, welche ganz vollständig den Charakter des Sarkoms an sich tragen. In einer der Sklera aufsitzenden und einem Theil der Hauptgeschwulstmasse jedoch findet sich derselbe alveoläre Bau, dieselbe Füllung der Alveolen mit dichtgedrängten, grossen, rundlichen oder polygonalen, theils farblosen, theils gefärbten Zellen, wie sie später in der Recidivgeschwulst vorhanden waren. Es handelt sich also um eine **Mischgeschwulst**. Man kann nicht sagen, dass ein Sarkom carcinomatös geworden. Denn es lässt sich deutlich nachweisen, dass die carcinomatöse Wucherung aus dem Bindegewebe hervorgeht, ohne dass zwischen dem ursprünglichen Zustande des Bindegewebes und dem späteren des Krebses ein sarkomatöser Zwischenzustand existirt."

Ganz ähnlich ist die Beschreibung des Landsberg'schen Falles (Arch. f. Ophth. XI. 1. p. 58 bis 68). Durch ein Trauma war ein Tumor entstanden, welcher von der Choroides ausgehend in den Glaskörper hineingewachsen war und sich als ein von runden und Spindelzellen gebildetes, weiches Sarkom erwies, nebenbei war aber die Sklera von einer derberen Geschwulstmasse durchsetzt, welche sowohl in's Innere des Bulbus als auch auf dessen Aussenfläche im Orbitalraum sich ausbreitete. Sie schloss in den Lücken eines derben Fasernetzes spindelförmige, runde und polygonale Zellen ein. Diesen Theil hält Landsberg für ein Carcinom und die ganze Fremdbildung für eine gleichzeitig entstandene Combinationsgeschwulst. Dieselbe Ursache, das Trauma, habe in der Choroides die Entwicklung eines Melanosarkoms, in der Sklera die eines Carcinoms angeregt.

E. Klebs (Arch. f. Ophth. XI. 2. p. 253—57) beschreibt einen Fall von gemischtem Sarkom und Carcinoma teleangiectodes, welcher mit unserm Fall 14 grosse Aehnlichkeit hat und wohl ebenso aufzufassen ist. Nur scheint die Netzhaut dabei nicht durchbrochen gewesen zu sein.

Von Schiess-Gemuseus wird (Arch. f. Ophthalm. X. 2. p. 109—136) eine intraoculare Geschwulst mit äusserem Knoten beschrieben, die theilweise von der Aderhaut, theilweise aber auch von der Sklera (?) ausging. Der grössere Theil derselben sei ein Carcinom, ein kleiner Theil ein Tuberkel. Nach der Beschreibung habe ich mich von der Richtigkeit dieser Deutung des Objektes nicht überzeugen können, vielmehr schien mir ein theilweise gefärbtes Spindelzellensarkom mit Durchbruch durch die Sklera vorzuliegen und in demselben sekundäre Metamorphosen, Verfettung, Erweichung und

dergleichen die gleichzeitige Anwesenheit von Tuberkel vorgetäuscht zu haben.

Als Bestandtheile des Tumors werden angegeben: reichliche
Spindelzellen von besonderer Schönheit, kleine und grössere
runde Zellen, Gefässe, Produkte regressiver Metamorphose und
ein spärliches bindegewebiges Stroma, „welchem gegenüber die
Zellenmasse eine so grosse ist, dass wir offenbar von Carcinom
sprechen müssen." Alveolärer Bau und epitheliale Natur der
Zellen wird aber in·der Beschreibung nicht hervorgehoben.

2) Myosarkom des Ciliarkörpers wird in einem Fall
von Iwanoff beschrieben (Compte-rendu du Congrès inter-
national d'Ophthalmologie. 3º Session p. 118. Paris. [J. B.
Baillière] 1868). Eine haselnussgrosse Geschwulst drängte die
Iris nach vorn, die Linse zur Seite und bewirkte Netzhaut- und
Aderhautablösung. Das Auge wurde von Wecker enucleirt.
Bis jetzt, 2¹/₂ Jahre später, kein Recidiv.

Die Durchschnittsfläche der Geschwulst war weiss, leicht
streifig, nur auf dem peripherischen und dem der Iris nächst
liegenden Theile leicht pigmentirt. Sie nimmt den innern Abschnitt des Ciliarkörpers seiner ganzen Länge nach ein. In
dem der Sklera zunächst gelegenen Abschnitt besteht der
Tumor in einer Dicke von 4 bis 5 Mm. aus bündelartig an-
geordneten Spindelzellen, mit deutlich stäbchenförmi-
gem Kern. Die Zellen haben alle Eigenschaften der glatten
Muskelfasern des Ciliarmuskels, sind aber doppelt so gross.
Die innern Geschwulstlagen, in einer Dicke von 2 Mm., bestanden aus runden und zum Theil auch aus stark pigmentirten stern- und spindelförmigen Zellen. Zwischen beiden Zellenarten und im Nachbargewebe der Geschwulst waren
Bildungs- (embryonale) Zellen reichlich eingestreut. Das Alter
des Patienten ist nicht angegeben. Verf. hält die Geschwulst
für ein Myosarkom und für gutartig. Die Hypertrophie und
Hyperplasie der Muskelzellen des Ciliarkörpers erscheint gut
begründet und das Vorkommen von Myomen des Ciliarkörpers
der Beachtung werth zu sein.

3) Syphilitische Geschwülste (Gummata) im Auge

sind nur zwei Mal anatomisch beschrieben worden: das erste Mal
von Alfred Gräfe und Colberg (Arch. f. Ophth. VIII. 1.
p. 288—296), als ein linsengrosser Irisknoten; das zweite Mal von
v. Hippel und Prof. Neumann in Königsberg (Arch. f. Ophth.
XIII. 1. p. 65—74), wo ein ungefähr bohnengrosser Tumor im
Corpus ciliare sich entwickelt und auf die benachbarte Iris und
Choroides übergegriffen hatte. Die Struktur dieser Geschwülste
war die bekannte der Gummigewächse: kleine lymphkörperchenartige Zellen in spärlicher Grundsubstanz mit mehr minder
reichlichen Gefässen.

Im Lebenden beobachtet man an der Iris syphilitische
Knoten nicht selten. Sie sind nicht immer gleich in ihrem
Auftreten. Bei der einen, wie mir scheint, seltneren Form,
sind in der Zone des Iriswulstes durchscheinende, wachs-
ähnliche, runde, gut umschriebene Knötchen von Hirsekorn-
bis Stecknadelkopf-Grösse eingebettet. Dabei sind die übrigen
Zeichen der Iritis anwesend. Die zweite Form tritt auf als
umschriebene röthliche Anschwellung auf der Vorderfläche
der Iris (Papel), welche in ihrem Wachsthum sich immer mehr
über die Oberfläche erhebt und als eine einfache oder zer-
klüftete condylomartige Excrescenz in die vordere Kammer
hineinwächst. Diese Bildungen bleiben nicht lange vereinzelt,
sondern es bilden sich neue in der Nachbarschaft, die ähnlich
der ersten wachsen, nicht selten theilweise zerfallen, bluten,
die hintere Wand der Hornhaut erreichen und die vordere
Kammer als eine markschwammartige Masse mehr oder minder
vollständig ausfüllen. In ungestörtem Fortschreiten zerstören
sie den Bulbus, bei antisyphilitischer Behandlung werden sie
allmälig aufgesogen und hinterlassen grössere oder kleinere
Narben, je nachdem mehr oder weniger von dem Muttergewebe
in die Fremdbildung mit hineingezogen war.

Manchmal bilden die gummösen Produkte einen die Pupille umlagernden grauröthlichen, schmutzigen Wulst.
Dieses scheint eine weniger dichte, diffuse, Infiltration von
lymphoiden Zellen in's Irisgewebe zu sein, wie denn auch etwa
in der Hälfte der Fälle die Lues zu keinen geschwulstartigen

Bildungen führt, sondern sich in ihrem Aussehen von der gewöhnlichen Iritis nicht unterscheidet.

4) Tuberkeln in der Aderhaut wurden zuerst anatomisch befriedigend beschrieben von Manz in Freiburg i. B. (Arch. f. Ophth. IV. 2 p. 120 und ibid. IX. 3 p. 133). Ferner machte Busch einen Fall bekannt (Virchow's Archiv XXXVI. p. 448). Am ausführlichsten aber beschreibt sie im vorigen Jahre Cohnheim (Virchow's Arch. XXXIX. p. 49—69), welchem dann eine klinisch-anatomische Abhandlung von v. Gräfe und Th. Leber (Arch. f. Ophth. XIV. 1. p. 183—206) gefolgt ist. Danach kommen miliare Knoten in der Aderhaut in allen oder doch fast allen Fällen von akuter allgemeiner Miliartuberkulose, aber nicht bei lokalisirter Lungen- oder Darmtuberkulose vor. Sie finden sich als kleine runde, weissliche Knoten von $^1/_{10}$ bis $2^1/_2$ Mm. Durchmesser in die Aderhautsubstanz eingesprengt. Ihr Sitz ist gewöhnlich der hintere, um den Sehnerven gelegene Abschnitt, doch kommen sie zerstreut auch bis in dem vordersten Aderhautabschnitt vor. Die kleineren sind von Pigment regelmässig überdeckt und entgehen leicht der ophthalmoskopischen Untersuchung, die grösseren aber — von $^1/_5$ Mm. Durchmesser an — entbehren in der Mitte der Pigmentdecke und erscheinen als vorspringende runde Knötchen. Sie sind makroskopisch und mikroskopisch von dem gewöhnlichen Tuberkelkorn nicht verschieden. Sie entstehen nach Manz durch eine Wucherung der Adventitialzellen der Gefässe, nach Busch aus den pigmentlosen Stromazellen der Aderhaut und nach Cohnheim aus den lymphoiden, in's Choroidealgewebe unregelmässig eingestreuten Körperchen, die er für bewegliche Zellen hält.

5) Cysten in der Iris sind noch nicht häufig beobachtet worden. L. Wecker (Etudes Ophthalmolog. Tom. I. p. 397) gibt eine Zusammenstellung der auf sie bezüglichen Literatur. W. Bowman (Lectures on the Parts concerned in Operations of the Eye; p. 76. Lond. 1849) sagt darüber Folgendes: Diese langsam wachsende Erkrankung tritt als eine kleine umschriebene Erhebung der Iris gegen die Hornhaut auf. Wie mir scheint,

ist die erste Bildung der in der Höhle enthaltenen Flüssigkeit mit einer Anschwellung der Iris gegen die Linse und die Zonula Zinnii verbunden; aber da der Widerstand dieser Theile das Vordringen der Anschwellung nach hinten sehr bald hemmt, so drängt die sich ansammelnde Flüssigkeit die vordere Lage der Iris nach vorn und bildet einen halbkugelförmigen Vorsprung in der vorderen Kammer."

Die Grösse der Iriscysten ist schwankend, meistens nicht über diejenige einer Erbse hinausgehend. Zuweilen jedoch auch ragen sie weiter in die vordere Kammer hinein, berühren die Hornhaut und verlegen die Pupille. Sie sehen meistens gelblich aus.

Wecker hält, wie auch ehemals Mackenzie, die Cyste für ein ursprünglich abgesacktes Exsudat in der hintern Kammer. Eine hufeisenförmige Verlöthung der Hinterfläche der Iris an die Linse und ihr Aufhängeband gebe die Veranlassung zur Absackung der Flüssigkeit, welche später die Iris blasenförmig nach vorn dränge. Mackenzie schliesst sich in der letzten (IV.) Auflage seines Lehrbuchs (p. 705) der Erklärung von Bowman an, nämlich dass die Krankheit in einer pathologischen Bildung von Flüssigkeit zwischen dem Irisstroma und dem hinteren Epithel (Uvea) besteht.

Den merkwürdigsten Fall von Cystenbildung im Auge beschreibt v. Gräfe (Arch. f. Ophthal. III. 2. p. 412—418 und ibidem VII. 2. p. 39 und 40). Es betraf dieses eine Dermoidcyste, welche sich nach einer Verletzung (Stich durch die Hornhaut mit einem spitzen Stahlstück) in der Iris entwickelte und langsam wuchs. Sie sah weissglänzend aus, war $2^{1}/_{2}'''$ hoch und $1^{1}/_{2}'''$ breit, ragte halbkugelförmig über die Vorderfläche der Iris hervor, aber auch, wiewohl flacher, über die Hinterfläche und drückte die Linse etwas zurück. v. Gräfe öffnete die Hornhaut mit einem Lanzenmesser, nahm die zarte vordere Wand der Cyste fort und entleerte mit einem Daviel'schen Löffel den Inhalt, welcher aus Klumpen einer grützähnlichen Masse (Epidermisschuppen) und kurzen, straffen Härchen bestand. — Der Tumor recidivirte, brach durch die Hornhaut durch, entleerte sich und verwuchs mit der Hornhautnarbe. Das Auge blieb dann relativ gesund, indem ein Wiederwachsen jetzt nicht mehr beobachtet wurde.

Mackenzie u. A. punktirten Iris-Cysten durch die Hornhaut. Die Cysten füllten sich wieder, verschwanden aber nach der zweiten oder dritten Punktion ohne Schaden für das Auge. Wenn sie zu gross sind und dennoch wiederkehren, was nach der Punktion bei diesen, wie bei andern Cysten, nicht ungewöhnlich ist, so wird es am besten sein, die vordere Wand derselben zu excidiren, auch wird man sich zuweilen genöthigt sehen, die ganze Cyste mit einem stumpfen Haken oder einer Pincette herauszuziehen, oder aber das ganze Stück Iris, in welchem die Cyste sitzt, auszuschneiden.

Eine Beschreibung von zwei neuen Fällen und Zusammenstellung aller bis jetzt bekannten — 19 an der Zahl — hat vor Kurzem J. W. Hulke gegeben (Ophtalm. Hosp. Reports, VI. p. 13): Die meisten entstanden nach einer Verletzung, und H. denkt, dass ein Stückchen Descemet'scher Haut in die Iris geschleudert sein mag und dort den Anstoss zu der dem Irisgewebe und überhaupt dem innern Auge ganz fremdartigen Bildung einer Cyste abgegeben habe. Wenn diese kühne Annahme auch für die serösen Cysten passt, welche eine glatte oder bindegewebige Hülle mit innerer Epithelauskleidung haben, so bleiben doch die in der Iris vorkommenden Dermoidcysten eine unerklärte Heterotopie. — Ausser in der Iris schienen in einigen Fällen die kleinen Cysten im Ciliarkörper entsprungen zu sein. Ein Fall (Richard, Gaz. hebdomat. T. I. 1082) schien ein erweichtes Myxom zu sein. Hulke nimmt an, dass alle Iriscysten zuletzt verderbliche Iridocyclitis hervorrufen; daher müssten sie frühzeitig und so vollständig als möglich excidirt werden.

6) Einfache Melanome (Pigmentgeschwülste) der Iris. Abgesehen von den häufig vorkommenden, nicht prominenten Pigmentflecken, gibt es in der Iris seltene Bildungen von mehr oder minder braun pigmentirten kleinen Geschwülsten. Sie bestehen, wie ich mich an einem Präparate von Prof. J. Arnold

überzeugt habe, in circumscripter massenhafter Entwicklung kleinerentheils ungefärbter, grösserentheils gefärbter Stromazellen der Iris, welche meist vielästig sind und reichlich anastomosiren. Gegen das Nachbargewebe haben sie keine scharfe Grenze und die übrigen Theile der Iris sind vollkommen normal.

Die Irismelanome stellen rein gutartige Hyperplasien dar, ähnlich den Pigmentwarzen der Haut, mit welchen sie auch noch das gemein zu haben scheinen, dass sie leichter als anderes Gewebe sich in Melanosarkome umbilden. Sie scheinen übrigens sehr selten zu sein.

Ein Fall wird von v. Gräfe beschrieben (Arch. f. Ophth. VII. 2. p. 35 und 36). Eine etwa erbsengrosse, leicht ovale, schwärzlich braune Geschwulst von glatter Oberfläche ragte über den kleinen Iriskreis bis fast zur Berührung mit der Hornhaut vor. Ein schwarzer Streifen war noch längs des Ciliaransatzes im grossen Iriskreis und die zwischen beiden gelegene Irispartie leicht emporgehoben, woraus v. Gräfe schliesst, dass die Wucherung „ohne Zweifel von der Pigmentlage der Iris ausgeht und das Gewebe der Iris durchwächst." Die 15jährige, gesunde Patientin hat das Uebel vor einem Jahre zufällig bemerkt. v. Gr. beobachtete es während dieser Zeit und konnte keine Veränderung daran wahrnehmen. Er hält es für angeboren. Da ausserdem das Sehvermögen gar nicht gestört war, „so konnte selbstverständlich von irgend einem Eingriffe keine Rede sein."

Einen andern Fall beobachtete ich selbst. Er betraf einen 31jährigen gesunden Mann, der sich mir unter der simulirten Adresse Jak. Resch von Kaiserslautern am 27. Juni 1867 präsentirte. Er hatte seit 15 Jahren einige kleine braune Geschwülste in seinem linken Auge bemerkt, welche seine Sehkraft nicht im mindesten beeinträchtigten, ihm überhaupt keine Beschwerden machten, als dass sie öfters (alle 3 bis 4 Monate in letzter Zeit) leichte, rasch wieder verschwindende Blutungen in die vordere Kammer verursachten. Ich fand bei der Untersuchung ein in Bau, Aussehen und Funktion normales Auge.

Im unteren inneren Irisabschnitt, und zwar im grossen Kreise, sassen neben einander drei halbkugelförmige, graubraune, sammtartig aussehende Geschwülstchen, wovon die beiden grösseren einen scheinbaren Durchmesser von je ungefähr 5 Mm., die kleineren einen solchen von 3 Mm. besassen. Die zwischen ihnen und dem Pupillarrande liegende Irispartie war graubraun pigmentirt und matt, während die übrige Iris glänzend hellbraun gefärbt. war. Zwischen den ·Geschwülstchen und der Irisinsertion lag noch ein schmaler Streifen Irisgewebe, welcher gleichfalls matt dunkelbraun pigmentirt war. Ausserdem zeigten sich aber im innern untern Irisabschnitt, in der Mitte des grossen Kreises, drei von einander getrennte, nicht ganz stecknadelkopfgrosse, leicht über die Iris vorspringende, matt graubraune Flecken, welche ganz das Aussehen der vorhin erwähnten grösseren hatten und als dieselbe Bildung betrachtet werden mussten. Gefässe waren in keiner der Geschwülste wahrzunehmen.

Ich glaube nicht, wie v. Gräfe meint, dass derartige Geschwülste von der Pigmentlage der Iris ausgehen, sondern kann sie nur für einfache Hyperplasien der pigmentirten und unpigmentirten Stromazellen der Iris halten.

Einen operativen Eingriff hielt ich bei dem eben erwähnten Patienten für nicht angezeigt, weil das Leiden seit 15 Jahren beobachtet war und keine Fortschritte gemacht hatte. Es war möglicher Weise angeboren.

7) Einfache Granulationsgeschwülste. Nach Verletzungen kommt es nicht selten vor, dass sich im Innern des Auges, von der Iris, dem Ciliarkörper und der Choroides ausgehend, weiche, gefässreiche, kleinzellige geschwulstartige Wucherungen bilden, die nichts Anderes sind als die gewöhnlichen Wundgranulationen an andern Körpertheilen. Schliesst sich die Oeffnung in der Corneoskleralkapsel rasch, so wachsen sie nach innen fort unter grösserem oder geringerem Reiz für das Auge. Zuweilen gehen sie zurück, gar nicht selten aber durchbrechen sie die Augenkapsel, namentlich die Hornhaut, wuchern dann eine Zeit lang als eine weiche, röthliche, leicht

blutende Schwammmasse nach aussen, schrumpfen aber zuletzt und hinterlassen einen reizlosen phthisischen Bulbus.

Die nach Traumen sich rasch entwickelnden Geschwülste gehören alle hierher, was zur Differentialdiagnose und Prognose sehr beachtenswerth ist. Nach einer einfachen Staphylomamputation bei einem Kinde habe ich einmal einen exquisiten Fall der Art beobachtet. Die Oeffnung schloss sich nicht, sondern aus derselben sprosste unter nicht sehr heftigen Entzündungserscheinungen eine weiche röthliche Geschwulst, welche aus dem Innern des Auges hervorkam, an der Skleralöffnung eingeschnürt war und sich dann kropfförmig verbreiterte.

Ich hielt das schwammartige Gewächs für einfaches wildes Fleisch, reinigte das Auge, legte einen Druckverband an und fand, dass es im Laufe von etwa 6 Wochen vollständig verschwunden und die Oeffnung in der Augenkapsel wie gewöhnlich geschlossen war.

Hierher gehörige Fälle sind beschrieben in Mackenzie's Lehrbuch (IV. Edit.) p. 705 u. f., sowie von verschiedenen Autoren. Viele der als bösartig bezeichnete, in Phthisis bulbi endende, oder nach Exstirpation nicht recidivirende Geschwülste gehören in diese Gattung.

Dass Granulationsgeschwülste im Innern des Auges auch Lokalerscheinungen constitutioneller Leiden sind, ist z. B. für die Syphilis nicht zweifelhaft. Dasselbe wird aber auch für Tuberculose und Skrophulose von Stellwag von Carion, Mackenzie u. A. behauptet, wonach nicht die oben besprochenen miliaren Tuberkel, sondern grössere derartige Knoten sich im Auge entwickeln sollen. Von den verschiedenen Produkten eitrig - plastischer Choroiditis sehen manche in der Periode ihres Wachsthums oder der Schrumpfung Geschwülsten nicht ganz unähnlich, unterscheiden sich davon aber durch den Verlauf.

Ein spontanes Entstehen von Granulationsgeschwülsten lässt sich nicht läugnen, mag aber selten sein. Dass die Unterscheidung solcher von dyskrasischen Wucherungen, namentlich von syphilitischen Bildungen, ihre unüberwindbaren Schwierig-

keiten haben kann, beweist ein von v. Gräfe mitgetheilter Fall
(Arch. f. Opth. VII. 2. p. 37).

Es wird wohl nicht als Anmassung ausgelegt werden können, wenn ich diesen kurzen Anhang mit der Bemerkung
schliesse, dass nicht nur meine eigenen Kenntnisse und Erfahrungen über die darin besprochenen Gegenstände noch sehr
fragmentarisch sind, sondern dass das in der Literatur nieder-
gelegte Material denselben Charakter an sich trägt.

Die Fortschritte der pathologischen Histologie, die ver-
feinerten diagnostischen Methoden und die grössere Concen-
trirung des Krankenmaterials der Neuzeit werden ohne Zweifel
binnen Kurzem auch in diesem Gebiete grössere Klarheit
schaffen.

ABBILDUNGEN.

Erklärung der Abbildungen.

(Sämmtliche Abbildungen sind streng nach der Natur gezeichnet und nicht im Mindesten schematisirt.)

Fig. A.

Augenspiegelzeichnung eines mit Glioma retinae befallenen Auges bei einem 18wöchentlichen Kinde (Fall 1). Im oberen Abschnitt sind die Netzhaut und der Augengrund normal. Die dunkler gelbe, kreisförmige Fläche stellt die diffuse gliomatöse Entartung der äusseren Netzhautschichten dar. Die Innenfläche der Netzhaut ist glatt, schillernd und von den Netzhautgefässen durchzogen. Die Papille nicht mehr zu sehen. Ihre Stelle ist hinter den, beide Gefässbäume vereinigenden centralen Gefässbogen zu versetzen, so jedoch, dass sie schief nach oben und links zu verlegen ist, dahin nämlich, wo der Convergenzpunkt der auf dem normalen Augengrund noch sichtbaren Netzhautgefässe liegen würde. Die Netzhaut muss blasenförmig abgehoben und über die Papille hingeschoben sein. Eine Anzahl weisser kleiner Flecken sind auf der gelben Fläche bemerkbar als zerstreute knotenförmige Gliomherde.

Ein grösserer rundlicher Gliomknoten ragt über die diffus gliomatös entartete Netzhaut hervor. Seine Oberfläche ist matt, weissgelb und mit zahlreichen kleinen weissen Flecken durchsetzt. Gefässe sind nur am Rande bemerkbar.

Fig. 1.

Gliom der Netzhaut in verschiedenen Knoten, hervorgegangen aus einer Hyperplasie der Körnerschichten.

a. Netzhaut abgehoben und mit der Innenfläche aneinandergedrängt.

b. Netzhaut nach vorn geschoben, den Ciliarkörper und die Hinterfläche des Kristallkörpers überkleidend.

f. Choroides und Raum zwischen ihr und abgelöster Netzhaut.

c, d, e. grössere und kleinere Gliomknoten an der Aussenfläche der Netzhaut.

15*

Fig. 2.

Querschnitt der Netzhaut. Hyperplasie der Körner.

li. Limitans interna.
f. Nervenfaserschicht.
gl. Ganglienschicht.
gr. Granulirte Schicht.
ik. Innere Körnerschicht.
zk. Zwischenkörnerschicht.
ak. Aeussere Körnerschicht.
le. Limitans externa.
st. Stäbchenschicht.
a. Gliomzellen nach den inneren Netzhautschichten vordringend.

Fig. 3.

Netzhaut mit körniger (gliomatöser) Entartung sämmtlicher
Schichten (*b b₁*) und mit hügelartiger Anschwellung (*a a₁*) der
äussern Körnerschicht (kleiner Gliomknoten).

d. Limitans interna.
cc. Dunklerer Streifen als Uebergangslinie der äusseren Körnerschicht in
den Gliomknoten.
Die Bezeichnung der Netzhautschichten wie in *Fig. 2.*

Fig. 4.

Allmäliges Anschwellen der Netzhaut durch Dickenzunahme
der Körnerschichten (Glioma diffusum).
aa. Nervenfaser-, Ganglien- und granulirte Schicht. Das Uebrige wie in
Fig. 2.

Fig. 5.

Choroides, in hohem Grade atrophisch und bindegewebig
entartet.
aa. Pigmentepithel wohlerhalten.
bb. Choroidealstroma.
c. Gefäss.

Fig. 6.

Disseminirter Gliomherd, im Pigmentepithel (*p*) der atrophischen Aderhaut (*ch*) wuchernd.
a. Gliomzellenhaufen, welcher das Epithel emporgehoben hat.
b. Zellenhäufchen auf dem Epithel liegend.

Fig. 7.

Gliomknoten im Pigmentepithel der Aderhaut (Flächenpräparat).
a, b, c. Mikroskopisch kleine Zellenhaufen, welche sich in ihrer Fortentwicklung unter dem Epithel ausbreiten (*d*).

Fig. 8.

Iris, atrophisch.
u. Pigmentschicht.
ir. Stroma.
e. Vordere Grenzschicht.

Fig. 9.

Ciliarkörper, atrophisch.
ir, ir₁. Iris.
pr, pr₁. Processus ciliares.
zz Zonula Zinnii.
ue. Ueberzugsschicht der Ciliarfortsätze.
mc. Musculus ciliaris.
c. Circulare und
r. radiäre Fasern desselben.

Fig. 10.

$2^3/_4$ Jahre altes Kind mit Gliom der linken Orbita und Gliom-metastasen am Schädel (von der Diploë ausgehend). Das rechte Auge (*Fig. 1*) wurde im ersten Stadium des Netzhautglioms vor $2^1/_2$ Jahren exstirpirt. Kein lokales Recidiv. Auf das linke Auge bezieht sich die vor $2^1/_2$ Jahren genommene Augenspiegelzeichnung *Fig. A.*

Fig. 11.

Aussenansicht des Schädels desselben Kindes nach dem Tode. Die Haut ist entfernt.
k. das orbitale Gliom.
a, c, g, f. Die metastatischen Gliomgeschwülste des Schädels vom Periost überzogen.

Fig. 12.

Der Schädel desselben Falles eröffnet.
a, g, c. Gliomgeschwülste, aussen vom Periost, innen von der unverletzten Dura mater begrenzt. Der Schädelknochen in ihrer Mitte zerstört.
d. Nach hinten gedrängte linke Orbita.
e. Spitze derselben, durch welche das Orbitalgliom anfängt in die Schädelhöhle einzudringen.
h, i. Einwärtsdrängung des Bodens der vorderen und mittleren rechten Schädelgrube durch die metastatischen Gliomgeschwülste in den Schädelknochen.

Fig. 13.

Tiefendurchschnitt durch die Orbitalgeschwulst desselben Falles.
bk. Basis (oder obere Wurzel) des schwertförmigen Fortsatzes des Keilbeins.
no. Nerv. opt.

ri. m. rect. inf.

rs. m. rect. sup.

lps m. levator palp. sup.

dek Knochendefekt im Orbitaldach.

m sch. Muskelscheide.

dm. Dura mater.

pe. Periost.

koo. Knöcherner oberer Orbitalrand.

tglkn. Temporaler Gliomknoten.

scl. Sclera.

gl. Gliomgewebe im Auge.

gle. Glioma externum.

ch. Choroides.

re. Retina vollständig degenerirt.

Fig. 14.

Gliom der Netzhaut mit Uebergang auf den Sehnerven und die Choroides.

o. nerv. opticus.

n. Entartete Netzhaut.

v. Erhaltener Glaskörperrest.

e, e. Raum zwischen Netzhaut und Aderhaut von molkenartiger Flüssigkeit gefüllt.

a, a. Kuchenartige (gliomatös entartete) Anschwellung der Aderhaut.

Fig. 15.

Gliomzellenhaufen (*a*) auf der innern Oberfläche der Choroides.

a. Gliomknoten.

p, p. Stratum pigmenti, emporgehoben.

gl. Glashaut.

c. Choriocapillaris.

v. Tunica vasculosa Halleri, entzündet und in Atrophie mit Bindegewebsbildung übergehend.

Fig. 16.

Gliom ohne Durchbruch, mit völliger Ausfüllung des Augapfels.

ch. Choroides.

m. M. ciliaris.

c. Verkalkte Gliomnester.

Coe. Corpus ciliare.

Fig. 17.

Elemente der äussern Geschwulst (*k*) des Falles von *Fig. 18.*

a. Pigmentklumpen.

b. Grössere runde Zellen.

c. Zerstreute feine Kerne.
d. Freie Fettkörnchen.
d'. Fettkörnchenhaufen.
d". Verfettete Gliomzellen.

Fig. 18.

Netzhautgliom mit extrabulbärem Gliom (Durchbruch).
a. Innere, weiche, grauweisse, gefässreiche Masse.
b. Aderhaut.
c. Sklera.
d. Hintere, gelblich körnige Masse.
e. Sehnerv.
f. Iris.
g. Bindegewebige Hülle.
h. Aeussere, grau durchscheinende,
k. innere graugelbliche Markmasse der Geschwulst an der Aussenseite des Bulbus.
l. Gelbe Knoten im Gliom.
m. Graue Gliommasse zwischen Choroides und Sklera.

Fig. 19.

Uebergreifen des Glioms (*ab*) auf die Sklera (*scl.*) Essigsäure präparat.

Fig. 20.

Gliom mit vollständiger Ausfüllung und Vergrösserung des Bulbus, Verkalkung und extrabulbärer Geschwulst.
le. Kristalllinse.
no. Nervus opticus.
ch. Choroides.
ca. Kalkgries.
*g g*₁. Gelbe Linie, quer durch die Aftermasse ziehend, als Durchschnittslinie einer ziemlich ausgedehnten Fläche.

Fig. 21.

Verkalkte Gliomnester (*ca*) in der bindegewebig veränderten Choroides (*str*).
p. Pigmentschicht der Choroides.
v. Grössere Gefässe.
*gl gl*₁. Andrängende Gliomzellen.
str. Stroma der Choroides.

Fig. 22.

Meridionaler Durchschnitt eines gliomatös entarteten Auges mit Durchbruch durch die Hornhaut.
Scl. Sklera.

Ch. Choroides.
le. Kristallinse.
Co. Cornea.
aa. Blutungen.
b. Verkalkungen.
m. Durchbruchsmasse.

Fig. 23.

Eindrängen des Glioms (*gl, gli*) in die bindegewebig entartete Choroides (*str*).

Fig. 24.

Rückenmark (*m*) mit Gliomgeschwulst (*tu*).

Fig. 25.

Gliom mit Durchbruch durch die Hornhaut. Intra- und extrasklerale Neubildung gleichmässigen Gliomgewebes.

co. Erhaltener Rest der Hornhaut.
ch. Dünner Rest der Aderhaut.
h h₁. Durch Blutungen dunkelroth gefärbte Stellen.
m m₁. Derbere, mit der Sklera verwachsene Gliomlage.

Fig. 26.

Frontansicht eines Auges mit Melanosarkom der Aderhaut. Ein Sarkomknoten (*tu*) durchbricht die Iris an der Peripherie und drängt sie nach innen. Auf demselben zwei Gefässzweige.

Fig. 27.

Seitenansicht desselben Falles. Bei schiefer Beleuchtung sieht man den vom Ciliarkörper ausgehenden Sarkomknoten (*tu₁*).

Fig. 28.

Meridionaler Durchschnitt desselben Auges nach der Exstirpation. Ausser jenen beiden in den vorigen Figuren schon dargestellten Knoten (*tu* und *tu₁*) findet sich noch ein dritter (*tu₂*) im hintern Abschnitt der Aderhaut, ferner noch eine Reihe kleinerer (*tu₃*) daneben und drei Pigmentflecken (*p*) in der Aderhaut.

re. Die Netzhaut liegt den Geschwülsten überall locker auf und deckt im Uebrigen die Aderhaut wie normal.

Fig. 29.

Aequatorialer Querschnitt durch dieselbe Geschwulst.

scl. Sklera.
ch. Choroides.
re. Netzhaut.
tu. Tumor, schwarz mit weissgelben Flecken.

Fig. 30.

Meridionalschnitt durch dieselbe Geschwulst.

ir. Iris.

co. Cornea.

le. Linse.

Fig. 31.

Formen und Gruppirung der Zellen in derselben Geschwulst.

a—d. Pigmentlose Zellen im Stroma, kernlos, ein- und mehrkernig.

f—g. Aehnliche Zellen pigmentirt.

i. Stark pigmentirte Zellen dicht aufeinander liegend.

ll_1. Sarkomgewebe: runde, ovale und spindelförmige Zellen, pigmentirt und nicht pigmentirt, nebeneinander liegend.

k. Junge Zellen in gemeinschaftlichem Protoplasma eingebettet.

Fig. 32.

Melanosarkom desselben Falles von der Aderhaut auf den Ciliarkörper übertretend.

scl. Sklera.

co. Cornea.

ir. Iris.

m,c. musc. ciliaris.

sarc. Sarkommasse, sich zwischen Ciliarmuskel und Sklera und zwischen die Bündel des Ciliarmuskels eindrängend.

Figg. 33, 34 und 35.

Melanosarkom der Aderhaut und des Ciliarkörpers.

Fig. 33. Meridionaler Durchschnitt.

sa. Sarkomknoten mit schwarzen Massen.

re. Trichterförmig abgelöste Netzhaut, das Sarkom überziehend.

Fig. 34. Aequatorialer Querschnitt durch die Mitte der Geschwulst, deren innige Verbindung mit der Sklera und die streifenförmige Vertheilung der schwarzen Massen zeigend.

Fig. 35. Das Auge vor der Eröffnung, von vorn gesehen.

sa_1. Kleine episklerale Melanosarkomknoten.

Fig. 36.

Aderhaut im Uebergang zur Geschwulst.

ab. Normale Choroides.

bcd. Wuchernde Vergrösserung der äussern Lagen zum Sarkom anschwellend.

ii. Grössere Choroidealgefässe.

gh. Choriocapillaris und Pigmentepithelschicht.

e. Pigmentzellen in die Choriocapillaris hineinwuchernd.

Fig. 37.

Melanotisches Sarkom der Aderhaut. Der Ciliarkörper, einschliesslich des Ciliarmuskels, ist ganz von der Fremdbildung ersetzt, welche eben beginnt, auch die Iris zu ergreifen.

Fig. 38.

Melanosarkom, die Sklera durchsetzend.
ab. Innerer (choroidealer) Sarkomherd.
cdef. Gänge von Sarkomgewebe in der sonst normalen Sklera (*scl.*).
gg_1. Aeussere (episklerale) Sarkomknoten (*Fig. 35. a_1*).

Fig. 39.

Melanosarkom, die Sklera durchsetzend.
ab. Choroidealer Sarkomherd.
cd. Ungefärbte und gefärbte Sarkomzellen zwischen den Faserzügen der Sklera (*scl*).

Figg. 40 und 41.

Melanotisches Aderhautsarkom mit episkleralen Nebenknoten (*ex*).
Fig. 40. sa. Sarkom.
re. Abgelöste Netzhaut.
r. Raum zwischen abgelöster Netzhaut und normaler Aderhaut.
Fig. 41. Segment von der andern Bulbushälfte.
sa_1. Inneres (Aderhaut-) Sarkom.
ex. Episklerale Nebengeschwulst.

Fig. 42.

Ungefärbte (*a–f*) und gefärbte (*g—o*) Spindelzellen mit ein- und mehrfachen Kernen. Die Beschaffenheit und Vermehrung der Zellen in einem Spindelzellensarkom zeigend.

Fig. 43.

Gliosarkom. Aequatorialer Durchschnitt. Durchbruch (*ru*) und äussere Wucherung (*te*) des Glioms (*gl*).
sa. Sarkom.
scl. Sklera.

Fig. 44.

Gliosarkom. Bildungszellen, runde und spindelförmige (*a*) Sarkomzellen. Junge und ältere pigmentirte Zellen.
b. Blutkörperchenhaltige Zellen, in welchen die Blutkörperchen schon zu Pigmentkügelchen umgewandelt sind.

Fig. 45.

Gliosarkom. Meridionaler Durchschnitt desselben Auges, die sarkomatöse Wucherung (sa. e) zeigend.

le. Linse,

no N. optic. entartet.

Fig. 46.

Elemente des gliomatösen Theils des Gliosarkoms. Kleine runde in der Verfettung begriffene Zellen von der Grösse der Retinakörner.

Fig. 47.

Durchtritt dieser Gliomzellen durch die Sklera an der Perforationsstelle.

Fig. 48.

Elemente des sarkomatösen Theils des Gliosarkoms. Die Zellen sind grösser, haben deutliche Kerne, glänzende Kernkörperchen, scharf gezeichnetes Protoplasma und liegen in homogener Zwischensubstanz.

Fig. 49.

Melanosarkom mit Durchbruch durch die Sklera.

co. Cornea.

scl. Sklera.

tue. Tumor externus.

Figg. 50 und 51.

Weisses Spindelzellensarkom der Aderhaut.

Fig. 50. Meridionaler Durchschnitt des Bulbus. Die Retina (re) überzieht den weissen Tumor (tu).

ch. Normale,

ch₁. leicht verdickte Choroides.

Fig. 51, Durchschnitt durch den Tumor (tu).

re. Die ihn überkleidende Retina.

ch. Die leicht verdickte Choroides an der Peripherie der Geschwulst.

p. Geringe Ansammlung von Pigment in der oberflächlichen Lage der Geschwulst.

m. Dünne Pigmentlage zwischen Sklera und Fremdbildung.

Figg. 52 und 53.

Kleine Spindelzellen aus der Mitte derselben Geschwulst.

Fig. 52. Dieselben parallel und dicht nebeneinander liegend.

Fig. 53. Dieselben in unregelmässiger Anordnung und durch reichlichen Zwischenzellstoff getrennt.

Fig. 54.

Anfangs- (Granulations-)Stadium eines weissen Spindelzellensarkoms der Aderhaut. Derselbe Fall an der Grenze der Geschwulst,

Eine reichliche Infiltration von lymphoiden Körperchen (*a*) zwischen Choriocapillaris und Haller'scher Gefässschicht hebt sich geschwulstbildend mit scharfer Grenze (*a₁*) von dem normalen Choroidealgewebe ab.

Fig. 55.

Weisses Spindelzellensarkom. Derselbe Fall. Die Bildungs- (Granulations-) Zellen (*a*) der vorigen Figur im Uebergang (*b*) zu Spindelzellen (*c*).

Fig. 56.

Gefärbte und ungefärbte Granulationszellen in der Bildungsschicht eines Spindelzellensarkoms der Aderhaut. Derselbe Fall.

Fig. 57.

Weisses, vaskuläres Aderhautsarkom. Der meridionale Durchschnitt des Augapfels lässt die von Gefässen (*va*) und kleinen Blutflecken durchsetzte freie Oberfläche der Geschwulst (*tu*) sehen.

Fig. 58.

Weisses, vaskuläres Aderhautsarkom. Derselbe Fall. **Meridionalschnitt durch die Mitte der Geschwulst (*tu*) und den Sehnerven gehend.**

re. Retina, vom Tumor durchbrochen und überlagert.
ch. Angrenzende Choroides.

Fig. 59.

Schnitt durch die Grenze des weissen vaskulären Sarkoms (*tu*). Dieses liegt im Choroidealgewebe.

ch₁. Die Lamina fusca an seiner äussern,
pi. die Pigmentschicht an seiner innern Seite.
va. Grosses Gefäss des Tumors.
ge. Haller'sche Gefässschicht zwischen Tumor und Sehnerven. Enorme Dilatation der Choroidealgefässe.
ge₁. Haller'sche Gefässschicht zwischen Tumor und Aequator. Gefässe normal und zusammengefallen.
re. Retina, an der Seite des Tumors normal, über demselben verdickt und in eine äussere körnige (*gr.* und eine innere fibröse (*fi*) Lage umgewandelt.

Fig. 60.

Weisses, vaskuläres Aderhautsarkom mit Durchbruch durch die Netzhaut. Derselbe Fall. Meridionalschnitt mitten durch den Tumor.

tu. Geschwulstabschnitt vor dem Durchbruch durch die Ader- (*ch*, *ch₁*) und Netzhaut (*re*).
tu₁. In den Glaskörper hineinwachsender, die Netzhaut seitlich überlagernder Geschwulstabschnitt.

k. Imaginäre Grenzlinie der Geschwulst, um die Grösse dieser anzudeuten.
l. Querschnitte von Gefässen mit umhüllendem Zellenmantel.
h. Streifige, die Geschwulst an ihrer Glaskörperfläche überziehende Faserschicht.
hae. Hämorrhagien in der Geschwulst.

Fig. 61.

Junge Geschwulstelemente an dessen choroidealer Grenze.
A. Um ein Kapillargefäss lagern in streifigem Grundgewebe lymphoide Körperchen und charakteristische Sarkomzellen (*a*).
B. b. Gefärbte Stromazellen der Aderhaut.
d. Lymphoide (Granulations-) Zellen.
e. Sarkomkerne mit glänzenden Kernkörperchen.
c. Zwei Kerne in einem gemeinschaftlichen Protoplasmaleib.

Fig. 62.

Blutgefäss in der Geschwulst von einem dicken Mantel von Sarkomzellen umhüllt.
aa. Qnerschnitt der Gefässwand mit Ringmuskulatur (*m*).
i. Intima.
e. Endothel, undeutlich.
c. Adventitia, von vielen lymphoiden Zellen (*l*) durchsetzt.
r. Intercellularsubstanz, retikulirt durch Ausfallen der Sarkomzellen. Im Lumen des Gefässes wohlerhaltene Blutkörperchen.

Fig. 63.

Junge Elemente des vaskulären Sarkoms. An einem Kapillargefäss (*v*) liegen lymphoide Körper (*l*) und grössere Sarkomkerne (*n*) in einem gemeinschaftlichen Protoplasma, bei *c* zwei solcher von Protoplasma umhüllte Kerne isolirt, bei *d* an der Grenze des Präparats. Die Kerne werden grösser, länger und nehmen bei *sp* die Spindelgestalt an. Von *a* bis *a₁* eine Reihe von lymphoiden Körpern als Fortsetzung eines Kapillargefässes.

Fig. 64.

Gefässverzweigung in dem vaskulären Sarkom. Das Lumen der ungemein zahlreichen Gefässe ist zum Theil offen (*b*) und lässt sich in den grösseren noch Blutkörperchen enthaltenden Stamm verfolgen, zum Theil ist es unsichtbar (*f*). Die aneinander gedrückten Gefässwände bilden dann ein mit Kernen durchsetztes faseriges Maschenwerk, welches die Sarkomzellen einschliesst, und geeignet ist ein areoläres Carcinom vorzutäuschen.

Fig. 65.

Längsschnitt durch ein mit Seitensprossen (*nc*) versehenes Gefäss im vaskulären Sarkom. Um das sehr dünnwandige Gefässrohr

legt sich ein dichter Cylinder von Sarkomzellen, welcher auch die Seitensprossen umhüllt. Durch diese Zellen winden sich sehr feine leere Canälchen (c), wohl ein Capillarnetz.

Fig. 66.

Querschnitt eines solchen Gefässes, an dem man sieht, wie zahlreich die feinen Endkanälchen (c) sind.

Fig. 67.

Entzündliches fibromatöses Choroidealsarkom. Meridianschnitt.
tu. Choroidealer Tumor.
ei. Eiterherd.
p. Dessen dichte Grenzschicht (pyogene Membran).
k. Konische Skleralektasie.
ch. Choroides als Matrix des in den Glaskörper hineinwachsenden Tumors.
ch₁. Aeusseres Blatt derselben, den Eiterherd umschliessend.
re. Retina abgelöst.
v. Strahlenkrone.

Figg. 68 und 69.

Ablösung des Ciliarkörpers und der anstossenden Aderhaut
von der Sklera.
Fig. 68. Frontansicht des lebenden Auges. Die abgelösten
Stellen treten als drei graubraune Buckel (*tu*) hinter der Iris in die Pupillar-
fläche hinein. Auge aphakisch.
Fig. 69. Meridionaler Durchschnitt des exstirpirten Auges,
beide Hälften zusammenhängend.
ir. Iris.
c. c. Corpus ciliare.
ch. Choroides.
re. Retina, der Aderhaut überall anliegend, ausser an einer kleinen Stelle
(*re₁*), wo sie sich wohl beim Oeffnen ablöste.
scl. Verdickte Sklera.
rr. Ringförmiger, mit Serum gefüllter Raum, zwischen Sklera und Aderhaut (*s. ch*).

Fig. 70.

Schematische Figur, zur Veranschaulichung der Methode,
mittels des Ophthalmoscops die Dicke von Netzhautgeschwülsten
im Augengrunde zu bestimmen. Die Erläuterung siehe im Text p.
69 bis 73.

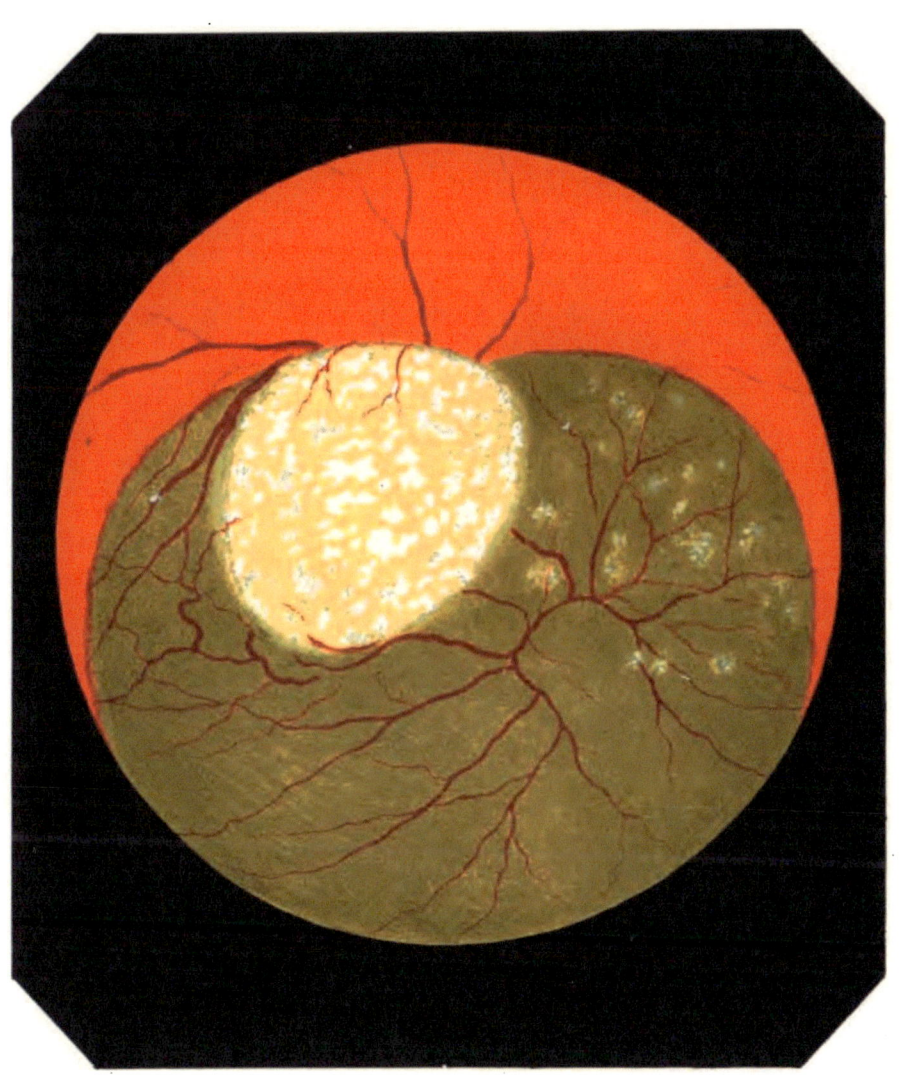

Fig. A.

Fig. 2. 250/1.

Fig. 1 4/1

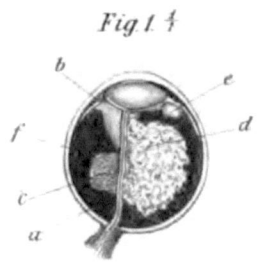

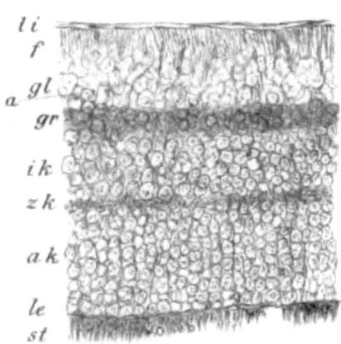

Fig. 3. 200/1.

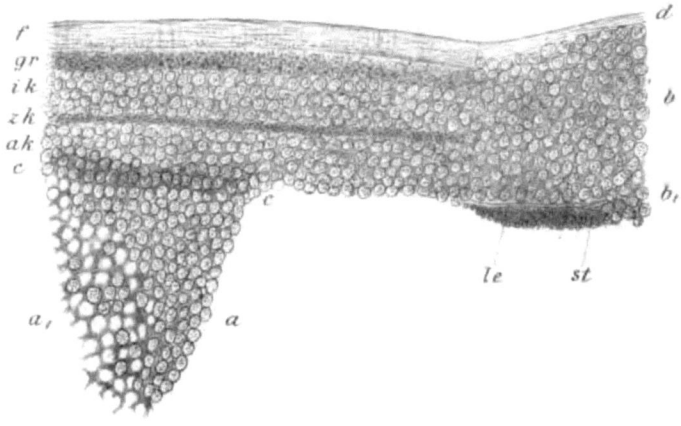

Fig. 4. 50/1.

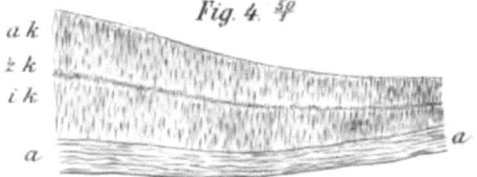

H.Knapp ad.nat del.

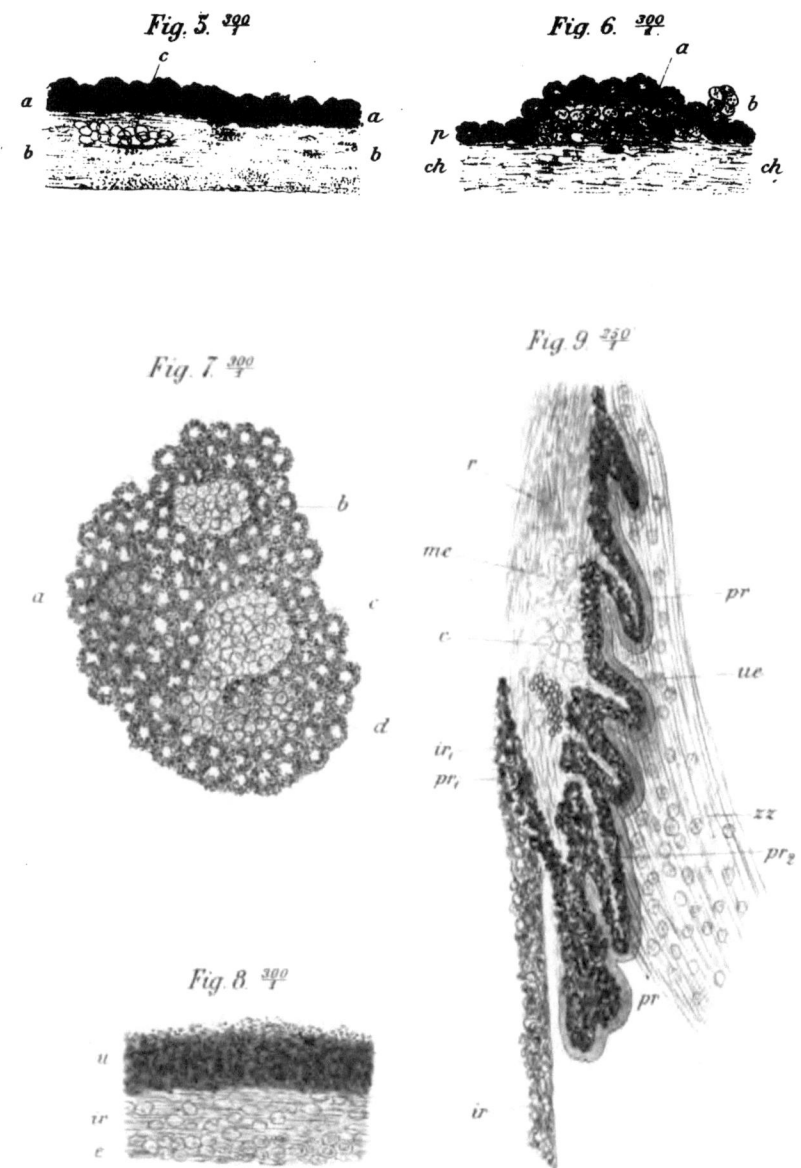

Fig. 5. $\frac{300}{1}$

Fig. 6. $\frac{300}{1}$

Fig. 7. $\frac{300}{1}$

Fig. 9. $\frac{250}{1}$

Fig. 8. $\frac{300}{1}$

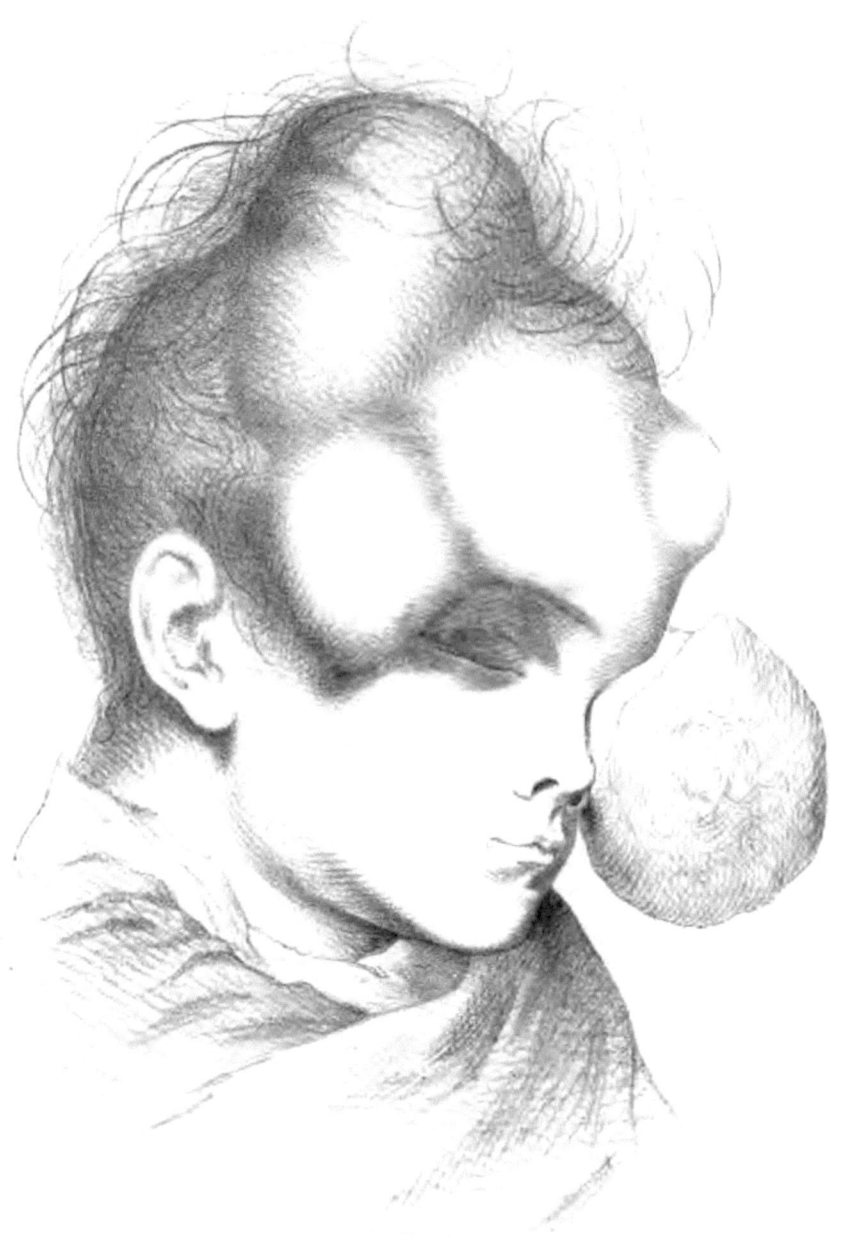

C P Schmitt ad nat del

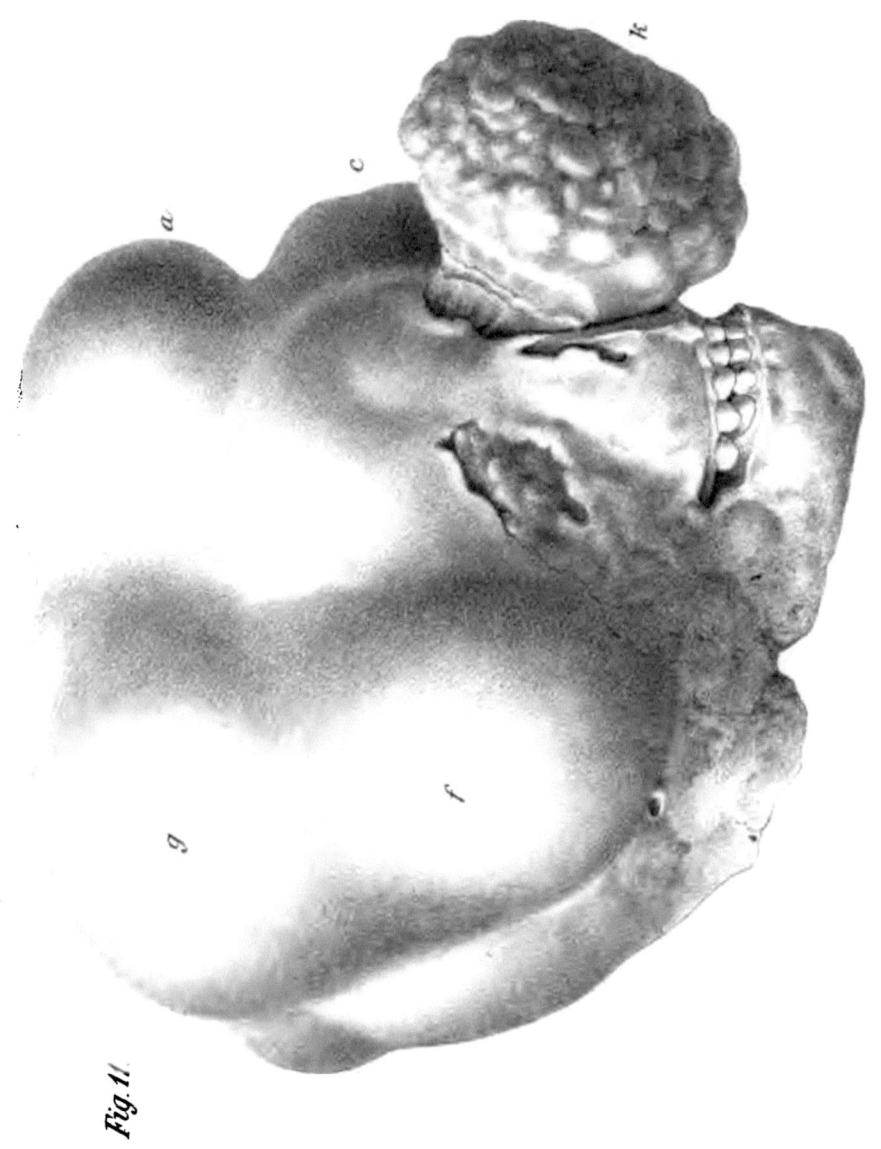

Fig. 1.

Fig. 12.

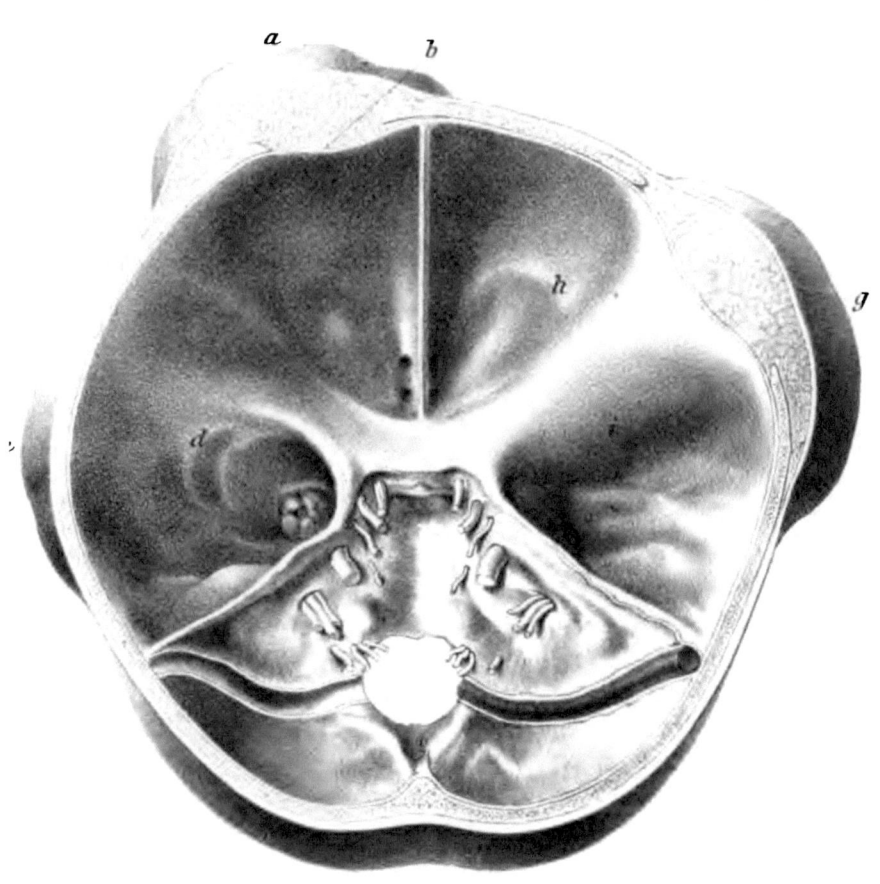

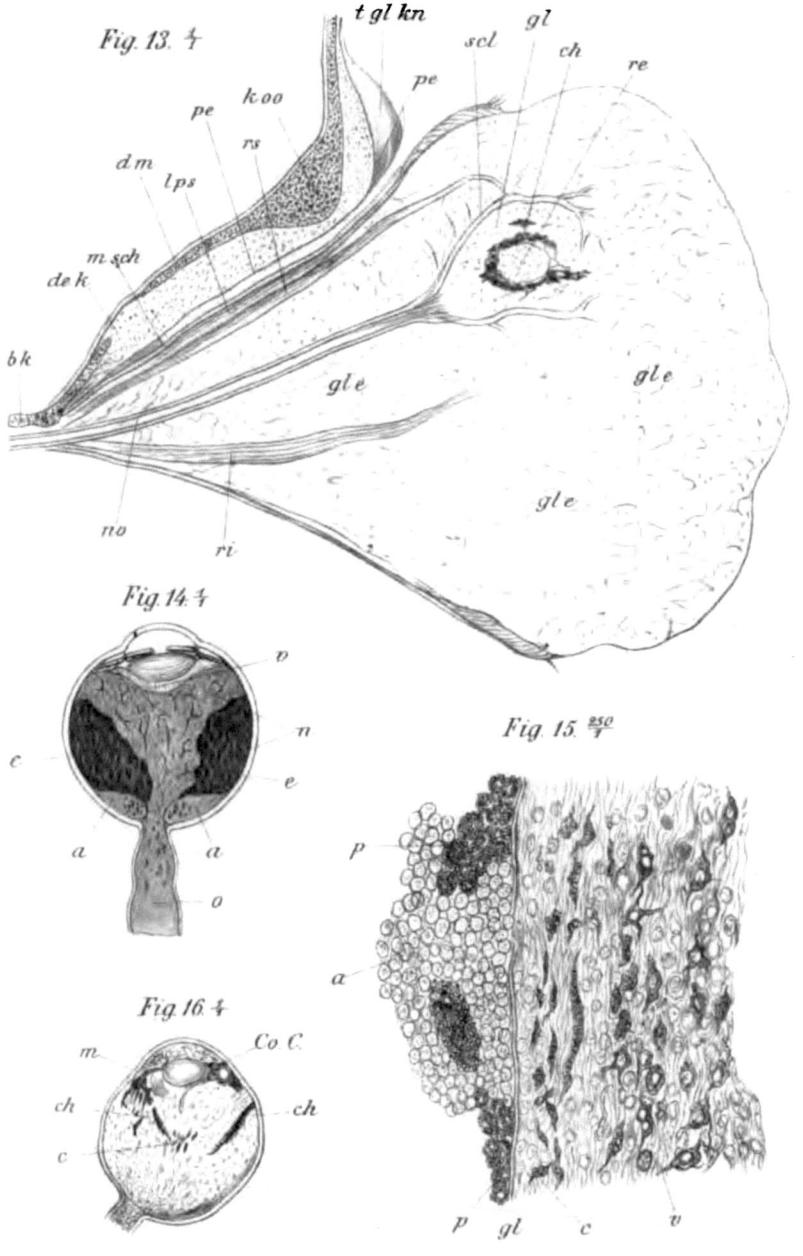

Fig. 13. ¾

Fig. 14. ¾

Fig. 15. ²⁵⁰⁄₁

Fig. 16. ¾

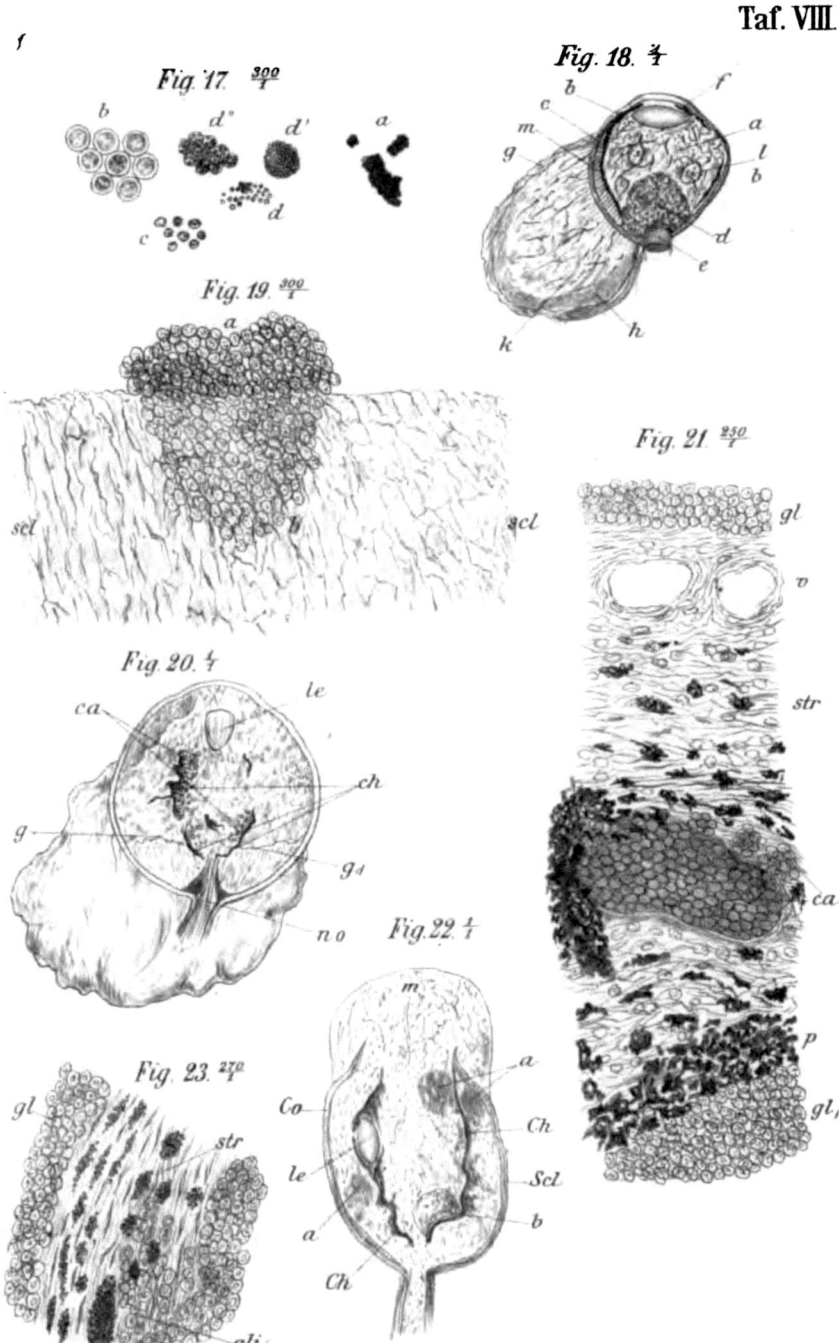

Taf. VIII.

Fig. 17. $\frac{300}{1}$

Fig. 18. $\frac{4}{1}$

Fig. 19. $\frac{300}{1}$

Fig. 21. $\frac{250}{1}$

Fig. 20. $\frac{4}{1}$

Fig. 22. $\frac{4}{1}$

Fig. 23. $\frac{270}{1}$

H. Knapp ad nat del.

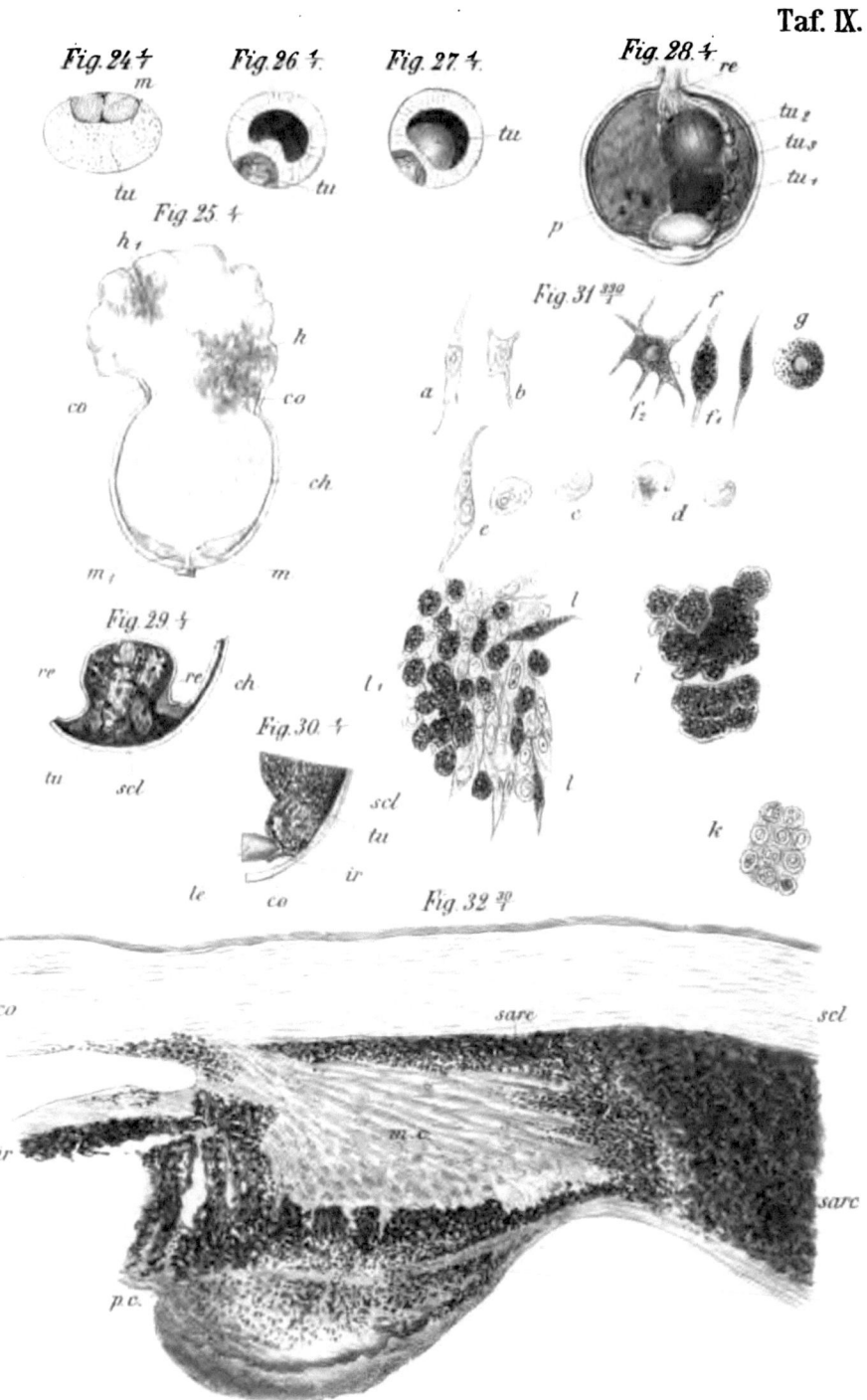

Fig. 24. ⁴/₁   Fig. 26. ⁴/₁   Fig. 27. ⁴/₁   Fig. 28. ⁴/₁

Fig. 25. ⁴/₁

Fig. 31.

Fig. 29. ⁴/₁   Fig. 30. ⁴/₁

Fig. 32.

H. Knapp ad. nat. del.

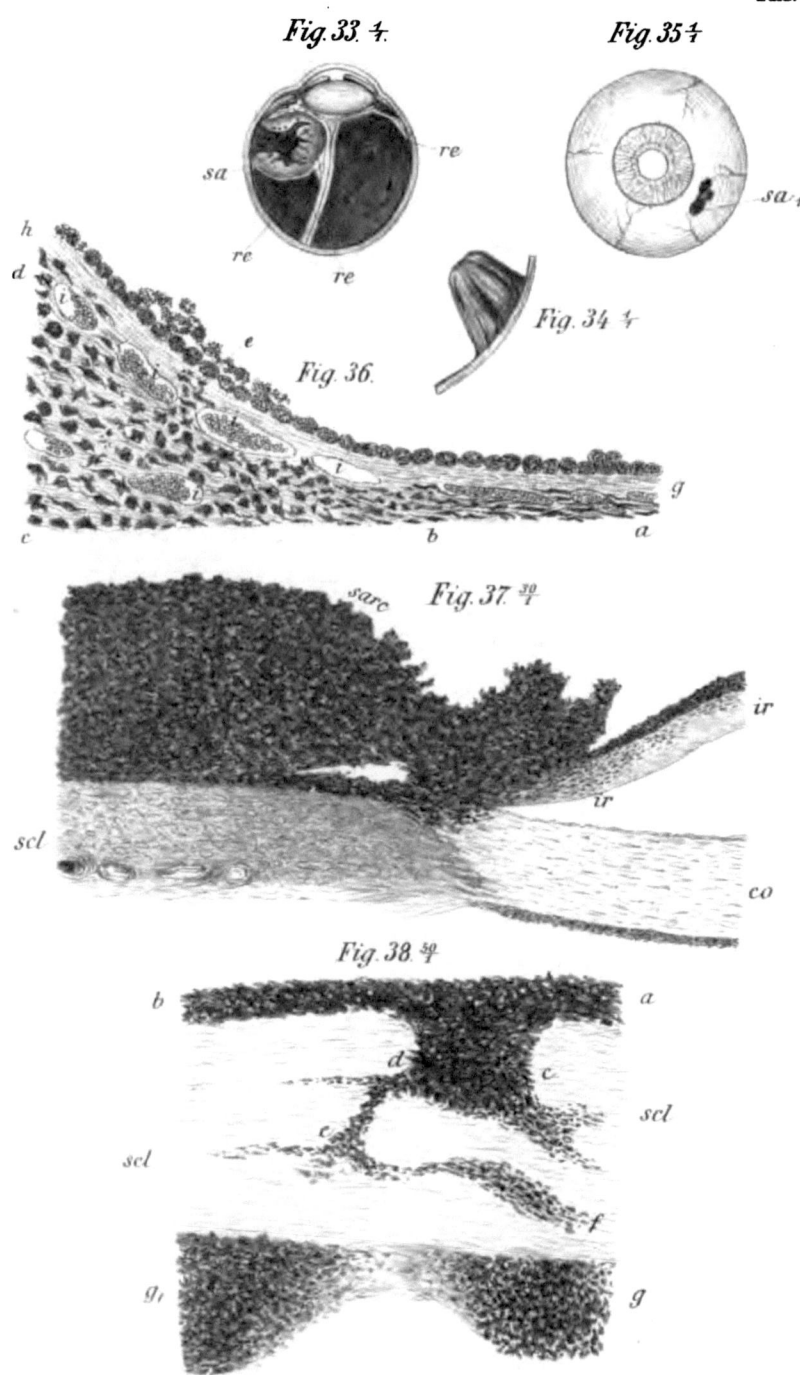

Fig. 33. 4.

Fig. 35 4

Fig. 34. 4/

Fig. 36.

Fig. 37. 30/4

Fig. 38. 30/4

H. Knapp ad. nat. del.

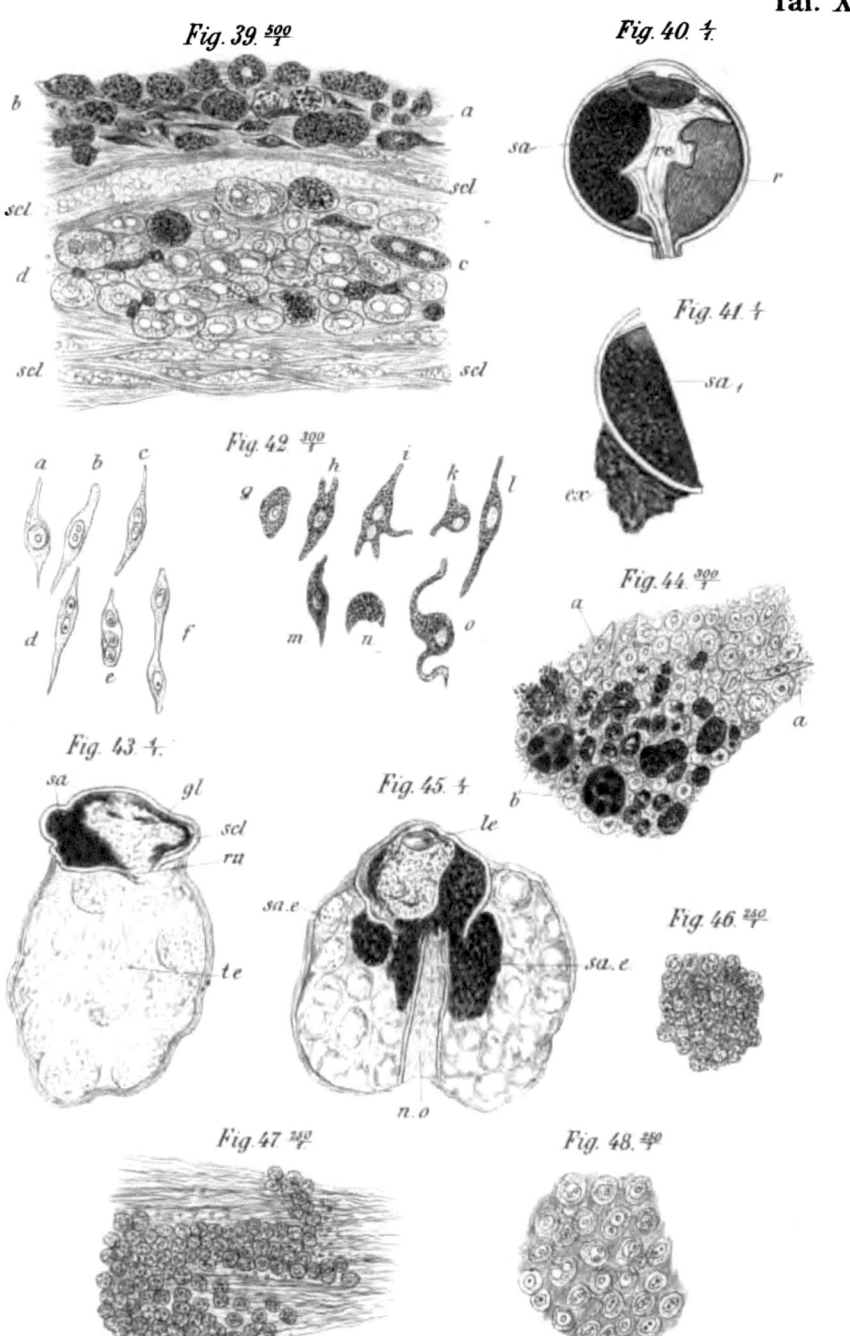

Fig. 39. $\frac{300}{1}$

Fig. 40. $\frac{4}{1}$

Fig. 41. $\frac{4}{1}$

Fig. 42. $\frac{300}{1}$

Fig. 44. $\frac{300}{1}$

Fig. 43. $\frac{4}{1}$

Fig. 45. $\frac{4}{1}$

Fig. 46. $\frac{240}{1}$

Fig. 47. $\frac{240}{1}$

Fig. 48. $\frac{240}{1}$

H. Knapp ad nat del

Taf. XII.

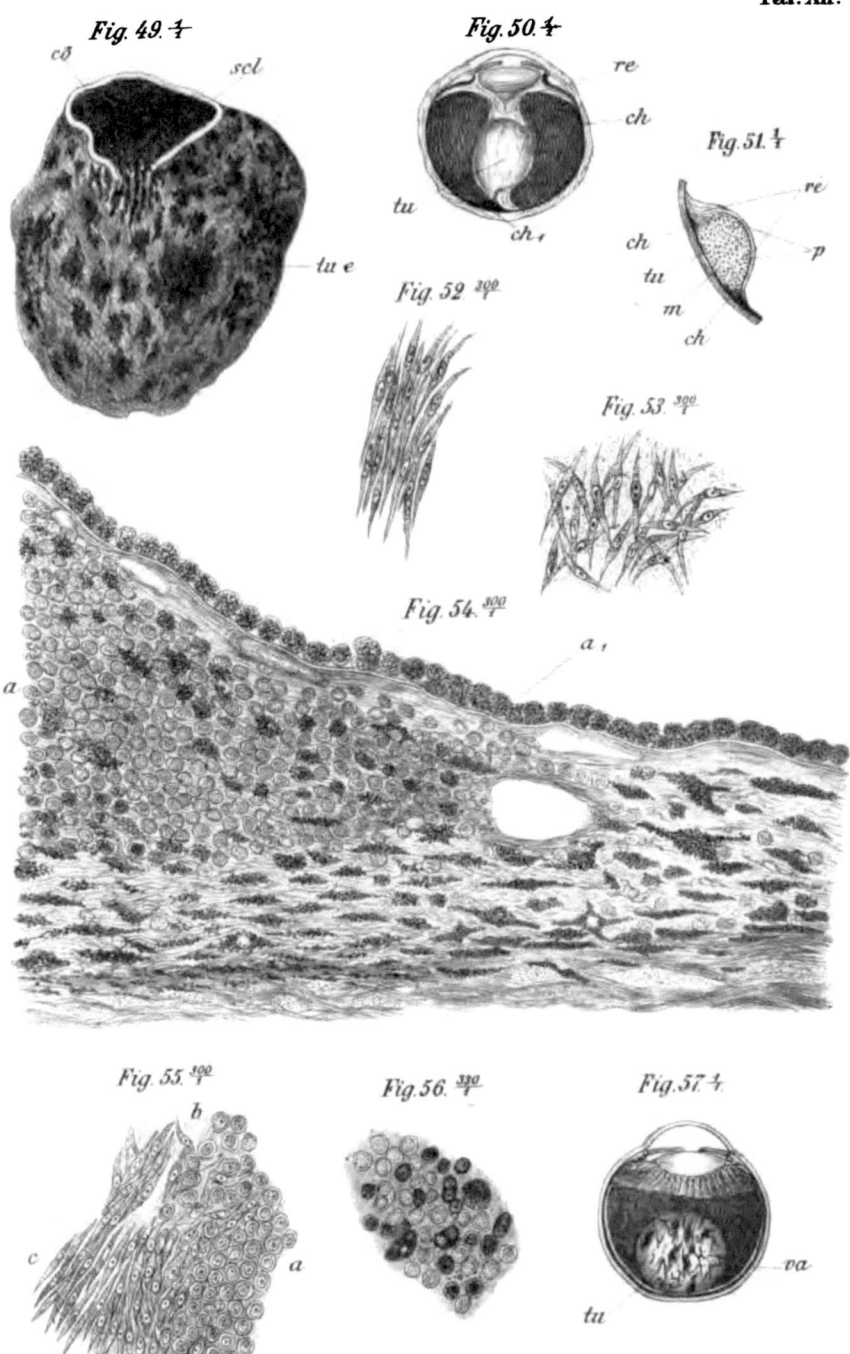

Fig. 49. ¼

Fig. 50. ¼

Fig. 51. ¼

Fig. 52. ²⁹⁰⁄₁

Fig. 53. ³⁰⁰⁄₁

Fig. 54. ³⁰⁰⁄₁

Fig. 55. ³⁰⁰⁄₁

Fig. 56. ³³⁰⁄₁

Fig. 57. ⁴⁄₁

H. Knapp ad nat. del.

Fig. 58. 4

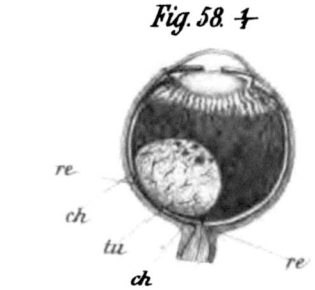

Fig. 59. 2

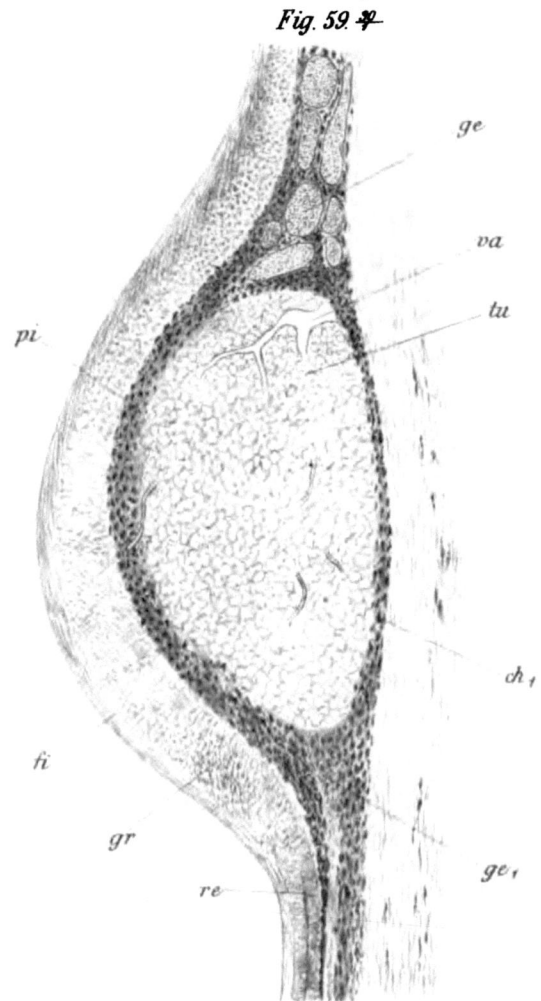

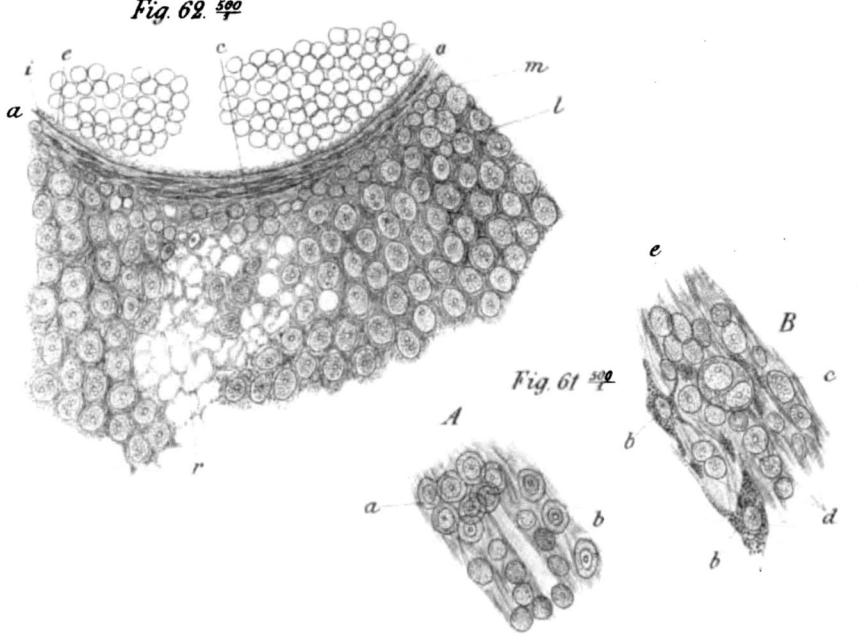

Fig. 60. $\frac{4}{1}$

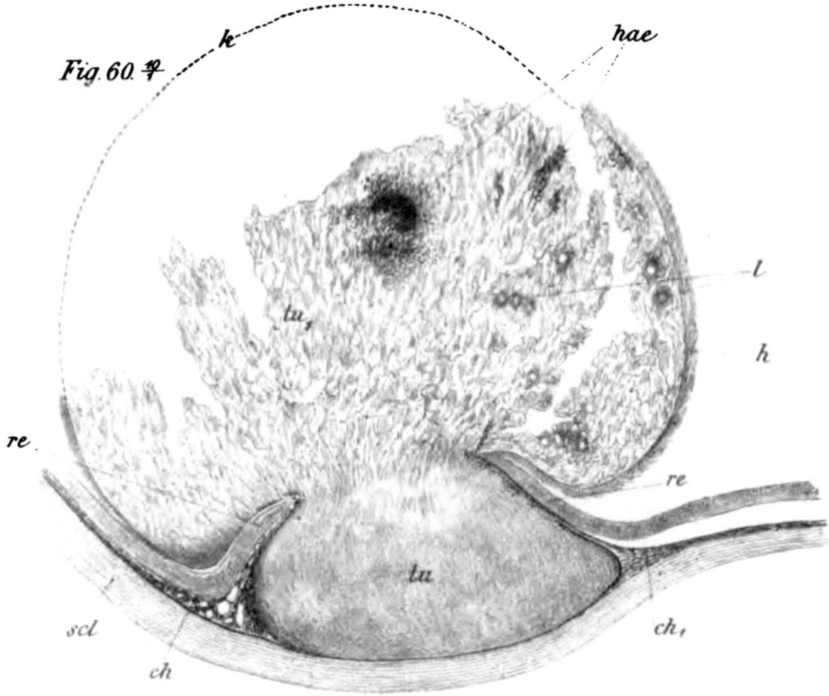

Fig. 62. $\frac{500}{1}$

Fig. 61 $\frac{500}{1}$

H. Knapp ad. nat. del.

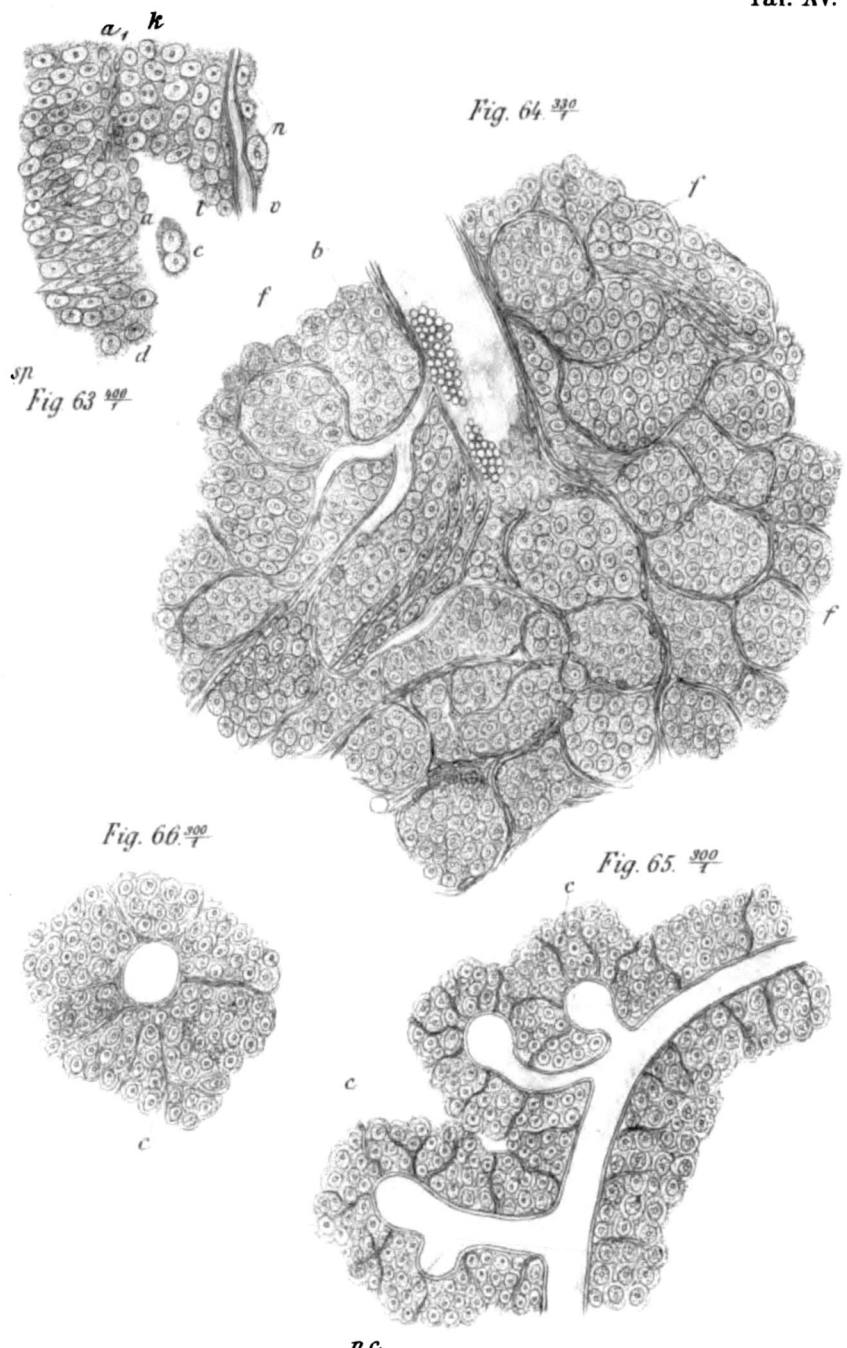

a, k

n

t v

a

c b

sp
Fig. 63 $\frac{400}{1}$

d

Fig. 64 $\frac{330}{1}$

f

f

f

Fig. 66 $\frac{300}{1}$

Fig. 65. $\frac{300}{1}$

c

c

c

nc

Fig. 67.✛

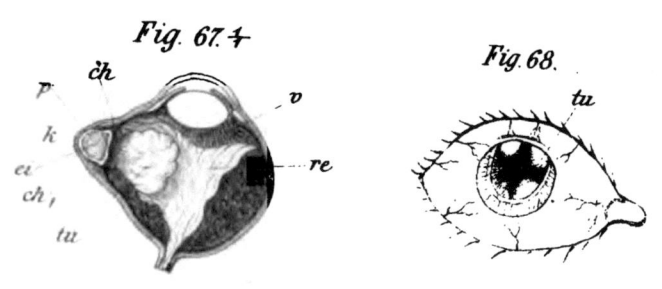

Fig. 68.

Fig. 69.✛

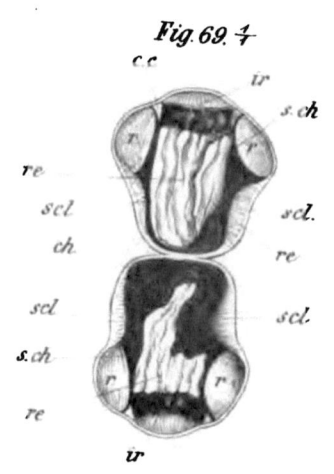

Fig. 70.

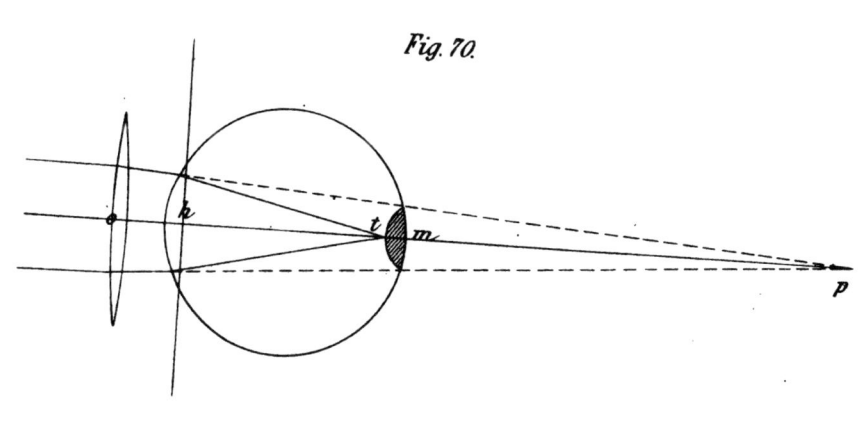

H.Knapp ad.nat.del.